Gillert / Rulffs / Boegelein

Elektrotherapie

FACHBUCHREIHE KRANKENGYMNASTIK
Physikalische Therapie – Prävention – Rehabilitation
Herausgeberin Anneliese tum Suden-Weickmann

Gillert / Rulffs / Boegelein

ELEKTRO therapie

3., völlig neu bearbeitete Auflage
NEUAUSGABE

Pflaum Verlag München

Die Autoren

Dr. Konrad Boegelein, Fliegerarzt bei der Bundesluftwaffe mit Schwerpunkt Physikalische Medizin, Günztalstr. 8, 87784 Westerheim.

Otto Gillert, Krankengymnast und ehem. Leiter der Abt. Physikalische Therapie des Westfälischen Krankenhauses für Hirn- und Nervenschäden, Lengerich / W.

Dr. Walther Rulffs, Facharzt für Innere Krankheiten / Facharzt für Physikalische und Rehabilitative Medizin, Thoner Weg 22, 90425 Nürnberg.

Die Deutsche Bibliothek – CIP-Einheitsaufnahme

Gillert, Otto:
Elektrotherapie / Otto Gillert ; Walther Rulffs ; Konrad Boegelein. – 3., völlig neu bearb. Aufl., Neuaufl. – München ; Bad Kissingen ; Berlin ; Düsseldorf ; Heidelberg : Pflaum, 1995
(Fachbuchreihe Krankengymnastik)
NE: Rulffs, Walther:; Boegelein, Konrad:

ISBN 3-7905-0692-3

Gesamtherstellung: Pustet, Regensburg

Dem Andenken an

ASTA VON MÜLMANN

5. 7. 1906–27. 10. 1993

der Begründerin dieser Fachbuchreihe

gewidmet

Inhalt

Vorwort

In mehr als 30 Jahren hat Otto Gillert dieses Werk vom schmalen Bändchen »Niederfrequente Ströme in Theorie und Praxis« ausgehend, ständig erweitert und dem zunehmenden Wissensstand, aber auch den Erfordernissen der physiotherapeutischen Praxis angepaßt. Wenn er nun aus Altersgründen die Neubearbeitung uns übertragen hat, so ehrt uns das Vertrauen, verpflichtet uns aber ebenso, in seinem Sinne weiterzuarbeiten.
Wir waren uns bei der Neubearbeitung bewußt, daß dieses Buch weiterhin Kenntnisse vermitteln muß, die einerseits den interessierten Arzt in die Lage versetzen, dem Krankengymnasten / Physiotherapeuten sowie dem Masseur und medizinischen Bademeister hilfreiche Empfehlungen und fundierte Verordnungen zu geben, die aber ebenso den Angehörigen der nichtärztlichen Heilberufe die erforderlichen Grundlagen und Anwendungsbeispiele vermitteln, welche erforderlich sind, um eine wirkungsvolle Elektrotherapie durchzuführen.
Die sorgfältige Darstellung dieser Grundlagen, aber auch die klinischen Hinweise, sollen dem Buch weiterhin seinen Platz im entsprechenden Unterrichtsbereich der Fachschulen erhalten, es gleichermaßen jedoch als Nachschlagewerk für die tägliche Arbeit in der Praxis zur Geltung bringen.
Selbst jahrzehntelange Beschäftigung mit der Elektrotherapie schloß nicht aus, daß bei der Neubearbeitung dieses Buches immer wieder Fragen auftauchten, für deren Beantwortung wir uns an Experten der verschiedenen Spezialgebiete wenden mußten.

So sind wir für praktische Hinweise, Anregungen und Unterlagen den Herren Prof. Dr. H. Edel, Prof. Dr. H. D. Hentschel, Prof. Dr. J. Kleditzsch, H. Görgner, W. Stendel und P. Zimmer zu großem Dank verpflichtet. Unser Dank gilt aber ebenso unseren Frauen, die uns in vielfältiger Weise bei der Fertigstellung dieses Buches hilfreich zur Seite standen.
Besonderer Dank gebührt der Herausgeberin Frau tum Suden-Weickmann sowie allen beteiligten Mitarbeitern des Pflaum Verlages für die fruchtbare Zusammenarbeit.
Schließlich danken wir allen Verlagen und Firmen, die uns in großzügiger Weise Abbildungsmaterial zur Verfügung stellten.

Konrad Boegelein und Walther Rulffs

1 Elektrophysikalische Grundlagen

Unter Elektrotherapie verstehen wir eine ganze Reihe von Verfahren, bei denen elektrische Energie zu Heilzwecken angewendet wird. Man pflegt diese Verfahren in die Nieder-, Mittel- und Hochfrequenztherapie einzuteilen. Dabei zählt man – etwas willkürlich – zur Niederfrequenztherapie die Behandlung mit konstantem Gleichstrom (stabile Galvanisation), die Iontophorese und die Reizstrombehandlung von Muskeln und Nerven mit Impulsströmen unter 1000 Hz. Zur Mittelfrequenztherapie rechnet man Wechselströme mit einer Frequenz von mehr als 1000 Hz (1 kHz), wobei bislang Frequenzen von 2000 bis 8000 Hz, aber auch 11 000 Hz verwendet werden. Hochfrequenzströme von mehr als 100 000 Hz (100 kHz) finden Verwendung bei der Therapie mit Kurz-, Dezimeter- und Mikrowellen. Ultraschall- und Phototherapie sind weitere Verfahren, die der Elektrotherapie zugerechnet werden.
Wer sich näher mit den Behandlungsmethoden in den oben aufgezeichneten Formen beschäftigen will, kommt nicht umhin, sich mit den physikalischen und physiologischen Grundlagen dieser Behandlungsmethoden zu befassen.

1.1 Aufbau des Atoms

1.1.1 Atom und Molekül

Der Aufbau eines Atoms und die Ladung der Elementarteilchen bilden die Ausgangsbasis für alle elektrischen Erscheinungen. Das Atom wurde im 5. Jahrhundert v. Chr. von *Leukipp* und dessen Schüler *Demokrit* postuliert. Sie vertraten die Ansicht, daß alle sichtbaren Dinge aus unvorstellbar kleinen Teilchen bestehen, von denen jedes für sich unteilbar ist. Sie gaben diesem Teilchen den Namen *Atom*, d. h. »nicht schneidbar« oder »nicht teilbar«. Wir verstehen heute unter Atom das kleinste Teilchen mit den Eigenschaften eines chemischen Elements. Das kleinste Teilchen einer chemischen Verbindung nennen wir *Molekül* (molecula = kleine Menge). Eine chemische Verbindung – also ein Molekül – besteht aus mindestens zwei Atomen.

Jede wägbare Stoffmenge setzt sich aus ungeheuer vielen Atomen zusammen. Diese sind in Gasen frei gegeneinander beweglich, in Flüssigkeiten gleiten sie anscheinend regellos umeinander, ohne ihre Abstände zu verändern, in festen Stoffen dagegen sind sie zumeist an wenig veränderbare Lagen gebunden.

Über die Natur und den Aufbau der Atome haben sich die Ansichten im Laufe der Zeit geändert. Zwar hielten sich die Auffassungen von *Leukipp* und *Demokrit* noch rund 2000 Jahre, selbst der Physiker *Newton* (1643–1727) betrachtete die Atome noch als feste, undurchdringliche und unbewegliche Teilchen. Auch *Maxwell* (1831–1879) sah in den Atomen die »unverwüstlichen Bausteine des Weltalls«.

Heute wissen wir, daß das Atom nicht unteilbar ist. Es besteht aus dem Atomkern und der Atomhülle *(Abb. 1)*. Der Kern ist positiv geladen (Vorzeichen »+« = plus), die Hülle negativ (Vorzeichen »–« = minus).

Der Atomkern enthält positiv geladene *Protonen* und ungeladene (also elektrisch neutrale) *Neutronen*. Die Atomhülle, ein abstrakter Begriff, wird gebildet aus negativ geladenen Elektronen, die sich mit einer hohen Umlaufgeschwindigkeit in komplizierten Bahnsystemen, der Anschaulichkeit halber meist als Kreise dargestellt, um den Kern bewegen *(Abb. 2)*.

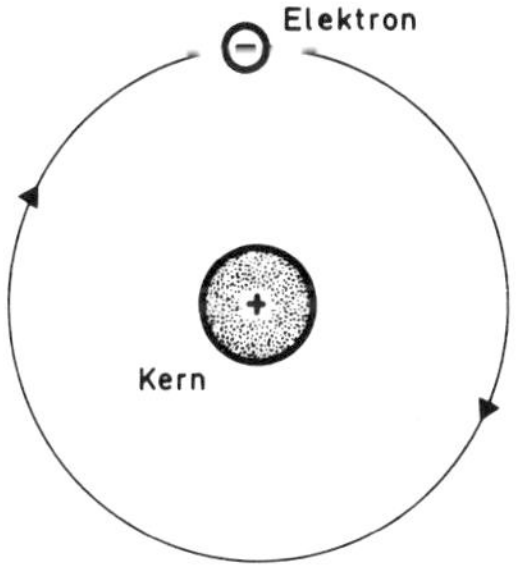

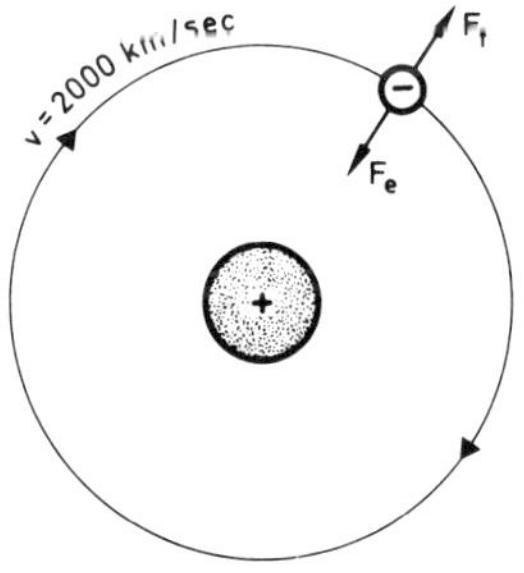

Abb. 1 (links): Schematische Darstellung eines Wasserstoffatoms: 1 Elektron (negativ) umkreist den positiven Atomkern.

Abb. 2 (rechts): Die Fliehkraft des Elektrons wird aufgehoben durch die elektrische Anziehungskraft des Atomkerns. Die Umlaufgeschwindigkeit des Elektrons wird mit 2000 km pro Sekunde angegeben.

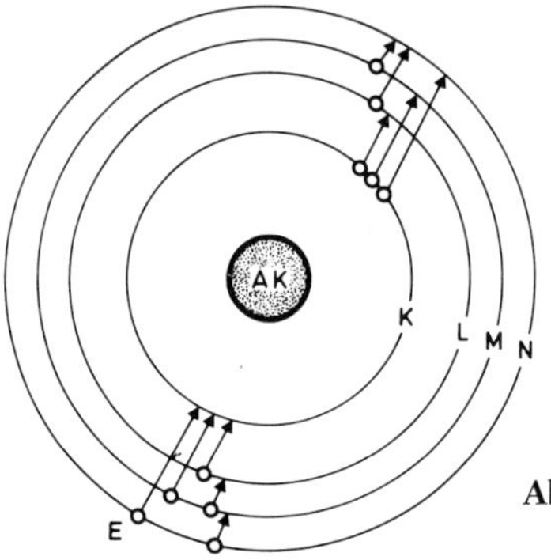

AK = Atomkern,
E = Elektron,
K, L, M, N = Energieniveau.

Abb. 3: Vereinfachte Darstellung zum BOHR-Modell

Die Verhältnisse lassen sich vereinfacht durch das *Bohr*-Modell *(Abb. 3)* darstellen (Niels *Bohr*, dänischer Physiker, 1885–1962).

1. Elektronen umkreisen den Atomkern auf bestimmten Bahnen.
2. Jedes Elektron kann sich nur auf den vorgegebenen Bahnen bewegen – niemals zwischen ihnen.
3. Die Elektronen jeder Bahn zeichnen sich durch ein spezifisches Energieniveau aus. Je näher die Bahn dem Atomkern ist, desto geringer ist die Energie der sich auf ihr bewegenden Elektronen. Die Elektronenbahnen sind in Energieniveaus zusammengefaßt, den sog. Schalen (K-, L-, M-, N-, O- und P-Schale). Die Schale K ist dem Atomkern am nächsten.
4. Wenn ein Elektron von einem höheren auf ein niedrigeres Energieniveau springt, gibt es Energie in Form von Strahlung ab (Emission von Energie). In manchen Fällen liegt die Frequenz dieser Strahlung im Bereich des sichtbaren Lichtes.
5. Um von einem niedrigeren auf ein höheres Energieniveau springen zu können, muß einem Elektron Energie zugeführt werden. Dies erfolgt in sog. »Energie-Quanten«, d. h. in ganzzahligen Vielfachen kleinster »Energiepakete« (Planck-Wirkungsquantum).

Sind in einem Atom Protonen und Elektronen in gleicher Anzahl vorhanden, so ist die Ladung des Atoms neutral, d. h. das Atom befindet sich im elektrischen Gleichgewicht und ist seiner Umgebung gegenüber nicht elektrisch geladen. Überwiegt die Anzahl der Elektronen, so ist das Atom elektrisch negativ, überwiegt die Anzahl der Protonen, so ist es elektrisch positiv geladen. Da sich aber nur die Anzahl der Elektronen verändern kann, sprechen wir im letztgenannten Fall auch von einem Elektronenmangel.

Die Anzahl der Elektronen kann sich verändern. Dadurch kommt die Änderung der elektrischen Ladung zustande. Um dieses besser zu verstehen, ist die nähere Betrachtung der Atomhülle zweckmäßig. Punkt 3 zum *Bohr*-Modell erklärt uns die Lage der Schalen bzw. ihren Abstand vom Atomkern. Die Anzahl der Elektronen bei den einzelnen Elementen (Ato-

men) ist recht unterschiedlich. Auch die Schalen sind unterschiedlich besetzt. So besitzt das Wasserstoffatom (1 H) nur ein Elektron, das Uranatom (92 U) hingegen 92 Elektronen. Die Schalen weisen jeweils eine bestimmte Zahl von Elektronen auf. Die erste Schale hat nie mehr als zwei Elektronen, die des Wasserstoffs jedoch nur ein Elektron. Auf der äußersten Schale kreisen nie mehr als acht Elektronen. Diese äußeren Elektronen haben, da sie am weitesten vom Kern entfernt liegen, die geringste Bindung an das Atom; sie können daher ihre Schale am leichtesten verlassen. Häufig werden solche Elektronen von zwei oder mehreren Atomen gleichzeitig benutzt. Dadurch entstehen molekulare Verbindungen von gleich- oder verschiedenartigen Atomen, z. B. Sauerstoff (O_2) oder Kochsalz (NaCl).
Werden solche Verbindungen getrennt (z. B. durch Elektrolyse oder energiereiche Strahlung), so entstehen negativ und positiv geladene Atome oder Moleküle, die sog. Ionen.
Kreisen auf der Außenschale acht Elektronen, so ist diese gesättigt, wie beispielsweise bei den Edelgasen. Kreisen weniger als acht Elektronen, so ist die Außenschale unvollständig, und das Atom geht Verbindungen ein. So ist es z. B. möglich, daß zwei Wasserstoffatome (H) und ein Sauerstoffatom (O) zusammenkommen und eine volle Achterschale bilden, wodurch dann das H_2O-Molekül, also Wasser, entsteht.
Ein weiteres Beispiel: Das Natriumatom (11 Na) besitzt nur ein einziges Außenelektron, das es leicht abgibt. Das Chloratom (17 Cl) besitzt auf seiner Außenschale nur sieben Elektronen und strebt eine Ergänzung seiner Achterschale an. Gibt nun das Na-Atom ein Elektron an das Cl-Atom ab, so entstehen zwei Ionen mit entgegengesetzter Ladung (Na = pos., Cl = neg.). Diese ziehen sich an und bilden das NaCl-Molekül, also Kochsalz *(Abb. 4)*.

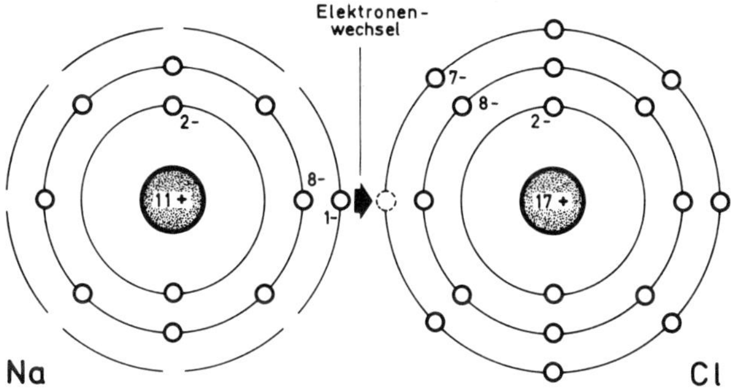

Abb. 4: Elektronwechsel vom Na-Atom zum Cl-Atom.

1.1.2 Atomkern – Ordnungszahl – Massenzahl

Der Atomkern besteht aus mehr oder weniger großen Anhäufungen kleinster Teilchen, den *Nukleonen*. Darunter versteht man die positiv geladenen Protonen und die nicht geladenen Neutronen. Beide besitzen ungefähr die gleiche Masse.
Die Masse eines Protons oder Neutrons gilt (abgerundet) als Einheit für das Atomgewicht, dessen Bezugseinheit das Kohlenstoffisotop C 12 ist.
Die Anzahl der Protonen im Kern wird als *Ordnungszahl* (Zeichen für Ordnungszahl = Z) bezeichnet; sie entspricht der Ladung des Atomkerns. Ein Atom z. B. mit der Ordnungszahl Z = 29 (29 Protonen) ist immer ein Kupferatom, ein solches mit der Ordnungszahl 79 ist immer eine Goldatom. Es genügt also die Ordnungszahl, um ein Atom auch nach seinem chemischen Verhalten zu kennzeichnen und es im »periodischen System« (s. d.) einzuordnen.
Neben der Ordnungszahl gibt es einen weiteren Begriff: Die *Massenzahl* mit dem Zeichen A. Diese bezieht sich auf die Summe der im Kern enthaltenen Protonen und Neutronen. Beide Zahlen werden als »Index« (Kennziffer) bezeichnet und beim Schreiben untereinander vor das chemische Symbol gesetzt, wobei die Massenzahl oben und die Ordnungszahl unten geschrieben wird:

Beispiel: Eisen = ${}^{56}_{26}Fe$ bedeutet: Atomkern mit 26 Protonen und 30 Neutronen; insgesamt 56 Nukleonen;

Natrium = ${}^{23}_{11}Na$ bedeutet: Atomkern mit 11 Protonen und 12 Neutronen, insgesamt 23 Nukleonen.

1.1.3 Das periodische System der Elemente (= Periodensystem)

Alle Atome sind nach ihren Eigenschaften im periodischen System geordnet. Dieses System ist eine Anordnung der chemischen Elemente nach steigendem Atomgewicht und entsprechenden chemischen Eigenschaften. Das System wurde gleichzeitig und unabhängig voneinander 1869 von *Mendelejew* und *Meyer* gefunden. Später wurde statt des Atomgewichts die Ordnungszahl als maßgebende Größe angenommen. Die Ordnungszahl ist durch die Anzahl der Protonen in den Atomen gegeben.
Die Elemente mit der gleichen Anzahl besetzter Schalen werden in einer Periode (= waagerechte Reihe) zusammengefaßt.
Die periodische Wiederkehr der Anzahl der Elektronen auf der jeweils äußersten Schale ermöglicht die Einordung in senkrecht übereinanderstehenden Gruppen im periodischen System (z. B. Gruppe 1 = Wasserstoff,

Periode	Gruppe 0	Gruppe I	Gruppe II	Gruppe III	Gruppe IV	Gruppe V	Gruppe VI	Gruppe VII	Gruppe VIII
		a b	a b	a b	a b	a b	a b	a b	
1	0 n	1 H 1,00797							
2	2 He 4,0026	3 Li 6,939	4 Be 9,0122	5 B 10,811	6 C 12,01115	7 N 14,0067	8 O 15,9994	9 F 18,9984	
3	10 Ne 20,183	11 Na 22,9898	12 Mg 24,312	13 Al 26,9815	14 Si 28,086	15 P 30,9738	16 S 32,064	17 Cl 35,453	
4	18 Ar 39,948	19 K 39,102	20 Ca 40,08	21 Sc 44,956	22 Ti 47,90	23 V 50,942	24 Cr 51,996	25 Mn 54,9380	26 Fe 27 Co 28 Ni 55,847 58,9332 58,71
		29 Cu 63,54	30 Zn 65,37	31 Ga 69,72	32 Ge 72,59	33 As 74,9216	34 Se 78,96	33 Br 79,909	
5	36 Kr 83,80	37 Rb 85,47	38 Sr 87,62	39 Y 88,905	40 Zr 91,22	41 Nb 92,906	42 Mo 95,94	43 Tc [99]	44 Ru 45 Rh 46 Pd 101,07 102,905 106,4
		47 Ag 107,870	48 Cd 112,40	49 In 114,82	50 Sn 118,69	51 Sb 121,75	52 Te 127,60	53 J 126,9044	
6	54 Xe 131,30	55 Cs 132,905	56 Ba 137,34	57–71 s. u.*)	72 Hf 178,49	73 Ta 180,948	74 W 183,85	75 Re 186,2	76 Os 77 Ir 78 Pt 190,2 192,2 195,09
		79 Au 196,967	80 Hg 200,59	81 Tl 204,37	82 Pb 207,19	83 Bi 208,980	84 Po [210]	85 At [210]	
7	86 Rn [222]	87 Fr [223]	88 Ra [226,05]	89–103 s. u.**)	104 Ku [257]	105 Ha [261]			

*) Lanthaniden

57 La 138,91	58 Ce 140,12	59 Pr 140,907	60 Nd 144,24	61 Pm [147]	62 Sm 150,35	63 Eu 151,96	64 Gd 157,25	65 Tb 158,924	66 Dy 162,50	67 Ho 164,930	68 Er 167,26	69 Tm 168,934	70 Yb 173,04	71 Lu 174,97

**) Actiniden

89 Ac [227]	90 Th 232,038	91 Pa [231]	92 U 238,03	93 Np [237]	94 Pu [242]	95 Am [243]	96 Cm [247]	97 Bk [247]	98 Cf [249]	99 Es [254]	100 Fm [253]	101 Md [256]	102 No [254]	103 Lr [257]

Abb. 5: Das periodische System nach MENDELEJEW und MEYER (gefunden 1869, obiger Stand 1970).

Lithium, Natrium, Kalium usw.). Diese Elemente haben nur ein Elektron auf der äußersten Schale. Daher stehen sie senkrecht in der ersten Gruppe untereinander. Die Anordnung der Elemente in Perioden (= waagerecht) und Gruppen (= senkrecht) zeigte einige Leerstellen, für die Mendelejew neue Elemente voraussagte, die dann später auch entdeckt oder künstlich erzeugt wurden *(Abb. 5)*.

1.1.4 Isotope

Unter Isotopen versteht man Atome gleicher Ordnungszahl, aber unterschiedlicher Neutronenzahl.

Beispiel: Ein in der Natur häufig vorkommendes Atom besitzt einen Kern mit 6 Protonen und 6 Neutronen. Seine Ordnungszahl (Z = 6) kennzeichnet es als Kohlenstoffatom. Seine Massenzahl ist 12, in der Formel ${}^{12}_{6}C$ geschrieben.

Ein anderes, selteneres Atom weist ebenfalls 6 Protonen, aber 8 Neutronen auf. Es ist daher schwerer. Es handelt sich ebenfalls um Kohlenstoff, Formel ${}^{14}_{6}C$.

Ferner findet man noch Kohlenstoffatome mit der Massenzahl 10, 11, 13, 15. Es gibt also sechs Isotope, die man als C 10, C 11, C 12 usw. bezeichnet.

Da sie alle die Protonenzahl (= Ordnungszahl) 6 haben, besitzen sie auch die gleichen chemischen Eigenschaften. Sie nehmen im periodischen System den gleichen Platz ein, daher ihr Name Isotope (isos – topos = am selben Ort). Die Isotopie wurde 1910 von *F. Soddy* entdeckt.

Ein anderes Beispiel:

${}^{1}_{1}H$ = Wasserstoff; der Kern besitzt ein Proton, aber kein Neutron.

${}^{2}_{1}H$ oder besser ${}^{2}_{1}D$ = schwerer Wasserstoff oder Deuterium; der Kern besitzt ein Proton und ein Neutron.

${}^{3}_{1}H$ oder besser ${}^{3}_{1}T$ = Tritium oder überschwerer Wasserstoff; der Kern besitzt ein Proton und zwei Neutronen.

In der Natur vorkommende sowie künstlich erzeugte Isotope lassen sich in stabile und instabile Isotope einteilen. Instabile Isotope sind radioaktiv. Künstlich erzeugte Isotope werden unter anderem zu medizinischen Zwekken verwendet.

Die Kerne dieser Atome zerfallen in mehr oder weniger langer Zeit unter Aussendung von Teilchen und Energiequanten. Diese werden als radioaktive Strahlung bezeichnet.

Dabei ist die Alpha- und Beta-Strahlung eine Aussendung von Teilchen, die Gamma-Strahlung dagegen eine Abgabe von Energiequanten.

1.2 Elektrizität

Unter Elektrizität verstehen wir alle Erscheinungen, die mit einer ruhenden oder in geregelte Bewegung versetzten elektrischen Ladung zusammenhängen.

1.2.1 Elektrostatik – COULOMB-Gesetz

Die Ansammlung von ruhenden elektrischen Ladungen und Feldern wird in dem Begriff Elektrostatik zusammengefaßt. Man kann sagen: Elektrostatik ist die Lehre von den Kräften, die zwischen ruhenden Ladungen wirken.

Das Grundgesetz der Elektrostatik ist das COULOMB-Gesetz. Dieses beschreibt die zwischen zwei Punktladungen wirkende elektrische Kraft nach der Formel:

$$F = \frac{1}{4\pi\varepsilon_o} \cdot \frac{Q_1 \cdot Q_2}{r^2}$$

Die punktförmige Ladung Q_1 übt im Vakuum auf die punktförmige Ladung Q_2 die Kraft F aus.

r = Entfernung der punktförmigen Ladungen

ε_o = die elektrische Feldkonstante ($8{,}8542 \cdot 10^{-12}$ C/Vm)

Die Einheit der Ladung ist das COULOMB (1 C = 6,242 · 10^{18} Elektronen). Fließt in einer Sekunde 1 C durch einen Leiter, so beträgt die Stromstärke 1 Ampère (1 C = 1 As).
Wie bereits erwähnt, sind die Ladungen entweder positiv (+) oder negativ (−). Gleichnamige Ladungen stoßen sich ab, ungleichnamige ziehen sich an.
Elektrisch neutrale Körper bestehen aus der gleichen Anzahl positiver und negativer Ladungen.
Viele elektrisch neutrale Körper können aber geladen werden, indem Elektronen zugeführt (negative Ladung) oder abgezogen (positive Ladung) werden.
Jeder elektrisch geladene Körper baut ein elektrisches Feld um sich auf. Dieses Feld übt auf darin befindliche elektrisch geladene Körper anziehende bzw. abstoßende Kräfte aus.

Beispiele für Ladungen von Körpern

1. Reibt man einen Glasstab mit einem Seidentuch, so werden dem Glasstab Elektronen entrissen. Im Glasstab entsteht dadurch ein Elektronenmangel. Er wird somit positiv geladen.
2. Reibt man einen Hartgummistab mit einem Wolltuch, so werden dem Wolltuch Elektronen entrissen, die zum Hartgummistab wandern. Dieser bekommt dadurch einen Elektronenüberschuß und wird somit negativ geladen.

1.2.2 Kondensator

Elektrische Ladungen lassen sich in einem Kondensator speichern. Ein einfacher Kondensator besteht aus zwei Metallplatten, die parallel zueinander liegen, aber gegeneinander elektrisch isoliert sind.
Wie jedes Metall, so haben auch die Kondensatorplatten freie Elektronen. Sobald man die Platten mit einer anlegten Spannung auflädt, findet eine Elektronenverschiebung statt, d. h. an der einen Platte entsteht ein Elektronenüberschuß, also eine negative Ladung, an der anderen Platte entsteht ein Elektronenmangel, eine positive Ladung. Dabei bildet sich zwischen den Platten ein elektrisches Feld aus.
Die Speicherungsfähigkeit (= Kapazität) des Kondensators hängt von der Fläche und dem Abstand der Platten sowie dem zwischen den Platten befindlichen isolierenden Medium (= Dielektrikum) ab *(Abb. 6)*. Die Einheit der Kapazität ist das Farad = F. Die üblicherweise verwendeten Kondensatoren weisen Kapazitäten im Mikro-, Nano-, oder Picofarad-Bereich auf (*Tab. 1,* S. 270).

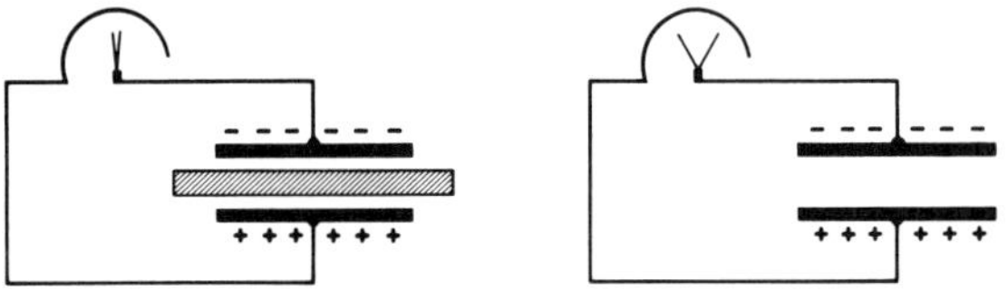

Abb. 6: Kondensator, links mit, rechts ohne Dielektrikum.

Unterschiedliche Funktion bei Gleich- und Wechselstrom:
Bei einer Gleichspannung fließt der Strom, bis der Kondensator aufgeladen ist. Dann wird der Stromfluß gesperrt.
Anders ist es bei Wechselstrom. Hier findet ein fortlaufender Wechsel der Elektronen zwischen Plus und Minus statt. Die Kondensatorplatten werden also in Bruchteilen von Sekunden umgeladen. Während des Umladevorganges wirkt die Spannung am Kondensator der Spannung der Stromquelle entgegen.
Dadurch setzt der Kondensator dem Wechselstrom einen bestimmten Widerstand entgegen. Man bezeichnet ihn als den *kapazitiven Widerstand.*
Je häufiger der Kondensator umgeladen wird, desto weniger vollständig wird seine erneute Ladung sein. Die Folge ist eine abnehmende Spannung am Kondensator, die der Spannung der Stromquelle immer weniger entgegenwirkt. Der kapazitive Widerstand sinkt also mit zunehmender Frequenz des Wechselstroms *(Abb. 7a, b).*

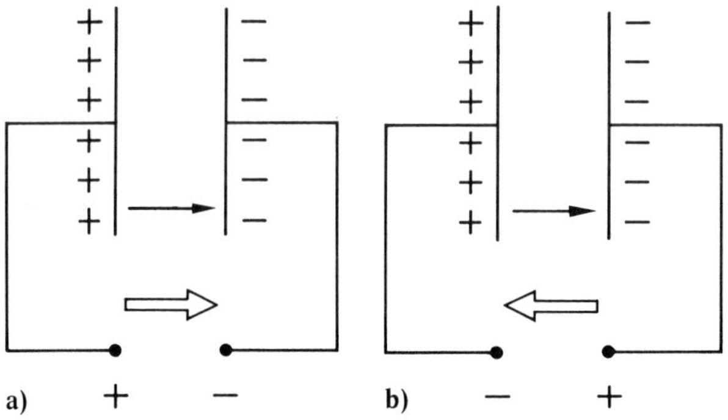

Abb. 7a: Geladener Kondensator. Die Spannungen am Kondensator und an der Stromquelle wirken in derselben Richtung.

Abb. 7b: Entgegengesetzte Spannungen während der Umladung. Hierbei wirkt die Spannung am Kondensator der Spannung der Stromquelle entgegen.

1.3 Der elektrische Strom

Um einen Stromfluß zu erreichen, benötigen wir eine Spannung und einen Leiter. Zusätzlich können Strom- und/oder Spannungsmeßgeräte in den Stromkreis geschaltet werden.

1.3.1 Stromquellen

Stromquellen nennt man Einrichtungen zur Erzeugung und Aufrechterhaltung elektrischer Spannungen. Als Spannungsquelle dienen u. a. Batterien (Gleichstrom) und Generatoren (Wechselstrom). Leiter sind entweder feste Körper oder Flüssigkeiten und – unter bestimmten Umständen – auch Gase.

Jede Stromquelle liefert eine Spannung aufgrund räumlich getrennter Elektronenkonzentrationen.

Der Stromfluß kommt dadurch zustande, daß am negativen Pol ein Elektronenüberschuß, am positiven Pol hingegen ein Elektronenmangel herrscht. Die Elektronen (d. h. Strom) fließen daher von Minus nach Plus *(Abb. 8)*.

Abb. 8: Stromfluß in einem metallischen Leiter.

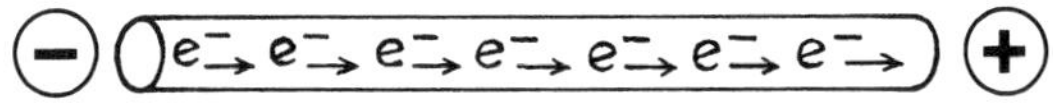

Werden die Pole mit einem Leiter verbunden, setzen sich die Elektronen im Leiter in Bewegung. Auf diese Weise gleicht sich das Ladungsgefälle aus. Es fließt ein Strom.

Im allgemeinen sind Metalle gute Leiter, beispielsweise Silber, Kupfer, Aluminium, Zink und Eisen. Sie werden als »Leiter erster Ordnung« bezeichnet.

Aber auch saure und basische Flüssigkeiten sowie gelöste Salze, sog. Elektrolyte, können einen Strom leiten. Hierbei handelt es sich in erster Linie um einen Austausch von Ionen und nicht von Elektronen *(Abb. 9)*.

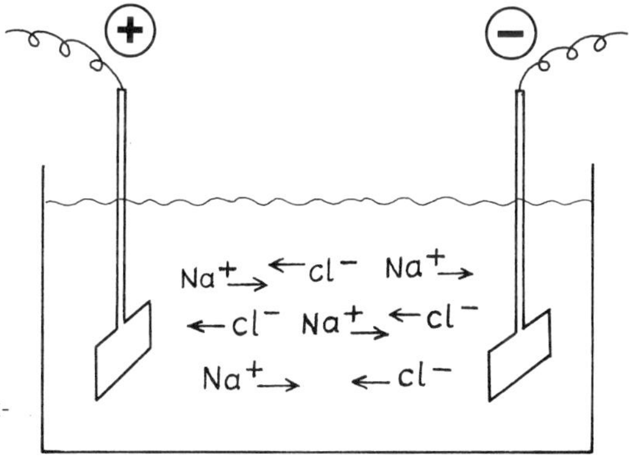

Abb. 9: Stromfluß in einem Elektrolyt.

Auch der menschliche Körper wird zu den Elektrolyten gerechnet, weil er eine Vielzahl gelöster Salze enthält. Wie alle Elektrolyte ist der menschliche Körper daher ein »Leiter zweiter Ordnung«.

Die Leitfähigkeit eines Stoffes ist um so besser, je beweglicher die darin befindlichen Ladungsträger sind.

1.3.2 Stromstärke

Mit Stromstärke bezeichnen wir die Ladungsmenge, die pro Zeiteinheit durch den Querschnitt eines Leiters fließt. Die Maßeinheit für die Stromstärke ist das Ampère. Da in manchen Stromkreisen Ströme von nur wenigen Tausendstel Ampère fließen, verwendet man dafür kleinere Einheiten, z. B. Milliampère (mA).
Verschiedene metallische Leiter setzen der Bewegung der Elektronen unterschiedliche Widerstände entgegen. Das heißt, bei gleicher Spannung fließen durch verschiedene Metalle unterschiedliche Stromstärken *(Abb. 10)*.

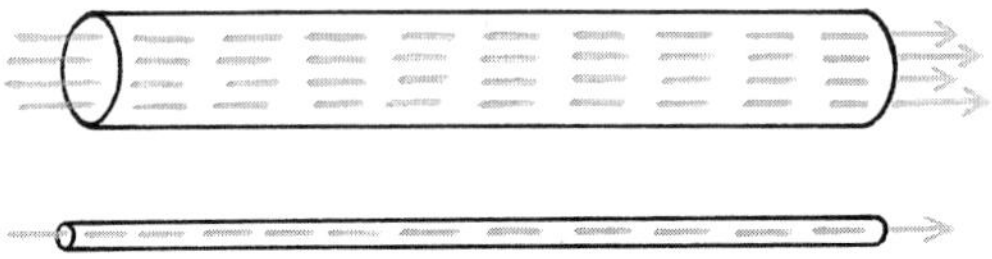

Abb. 10: Bei gleicher Spannung fließt mehr Strom durch einen dickeren Leiter.

Der Widerstand eines Leiters ist weiterhin abhängig von dessen Länge und Querschnitt. Je länger und je dünner der Leiter ist, desto höher wird sein Widerstand. Im allgemeinen nimmt der Widerstand mit steigender Temperatur des Leiters ebenfalls zu. Der Zusammenhang zwischen Spannung, Widerstand und Strom wird durch das OHM-Gesetz beschrieben:

$$\text{Widerstand (R)} = \frac{\text{Spannung (U)}}{\text{Stromstärke (I)}}$$

1.3.3 Leistung – elektrische Leistung

Der Begriff »Leistung« bedeutet die in einer bestimmten Zeit verrichtete Arbeit. Die Einheit der Leistung ist 1 Watt (W). Die Maßeinheit für die elektrische Arbeit ist 1 Joule (= 1 Wattsekunde). In der Praxis wird aber die elektrische Arbeit mit größeren Maßeinheiten gerechnet:

1 Wattstunde (Wh) = 3600 Wattsekunden (Ws)
1000 Wattstunden = 1 Kilowattstunde (kWh)

Die elektrische Leistung (Watt) ergibt sich aus der Multiplikation von Spannung (Volt) und Stromstärke (Ampère).

$$1\,\text{W} = 1\,\text{V} \cdot 1\,\text{A}\ (1\,\text{VA}).$$

1.3.4 Elektrolytische Dissoziation – Elektrolyse

Salze sind eine chemische Verbindung aus positiv und negativ geladenen Ionen. Löst man Salze in Wasser auf, werden die Verbindungen getrennt. Die Ionen sind jetzt in der Flüssigkeit frei beweglich. Es entsteht ein als Elektrolyt bezeichneter flüssiger Leiter. Dieser Vorgang heißt »elektrolytische Dissoziation«.

Legt man eine Spannung an einen Elektrolyten an, wandern die positiv geladenen Ionen zur negativen, die negativ geladenen Ionen zur positiven Elektrode. Dieser Vorgang ist mit chemischen Veränderungen verbunden. An den Elektroden werden Stoffe abgeschieden, die vorher nicht getrennt oder nicht in gleicher Zusammensetzung in der Flüssigkeit waren. Dieser Vorgang wird als *Elektrolyse* bezeichnet *(Abb. 11)*.

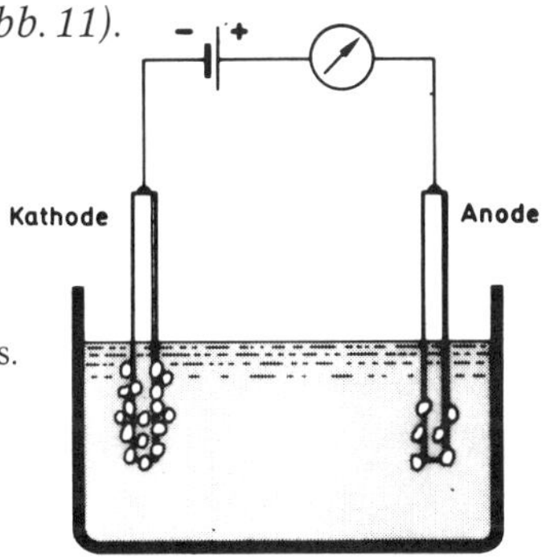

Abb. 11: Chemische Wirkung des Gleichstroms.

1.4 Magnetismus – Elektromagnetismus

Das Wort *Magnet* ist abgeleitet von »lithos magnetes« = Stein aus der thessalischen Landschaft Magnesia. Magnete zeichnen sich durch eine starke magnetische Kraft an ihren Enden aus. Diese Enden hat man als magnetischen Nord- und Südpol bezeichnet. Ferner hat man beobachtet, daß sich gleiche Pole abstoßen und entgegengesetzte Pole anziehen. Auf die Bezeichnungen Nord- und Südpol kam man, als man einen Magnetitstab an einem Faden aufhängte und ins Wasser legte. Dieser Stab richtete sich sogleich in Nord-Süd-Richtung aus. Bereits vor dem 13. Jahrhundert benutzte man solche Stäbe als Kompaß. Die Ausrichtung Nord / Süd ist darauf zurückzuführen, daß die Erde selbst ein Magnetfeld besitzt. Allerdings befindet sich auf der Erde der magnetische Nordpol in der Antarktis, der magnetische Südpol im nördlichen Nordamerika.

Als *Magnetfeld* bezeichnet man das Kraftfeld in der Umgebung eines Magneten, das in *Abb. 12* durch Feldlinien veranschaulicht dargestellt ist. Die Feldlinien eines Magneten treten am Nordpol aus und münden am Südpol ein.

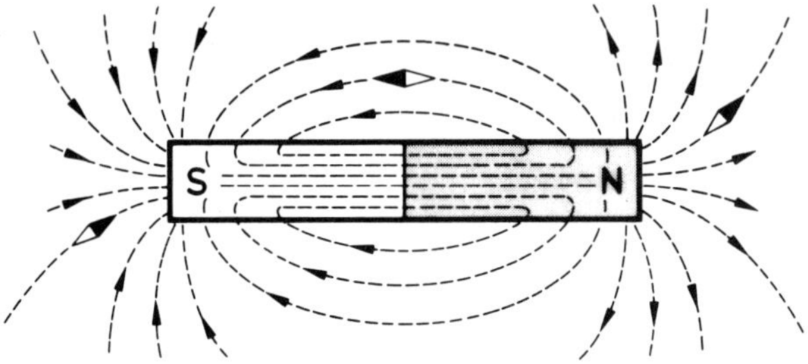

Abb. 12: Kraftfeld eines Stabmagneten.

Im Jahre 1816 entdeckte Oerstedt, daß ein stromdurchflossener Leiter ein Magnetfeld besitzt und damit den *Elektromagnetismus*.

Die Feldlinien verlaufen als konzentrische Kreise um einen geraden von Strom durchflossenen Leiter in Ebenen, die senkrecht zum Leiter stehen. Es handelt sich hier um geschlossene Feldlinien (magnetisches Wirbelfeld), s. *Abb. 13*.

Später erkannte man, daß auch bewegte Ladungen ein Magnetfeld erzeugen. Andererseits beobachtete man, daß ein bewegtes oder sich änderndes Magnetfeld in einem Leiter einen Strom erzeugen kann, wenn sich dieser Leiter innerhalb des Magnetfeldes befindet. Um eine stromdurchflossene Spule entsteht so ein Magnetfeld ähnlich dem eines Stabmagneten. Das Magnetfeld innerhalb einer stromdurchflossenen Spule läßt sich mit einem sogen. Eisenkern verstärken (Prinzip des Elektromagneten) *(Abb. 14)*.

Ein konstant fließender Strom ruft ein gleichmäßiges und gleichbleibendes Magnetfeld hervor. Ändert sich jedoch die Geschwindigkeit der bewegten Ladungen, so ändert sich auch die magnetische Feldstärke. Wie oben beschrieben, erzeugt jedes sich ändernde Magnetfeld ein elektrisches Feld. In einem Leiter entsteht dadurch ein Stromfluß (= Induktion).

Bei rasch hin- und herschwingenden Ladungen, wie sie dem Wechselstrom zugrunde liegen, lassen sich elektrische und magnetische Felder nicht mehr trennen. Sie verschmelzen zu einem elektromagnetischen Feld, dessen periodische Schwankungen als elektromagnetische Schwingungen erscheinen *(Abb. 15)*.

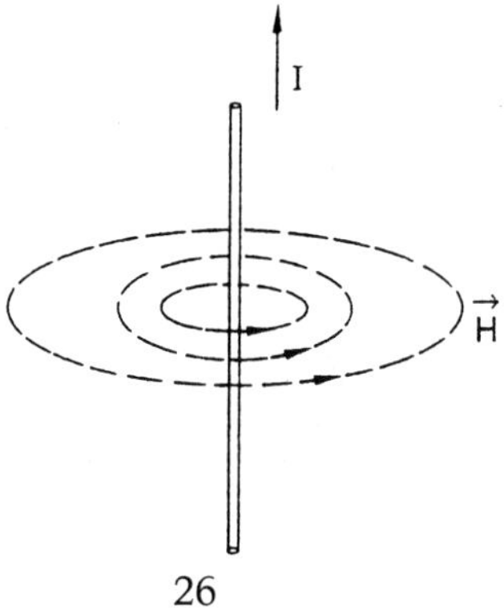

◀ **Abb. 13:** Das magnetische Wirbelfeld. I = Stromflußrichtung, H = magnetische Feldlinien.

Abb. 14: Ein Weicheisenkern wird zum Elektromagneten, wenn man ihn mit einem Kupferdraht umwickelt und durch diesen Draht einen Strom schickt. ▶

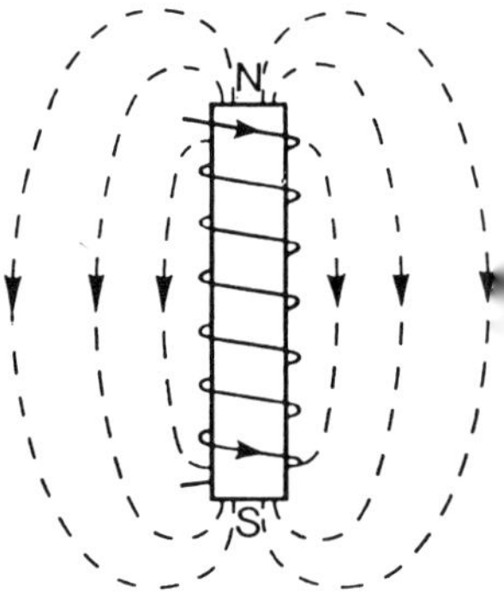

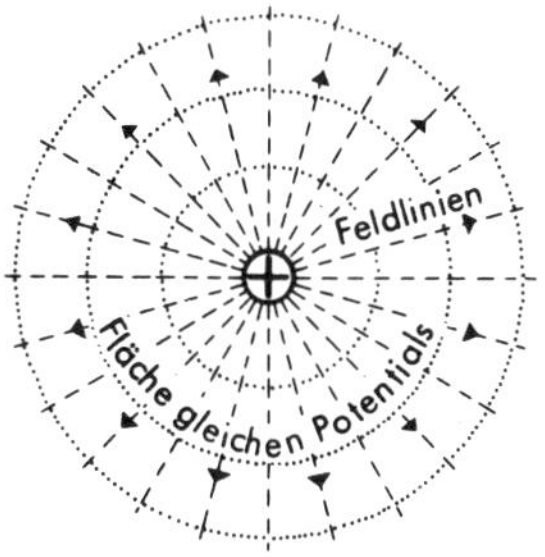

a)

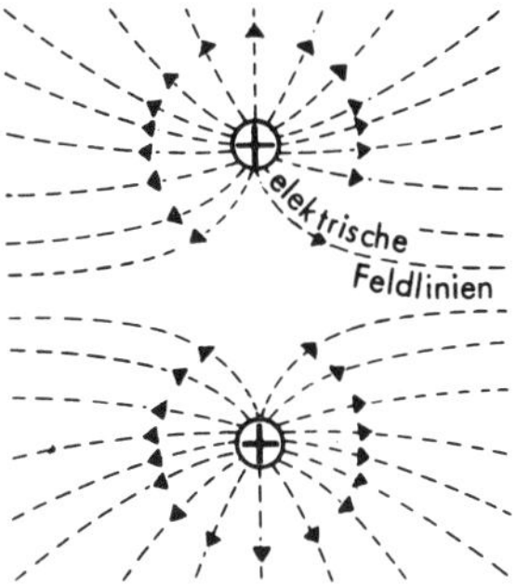

b)

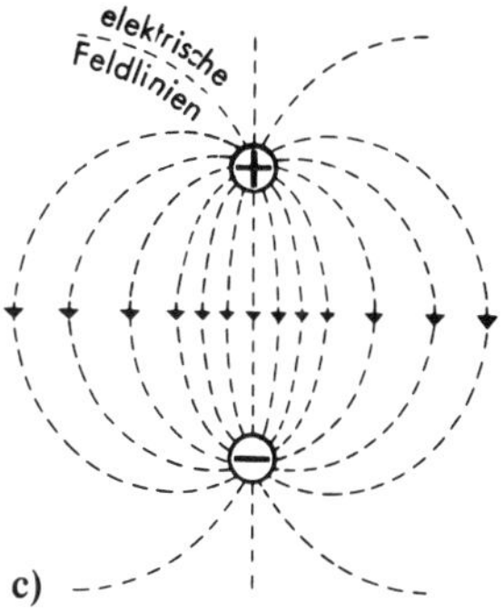

c)

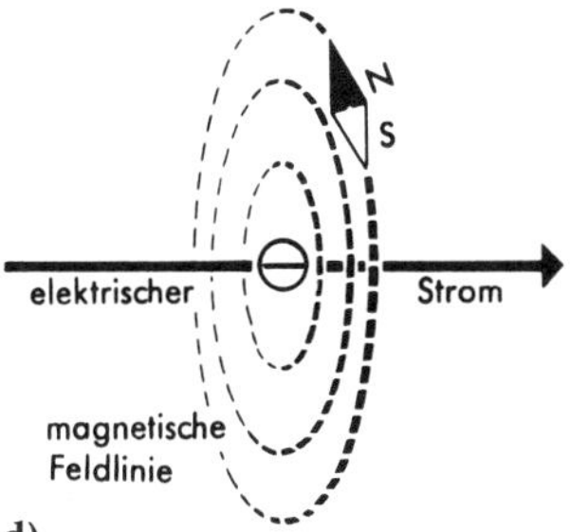

d)

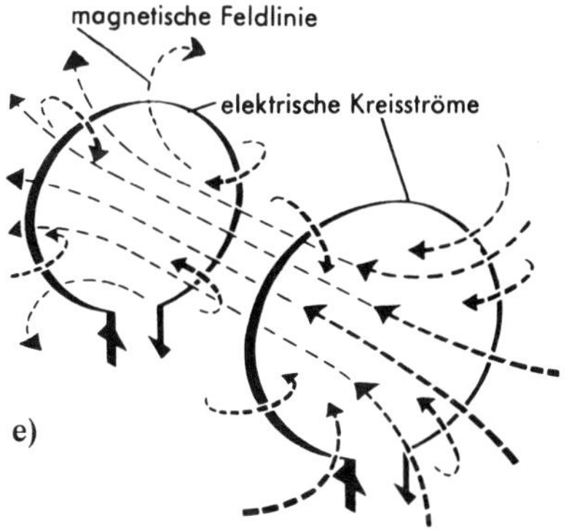

e)

Abb. 15: Elektrische und magnetische Felder und ihr gegenseitiges Verhalten (nach Brockhaus).

a) Elektrisches Feld einer positiven Ladung
b) Felder zweier gleichnamiger
c) zweier ungleichnamiger Ladungen
d) Magnetfeld eines elektrischen Stroms
e) Magnetfelder zweier gleichsinnig
f) zweier ungleichsinnig fließender Kreisströme
g) Magnetisches und elektrisches Feld einer hin- und herschwingenden elektrischen Ladung.

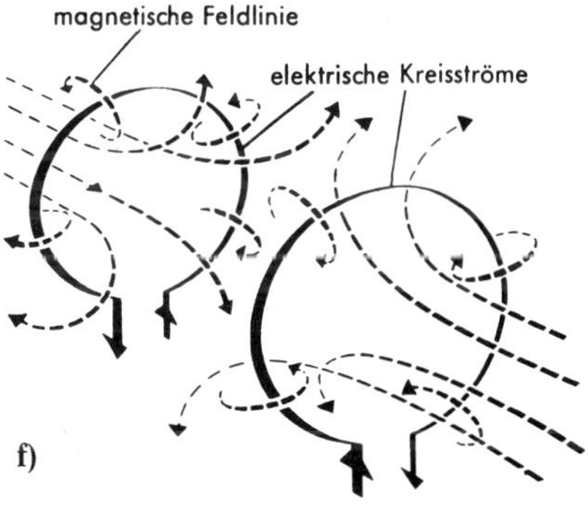

f)

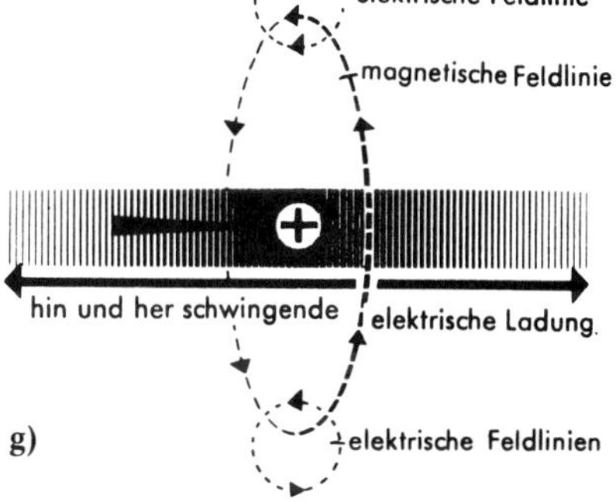

g)

1.5 Gleichstrom und Wechselstrom

Ein Gleichstrom fließt stets in einer gleichbleibenden Richtung. Graphisch dargestellt verläuft er z. B. oberhalb einer *Null-Linie (Abb. 16).* Neben dem konstanten Gleichstrom kennen wir auch *Impulsströme.* Impulsströme bestehen aus nur Bruchteile von Sekunden anhaltenden, aufeinander folgenden Stromimpulsen.

Wie bereits besprochen (s. S. 1.3.1), kann ein Gleichstrom in einem galvanischen Element, einer Batterie erzeugt werden. Mittels eines Gleichrichters läßt sich auch Wechselstrom in Gleichstrom umwandeln. Das geschieht z. B. in elektronisch arbeitenden Geräten, wie sie auch in der Elektrotherapie benutzt werden.

Der Wechselstrom ist dadurch gekennzeichnet, daß er seine Flußrichtung periodisch wechselt. Graphisch dargestellt zeigt er eine sinusförmige Kurve *(Abb. 16, 17),* die oberhalb der Null-Linie einen *Wellenberg* und unterhalb derselben ein *Wellental* beschreibt. Den ganzen Verlauf vom Beginn eines Wellenberges bis zum Beginn des nächsten Wellenberges nennt man eine *Periode.* Der Unterschied zwischen Höhe des Wellenberges und der Nullinie ist die Amplitude. Die Häufigkeit der Perioden pro Sekunde nennt man Frequenz. Die Einheit der *Frequenz* ist Hertz (= 1/s). Der Wechselstrom, der aus unserem Leitungsnetz kommt, hat eine Frequenz von 50 Hz. Der Verlauf der Sinuskurve veranschaulicht nicht nur die Frequenz, sondern auch das An- und Absteigen der Stromstärke innerhalb einer Periode. Der allgemein übliche Wechselstrom ist ein Einphasenstrom (eine Phase + Nulleiter).

Der Dreiphasenwechselstrom (= Drehstrom) findet seine Verwendung als Kraftstrom (400 V), beispielsweise zum Antrieb von Elektromotoren. Er stellt gewissermaßen eine Verkettung von drei Einphasenwechselströmen dar, die gegeneinander um 120 Grad, d. h. einem Drittel der Periode verschoben sind (s. *Abb. 16*).

1.6 Stromübergang Elektrode / Gewebe

(Siehe auch *Abb. 21* »Schnittmodell der Haut«)

In der Elektrotherapie legt der Behandler die Elektroden am menschlichen Körper an.

Eine über wenigstens zwei Elektroden angelegte Gleichspannung läßt über die Elektroden einen Gleichstrom durch das Gewebe fließen. Weil beim Übergang des Stromes von der Elektrode in das Gewebe ein hoher Wider-

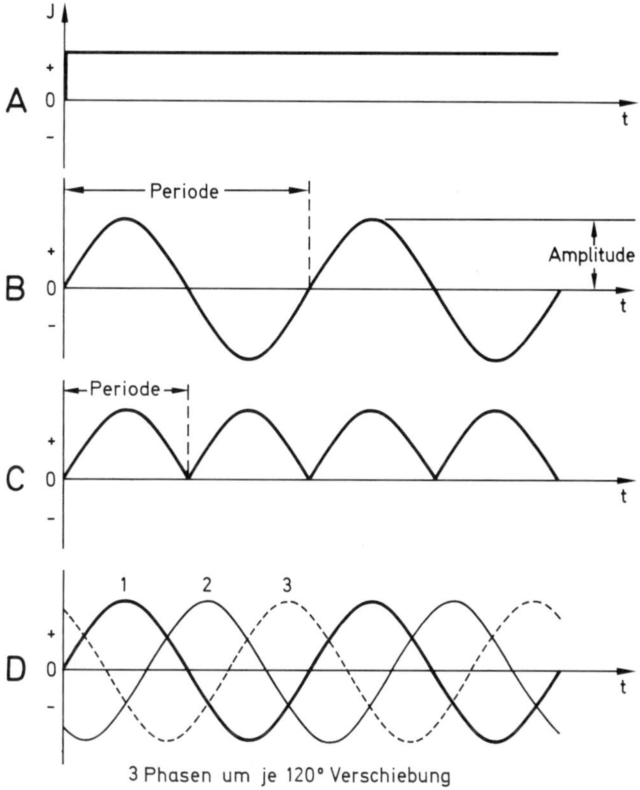

Abb. 16: Graphische Darstellung der Stromarten.
A = Gleichstrom, **B** = Wechselstrom, **C** = gleichgerichteter Wechselstrom, **D** = Drehstrom (= Dreiphasen Wechselstrom).

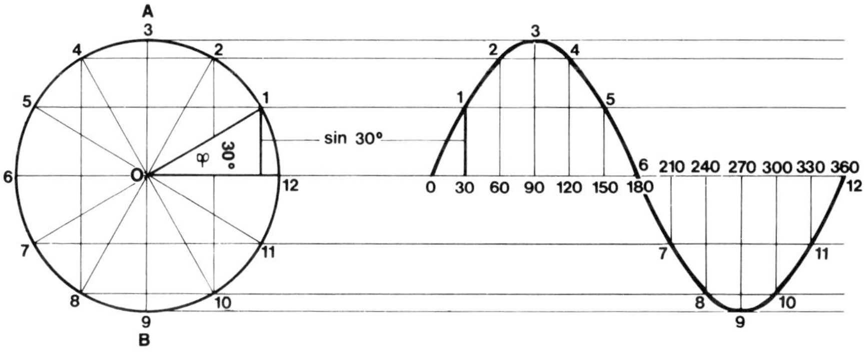

Abb. 17: Konstruktion einer Sinuskurve. Die Konstruktion geht von der Bewegung eines Kreispendels aus (links).

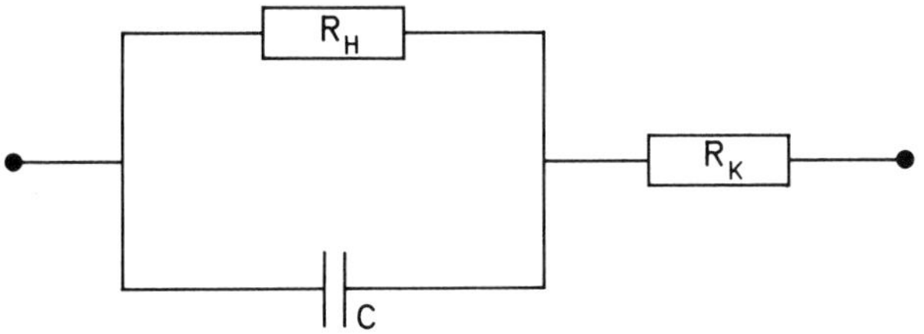

Abb. 18a: Ersatzschaltung des Haut- und Gewebswiderstandes (nach Yamamoto, 1977).
R_H: Hautwiderstand; nimmt mit steigender Frequenz ab.
R_K: Allgemeiner Widerstand des Körpergewebes (konstant etwa 1 kΩ).

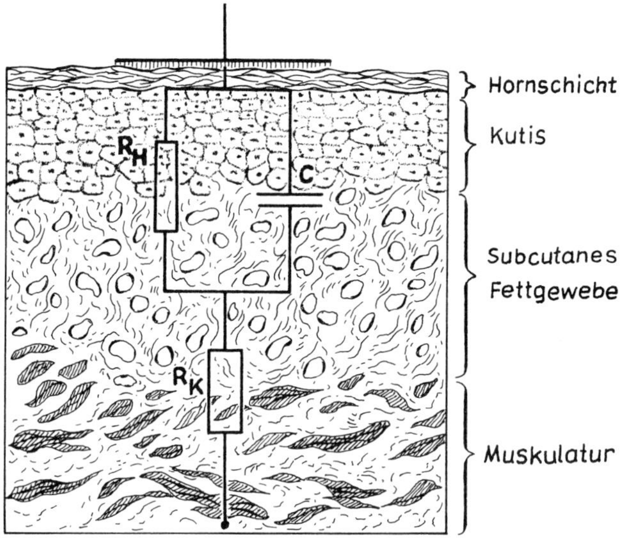

Abb. 18b: Ersatzschaltung des Haut- und Gewebewiderstandes. Dargestellt am Haut-, Gewebe-Modell.

stand besteht, fließt der Strom bevorzugt über kleine, besser leitende Pfade, wie Schweißdrüsenkanäle und sonstige, von der gut isolierenden Hornschicht nicht abgedeckte Hautstellen. Hierbei spielen auch Schrunden und kleinste Hautschäden eine Rolle. Auf der Haut kann es also kleinflächig zu hohen Konzentrationen der Stromdichte kommen, welche entsprechend der Stärke des eingestellten Stromes auch Schmerzen verursachen können. Unter *Stromdichte* versteht man die Stromstärke pro Flächeneinheit der Elektroden (mA/cm^2).

Ganz anders stellt sich der Stromübergang Elektrode – Gewebe bei Wechselströmen dar. Hier übernimmt in Abhängigkeit von Frequenz und Elektrodentyp der kapazitive Widerstand eine wesentliche Rolle beim Stromtransport. Über die Kapazität der Haut läßt sich der Strom großflächig durch die Hornschicht hindurch mit weit weniger Stromempfinden übertragen.

Die Kombination Elektrode – Hornschicht und subkutanes Gewebe stellt einen Kondensator dar, dem ein ohmscher Widerstand (Widerstand der Hornschicht und des Gewebes) parallel geschaltet ist *(Abb. 18a, b)*. Kondensatoren stellen für Gleichstrom bekanntlich einen unüberwindbaren Widerstand dar. Sie sind daher für Gleichstrom nicht durchlässig.

Durch ihre Fähigkeit zur *Umladung* sind sie aber imstande, einen Wechselstrom zu leiten; dies um so besser, je höher die Frequenz dieses Wechselstromes ist.

Aus dieser Erkenntnis heraus wurde zunächst das Interferenz-Stromverfahren und in neuerer Zeit das Mittelfrequenzverfahren *(Abb. 19b)* entwickelt. Hierbei wird mit Wechselstrom-Frequenzen zwischen 4 und 11 kHz gear-

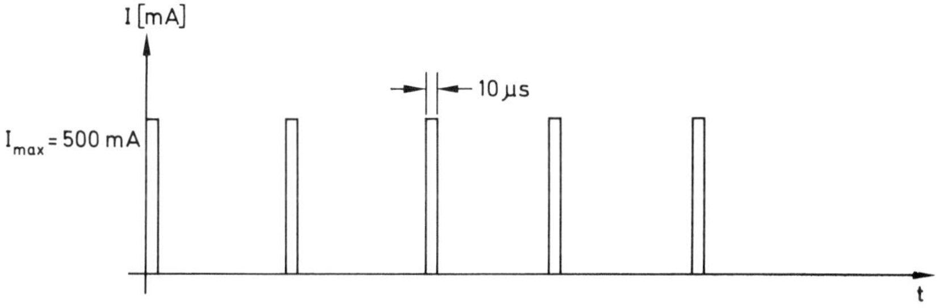

Abb. 19a: Darstellung von Gleichstromimpulsen mit einer Impulsbreite von 10 Mikrosekunden (»Hochvoltstrom«).

Abb. 19b: Amplitudenmodulierte mittelfrequente Ströme. Die Trägerfrequenz wird moduliert. Die dabei entstehenden Impulsgruppen wiederholen sich in einem niederfrequenten Rhythmus.

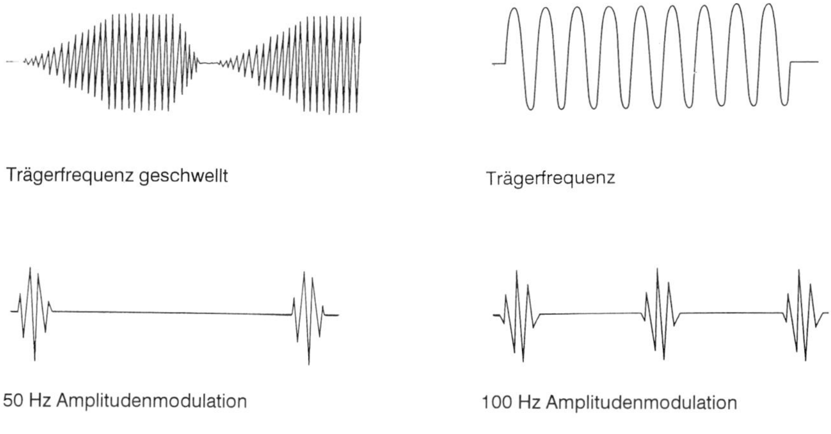

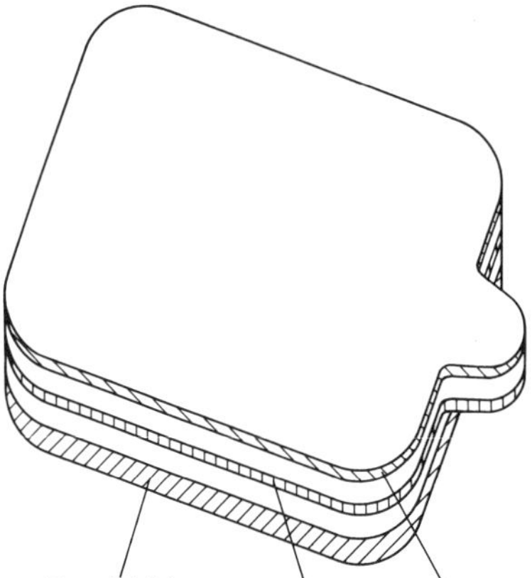

Abb. 20: Aufbau einer modernen Einmalelektrode (selbsthaftend).

beitet. Je nach Elektrodentyp und Frequenz wird der größte Teil des Stromes ohne unangenehmes Stromgefühl übertragen und somit die Akzeptanz durch den Patienten wesentlich verbessert.

Auch Impulsströme mit steilen Anstiegsflanken und kurzen Impulszeiten (wesentlich unter einer Millisekunde) haben eine ähnliche Charakteristik wie Wechselströme und werden ebenso angenehm empfunden. Etwas vereinfacht ausgedrückt kann man sagen, daß diese kurzen Gleichstromimpulse kürzer als die Ladezeit des Elektroden-Haut-Kondensators sind. In diesem kurzzeitig im Gewebe vorhandenen elektrischen Feld fließt Strom nur in den gut leitenden Schichten der Haut *(Abb. 19a)*.

Zur Übertragung von Wechselströmen eignen sich besonders gut Elektrodentypen, bei denen die metallische oder aus Kohlenstoff bestehende Elektrode möglichst dicht an der Hautoberfläche liegt *(Abb. 20)*.

Abbildung 21, übernommen aus dem »Compendium medical, P. D. Asmussen, Beiersdorf AG Hamburg«, zeigt den Aufbau der menschlichen Haut. Darin sind die Verteilung der in *Tab. 2* aufgeführten Rezeptoren und die Gewebestruktur dargestellt.

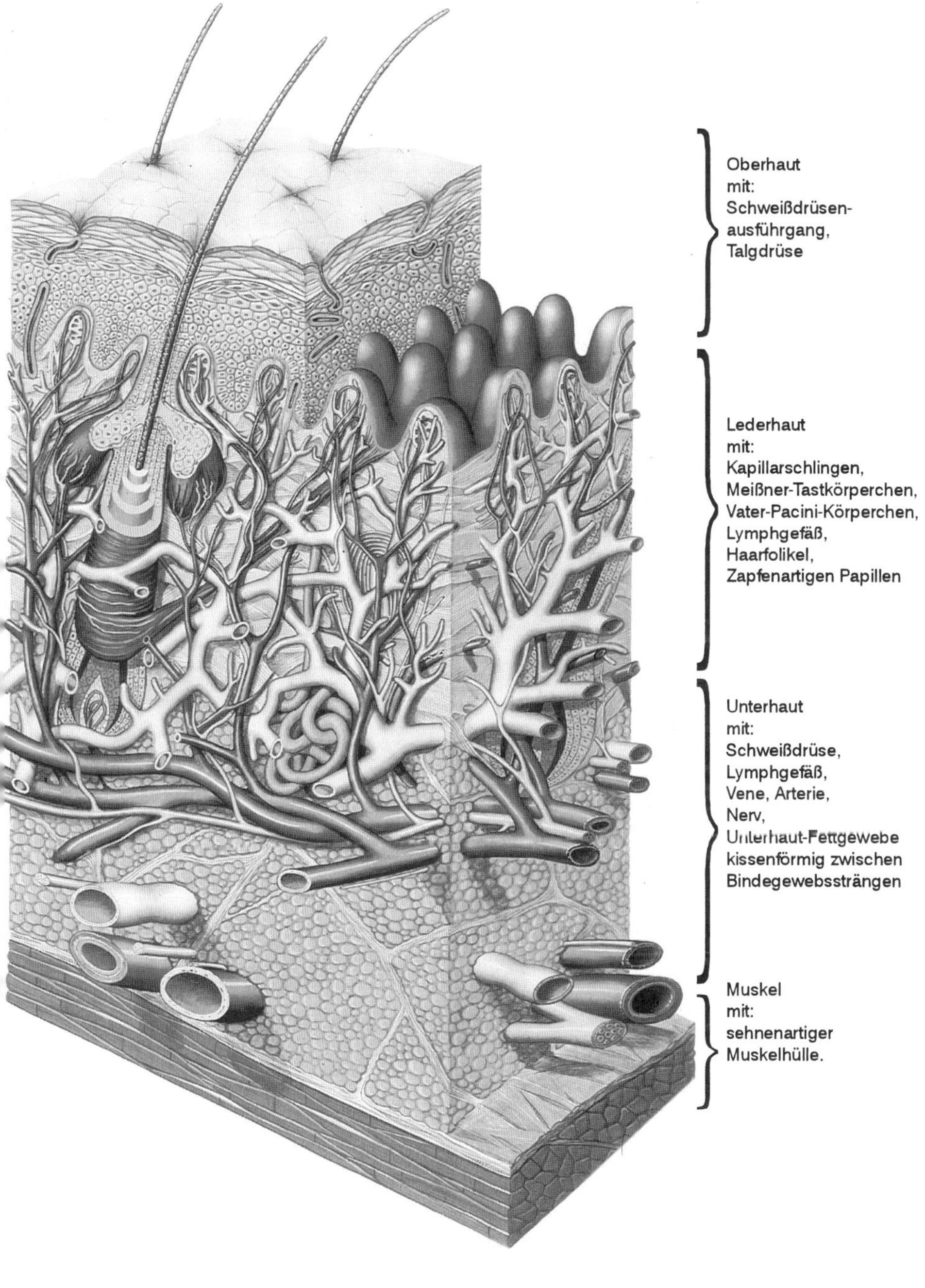

Abb. 21: Schnittmodell der menschlichen Haut.

2 Allgemeine Neurophysiologie

Die Erkenntnisse der modernen Neurophysiologie bilden die Basis für das Verständnis der Wirkung elektrotherapeutischer Verfahren.

Tab. 1: Allgemeine Sinneseindrücke und die entsprechenden Rezeptoren.

Sinne	Medien	Rezeptoren
Sehen	elektromagnetische Wellen	optische Rezeptoren der Netzhaut
Hören	Schallwellen	akustische Rezeptoren des Innenohrs
Riechen	Gase	Riechzellen der Nasenschleimhaut
Schmecken	flüssige, feste Stoffe	Geschmackszellen der Zunge
Fühlen	physikalische Umwelteinflüsse	Rezeptoren der Haut
Lage des Körpers im Raum	Gravitation	Beschleunigungsrezeptoren der Bogengänge und Otolithenapparat

Tab. 2: Rezeptoren der Haut.

Mechanorezeptoren	Druck, Berührung, Vibration
Thermorezeptoren	Wärme, Kälte
»Schmerzrezeptoren«	Noxen

Tab. 3: Tiefensensibilität (nach R. F. Schmidt).

Stellungssinn:	Lage der einzelnen Körperteile zueinander
Bewegungssinn:	Lageänderung von Gelenkflächen zueinander
Kraftsinn:	Dosierung der Muskelkraft nach Schwere der auszuführenden Arbeit

Hochentwickelte Organismen wie der Mensch oder andere Säugetiere tauschen nicht nur Informationen mit der Umwelt aus, sie müssen darüber hinaus auch über ihren eigenen Zustand im Bilde sein. In Muskeln, Sehnen, Gelenken und Gelenkkapseln befindliche Rezeptoren, sog. *Propriozeptoren* dienen der Tiefensensibilität; d. h. sie geben Auskunft über die Lage und Bewegung von Körperteilen sowie über die Muskelkraft.
Neben diesen Rezeptoren befinden sich in Muskeln, Knochen, Gelenken und Bindegewebe auch freie Nervenendigungen, die als *Schmerzrezeptoren* Schäden und Überbeanspruchungen feststellen und dazu dienen, diese zu verhindern. Solche Schmerzfasern sind auch in den Eingeweiden vorhanden.
Wie in *Abb. 22* nach *Schmidt* dargestellt, fließen die Informationen aus den verschiedenen Rezeptoren dem zentralen Nervensystem (ZNS) zu, wo sie weiterverarbeitet werden. Im weiteren Ablauf kann das ZNS willkürlich oder unwillkürlich – reflektorisch auf die Skelettmuskulatur oder Organe einwirken.

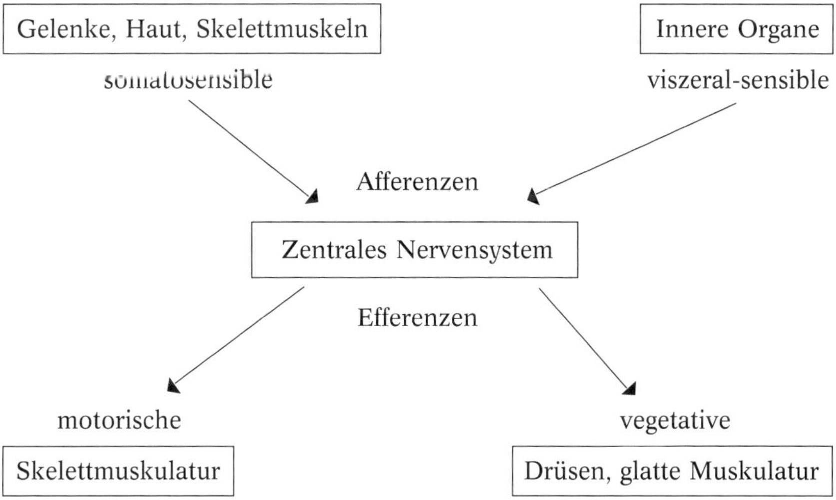

Abb. 22: Schema des peripheren/zentralen Informationsflusses.

2.1 Elektrophysiologie

Während der Ruhe befinden sich die chemischen und physikalischen Prozesse an den Membranen der erregbaren Zellen in einem »stationären« Zustand. Die Erregung verändert diesen Zustand kurzfristig und löst über chemisch-physikalische Vorgänge elektrische Entladungen der Membran aus. Elektrisch erregbar sind Nerven- und Muskelzellen (*Abb. 23, David,* 1986).

Die Zellmembran ist ca. 70 Ångström dick (s. *Tab. 5,* S. 273) und besteht aus regelmäßig angeordneten Schichten von Lipoiden und Glykoproteinen (Fette und Zucker-Eiweißmoleküle). Man kann die Membran als eine Trennschicht zweier wässriger Lösungen von unterschiedlicher Ionenzusammensetzung betrachten, dem Zellinneren (= Intrazellulärraum, IZR) und der Umgebung der Zelle (= Extrazellulärraum, EZR).

Tab. 4: Ionenverteilung im Intra (IZR)- und Extrazellulärraum (EZR).

Ionen		IZR	EZR
permeable Ionen:			
Na^+	(Natrium)	12 mmol/l	145 mmol/l
K^+	(Kalium)	155 mmol/l	4 mmol/l
Cl^-	(Chlor)	4 mmol/l	120 mmol/l
nicht permeable Ionen:			
negativ geladene Eiweißmoleküle		155 mmol/l	

Abb. 23: Darstellung einer Nervenzelle; links im Photo, rechts als schematische Zeichnung.

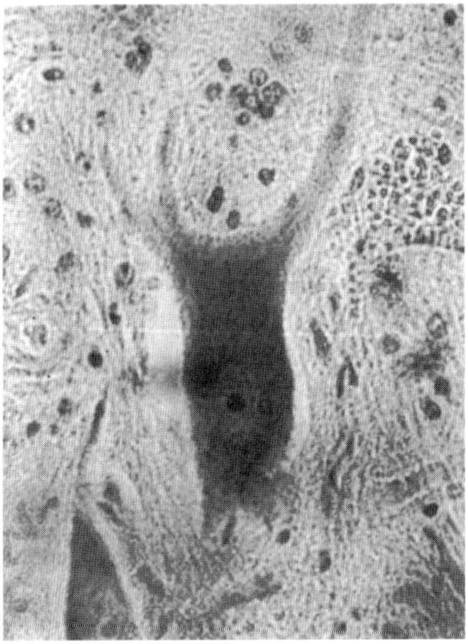

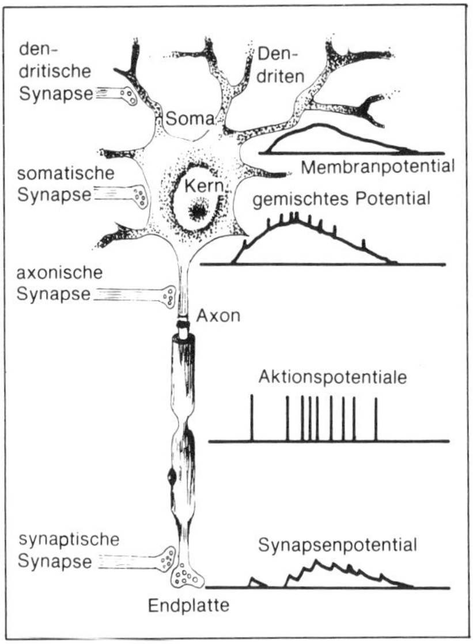

Die spezifischen Ionenkonzentrationen innerhalb und außerhalb der Zellen verursachen eine elektrische Spannung über die Membran, die als Ruhemembranpotential (RMP) bezeichnet wird. Es beträgt etwa 70–90 mV, wobei die Innenseite der Membran negativ geladen ist (*Abb. 24, R. F. Schmidt,* 1979).

Wie aus Tab. 4 ersichtlich ist, sind die K^+-Ionen innen höher konzentriert als außen. Da die Zellmembran für K^+-Ionen durchlässig ist, diffundieren sie nach außen. Der Verlust an positiven Ladungen (K^+) baut an der Innenseite der Membran ein negatives Potential auf. Infolgedessen ist der K^+-Ausstrom begrenzt. Gleichzeitig halten die großen, negativ geladenen Eiweißmoleküle die negative Ladung an der Membraninnenseite aufrecht und verhindern das Ausströmen weiterer K^+-Ionen. In Ruhe herrscht somit ein Gleichgewicht von elektrischer Ladung und osmotischem Druck mit der Folge ungleicher K^+-Konzentrationen im IZR und EZR als entscheidender Faktor für das Ruhemembranpotential.

Abb. 24: Das Ruhemembranpotential. Wird die Meßelektrode in die Zelle eingestochen, kann das Ruhemembranpotential von ca. −80 mV abgeleitet werden. Die Zelle ist innen negativ geladen.

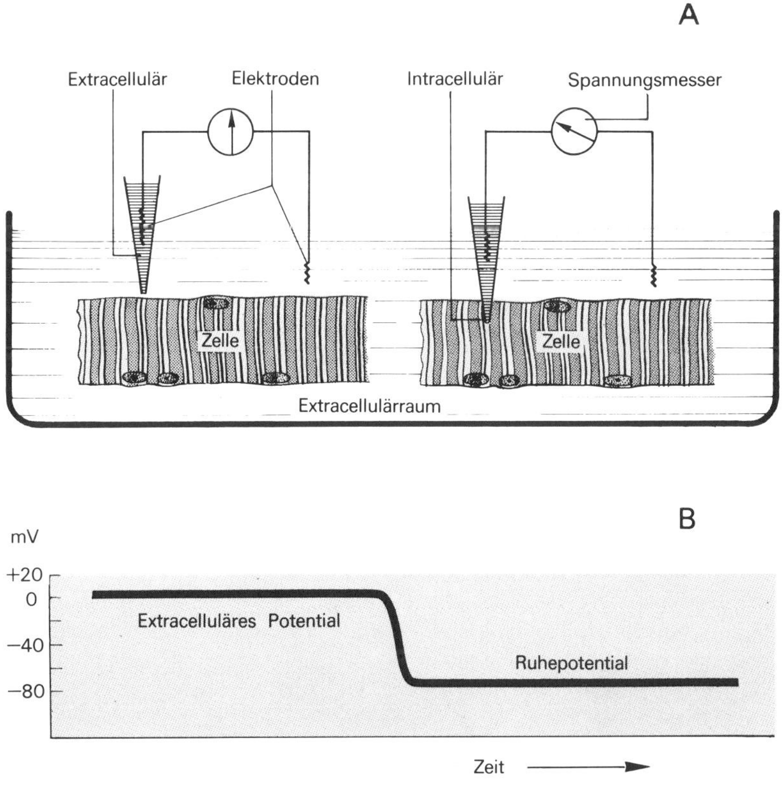

Im Extrazellulärraum sind positiv geladene Na^+-Ionen im Überschuß vorhanden. Auch sie wandern durch die Membran in das Zellinnere. Durchtretende Na^+-Ionen entladen die Membran, da die Zelle im Austausch K^+-Ionen nach außen abgibt. Liefe dieser Prozeß ungesteuert weiter, so würde er die Lebensfunktionen der Zelle über einen langsamen Abbau des Ruhemembranpotentials zerstören.

Um dies zu verhindern, muß die Zelle die eingeströmten Na^+-Ionen erneut nach außen transportieren, um die verlorenen K^+-Ionen wiederzugewinnen. Dies geschieht mit dem aktiven Transport von Na^+ durch bestimmte Membranproteine, den sogenannten Na^+-Pumpen. Da der aktive Transport Energie verbraucht, ist er an die lebende Zelle mit einem funktionstüchtigen Stoffwechsel gebunden.

Der aktive Na^+-Transport aus der Zelle erfolgt im Austausch mit K^+-Ionen. Das Transportprotein wird auf diese Weise zu einer gekoppelten Na^+/K^+-Pumpe (*Abb. 25, R. F. Schmidt*, 1979).

Abb. 25: Die aktiven und passiven Ionenbewegungen durch die Zellmembran. Die lichte Weite der Kanäle entspricht der Menge der fließenden Ionen, das Gefälle entspricht der treibenden Kraft für den Ionentransport.

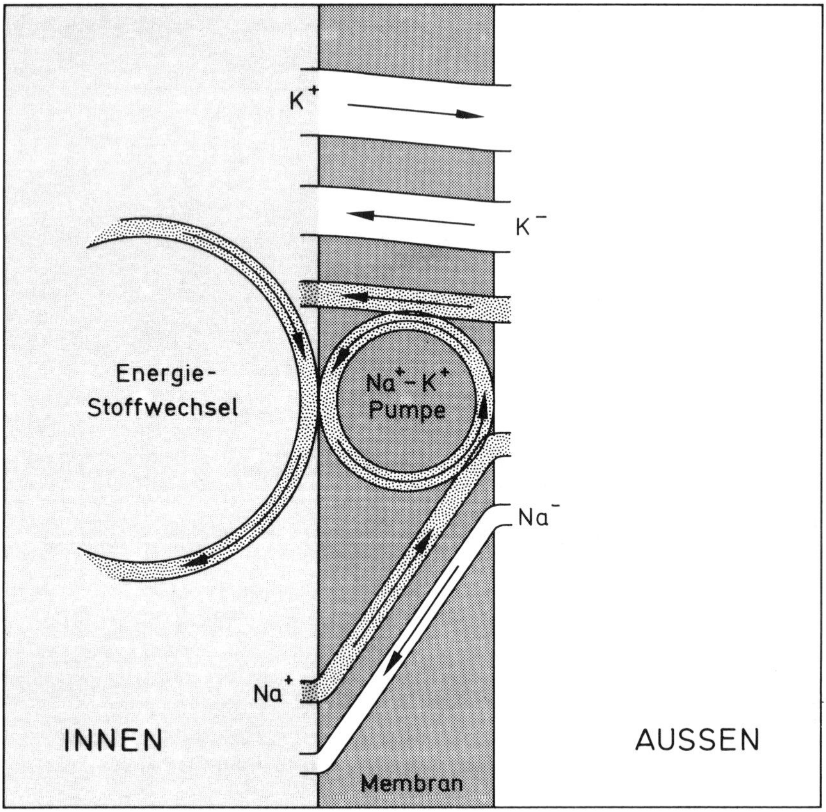

Der Treibstoff dieser Pumpe ist das im Zellstoffwechsel gebildete Adenosintriphosphat (ATP), das zur Energiegewinnung in Adenosindiphosphat (ADP) und Phosphorsäure gespalten wird.

2.2 Die Erregung

Elektrische Potentiale an Membranen und deren Änderungen sind mit dem Transport von Ionen durch die Zellmembran verknüpft. Sie spielen bei der Entstehung und der Fortleitung der Erregung in Nerven- und Muskelzellen eine entscheidende Rolle. Die Erregung als elektrische Entladung der Membran entsteht nach *Schmidt,* 1979 als Reaktion auf einen mit einer gewissen Mindeststärke und Mindestdauer einwirkenden Reiz. So kann z. B. ein elektrischer Strom eine Änderung des Membranpotentials herbeiführen und als *elektrischer Reiz* eine Erregung bewirken. Umgekehrt verursacht eine Erregung auch an den benachbarten Membranbezirken Veränderungen des Membranpotentials. Somit wird es möglich, daß sich die Erregung fortpflanzt. Das wesentliche Merkmal einer Erregung ist die Depolarisation, also die Umkehr des Ruhemembranpotentials. Dabei ist schließlich die Außenseite negativ und die Innenseite positiv geladen. Diese Verhältnisse sind in *Abb. 26* dargestellt.

Ein Reiz, dessen Stärke die zur Auslösung einer Erregung erforderliche Schwelle überschreitet, vermindert das Ruhemembranpotential um etwa 15 mV. An dieser Schwelle beginnt das Aktionspotential mit einer plötzlichen Zunahme der Durchlässigkeit der Membran für Na^+-Ionen, die nun in

Abb. 26: Membranumladung während der Erregung. Im erregten Zustand besteht ein Überschuß von Na^+ Ionen an der Innenseite der Membran. Dadurch wird die Zellmembran umgeladen. Das Spitzenpotential ist etwa +30 mV.

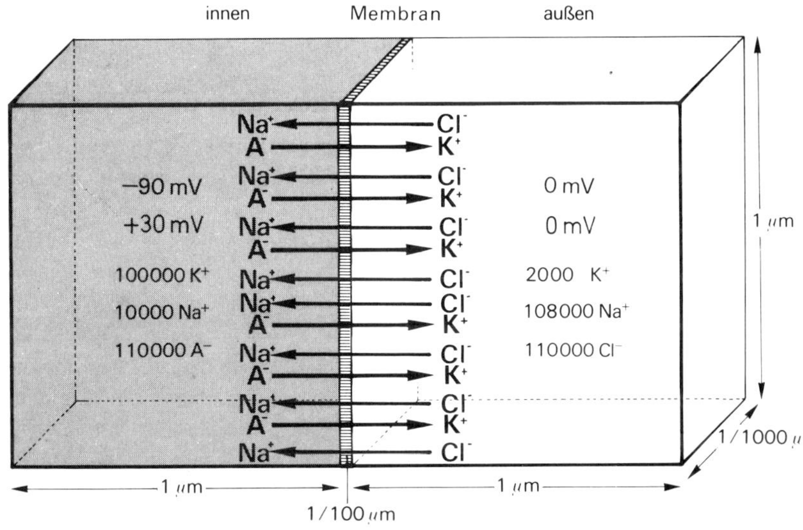

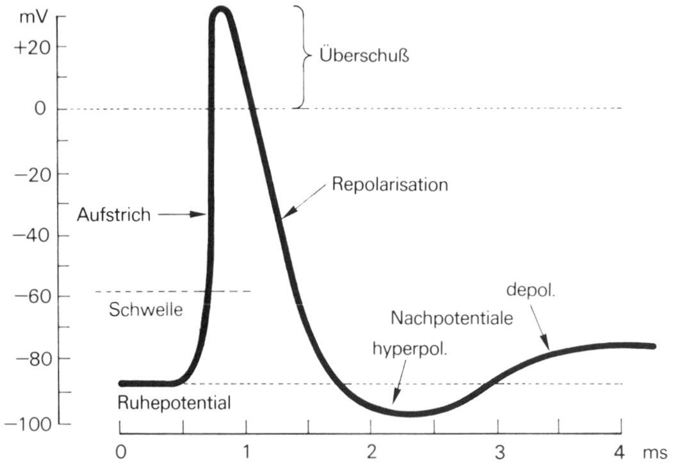

Abb. 27: Zeitverlauf eines Aktionspotentials einer Nervenfaser.

die Zelle einströmen. Die Na^+-Ionen fließen dabei über sog. Natrium-selektive Kanäle, die sich nur bei einer Depolarisation für wenige Millisekunden öffnen.

Das Membranpotential wird zunächst ausgeglichen und schließlich umgekehrt (bis ca. +30 mV) (*Abb. 27* nach *R. F. Schmidt,* 1979).

Wie in *Abb. 28* zu erkennen, beschreibt *Schmidt,* 1979, daß mit etwa einer Millisekunde Verzögerung auch die Leitfähigkeit der Membran für K^+-Ionen stark zunimmt. Der zunehmende Ausstrom von K^+-Ionen wird schließlich größer als der Einstrom von Na^+-Ionen. Somit geht die weitere Depolarisierung der Membran zu Ende, und die Repolarisationsphase beginnt. Diese Vorgänge sind auf eine kleine Fläche der Zellmembran begrenzt. Deshalb fließen auch nur kleine Ionenmengen (weniger als 1/1000 der vorhandenen Ionen). Das Ionengleichgewicht auf beiden Seiten der Membran (Homöostase) wird daher nicht nennenswert beeinträchtigt. Die Na^+/K^+-Pumpe behebt das entstandene geringfügige Ungleichgewicht der Ionenkonzentrationen und stellt das Ruhemembranpotential rasch wieder her.

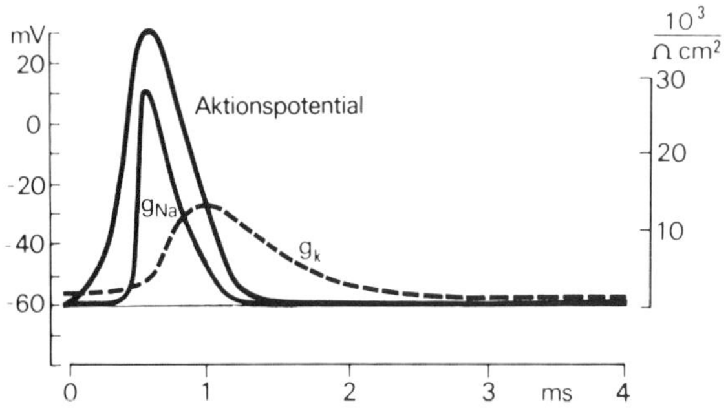

Abb. 28: Das Verhalten der Membranleitfähigkeit für verschiedene Ionen während des Aktionspotentials.

Die Potentialänderungen während der De- und Repolarisation lassen in ihrer Gesamtheit das Aktionspotential entstehen. Während der folgenden Refraktärphase sind die Natriumkanäle zunächst verschlossen (absolute Refraktärphase), die Membran ist nicht erregbar. Anschließend liegt die Reizschwelle einige Millisekunden lang höher als beim ersten Aktionspotential (relative Refraktärphase). Die Gesamtdauer der Refraktärphase bestimmt auch die maximale Frequenz von Reizströmen, mit der eine erregbare Zelle stimuliert werden kann.
Eine markhaltige Nervenfaser beispielsweise kann bei einer elektrischen Reizung höchstens 800–1000 Impulse/Sekunde leiten. Allerdings tritt bei einer dermaßen hohen Reizfrequenz schon nach wenigen Sekunden eine Ermüdung ein, woraufhin auch die maximal mögliche Reizfrequenz abnimmt.

2.2.1 Erregungsfortleitung

Lokale Erregung

Ein unterschwelliger Reiz löst eine lokale Depolarisation an der Zellmembran aus, ohne fortgeleitete Aktionspotentiale zu erzeugen. So ruft beispielsweise ein konstant fließender Gleichstrom in der üblichen Dosierung (s. S. 71) keine Erregung hervor, vielmehr verändert er proportional zur Reizstärke die Erregbarkeit der Membran.
Lokale Erregungen sind jedoch die Voraussetzung zur Bildung fortgeleiteter Erregungen, wie in *Abb. 29* nach *R. F. Schmidt*, 1979 gezeigt wird.. An Nervenzellkörpern und Rezeptoren verändert eine lokale Depolarisation, die unterhalb der Auslösungsschwelle für ein Aktionspotential bleibt, die Empfindlichkeit der Membran gegenüber weiteren Reizen. Stärkere Reize erzeugen eine überschwellige Depolarisation der Membran, die daraufhin elektrische Entladungen (Aktionspotentiale) ausbildet, die sich entlang von

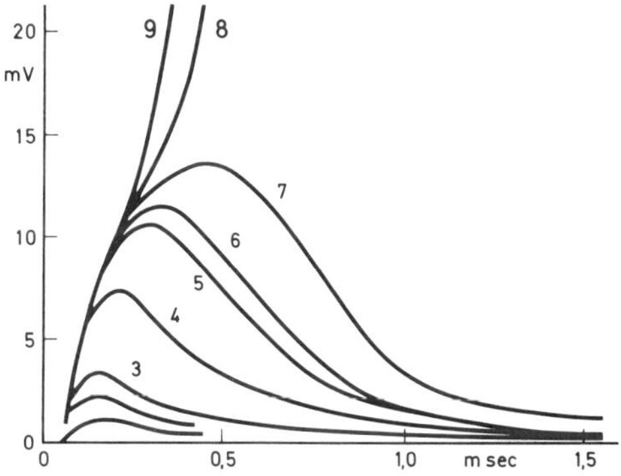

Abb. 29: Lokale Antworten einer marklosen Nervenfaser auf kurze elektrische Reize. Solange die Reize unterschwellig sind, gehen die Spannungsänderungen immer wieder auf den Ausgangswert zurück. Erst bei einem überschwelligen Reiz wird aus der lokalen Antwort heraus ein Aktionspotential ausgelöst.

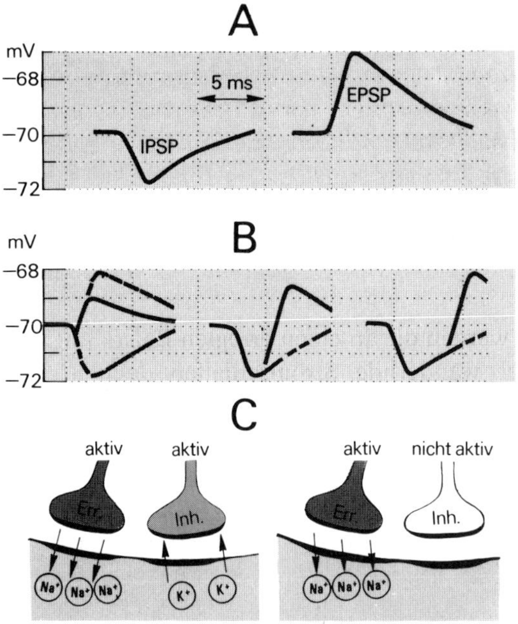

Abb. 30: Erregende Aktionspotentiale (EPSP) und hemmende Aktionspotentiale (IPSP) kontrollieren die Aktivität des nachgeordneten Systems.

Nerven- oder Muskelfasern fortpflanzen (s. *Abb. 27* und *Abb. 28*). Die Empfindlichkeit eines Rezeptors oder einer Nervenzelle ist somit an den Polarisationszustand der Membran gebunden (s. *Abb. 30, R. F. Schmidt,* 1979), welcher vielerlei äußeren oder inneren Einflüssen unterliegt. Neurologische oder entzündliche Erkrankungen, aber auch physikalische Einflüsse wie Wärme oder Kälte, verändern die Empfindlichkeit erregbarer Membranen. Ebenso haben erregende und hemmende Nervenimpulse wichtige Aufgaben in der Koordination von Bewegungen und anderen Lebensvorgängen.

Abb. 31: »Anelektrotonus« und »Kathelektrotonus«. Im galvanischen Stromfeld werden die Zellmembranen erregbarer Gewebe unter der Kathode depolarisiert, unter der Anode hyperpolarisiert.

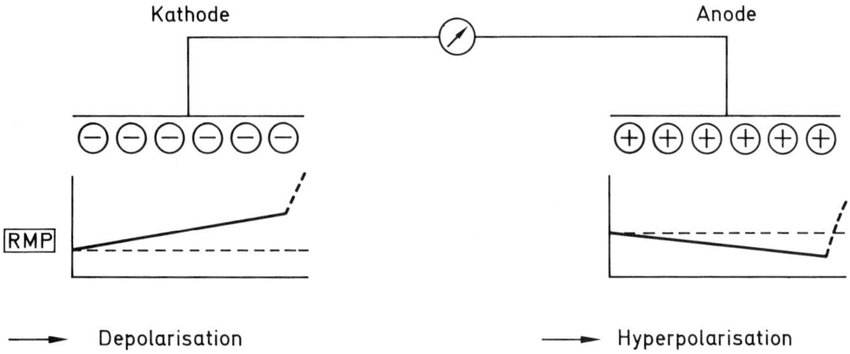

Im galvanischen Stromfeld *(Abb. 31)* kann man beispielsweise eine lokale Depolarisation – mit einer Zunahme der Erregbarkeit – unter der Kathode (Kathelektrotonus), sowie eine Hyperpolarisation mit einer verminderten Erregbarkeit – unter der Anode beobachten (Anelektrotonus).

Die kontinuierliche Erregungsfortleitung

In marklosen Nervenfasern erfolgt die Fortleitung kontinuierlich über die Zellmembran.

Nach neueren Vorstellungen werden die an einen erregten Bezirk angrenzenden Membranareale über wandernde Stromschleifen depolarisiert. Diese zunächst lokale Depolarisation erreicht schließlich das Schwellenpotential, an dem eine Entladung (Aktionspotential) erfolgt. Unter dem Einfluß dieses Aktionspotentials wird die angrenzende Membran wieder eklektrotonisch depolarisiert und bei Erreichen der Schwelle auch dort ein Aktionspotential ausgelöst. Auf diese Weise wandert die Erregung langsam über die gesamte Membran (von Thews/Muschler/Vaupel in Abb. 32a anschaulich dargestellt, ebenso die saltatorische Erregungsleitung in Abb. 32b).

Abb. 32a: Kontinuierliche Fortleitung der Erregung.
Abb. 32b: Die Fortleitung in markhaltigen, dicken Nervenfasern geschieht sprunghaft (saltatorisch) von Schnürring zu Schnürring. Der jeweils benachbarte Schnürring wird durch die lokalen »Strömchen« der Erregungsfront erregt.

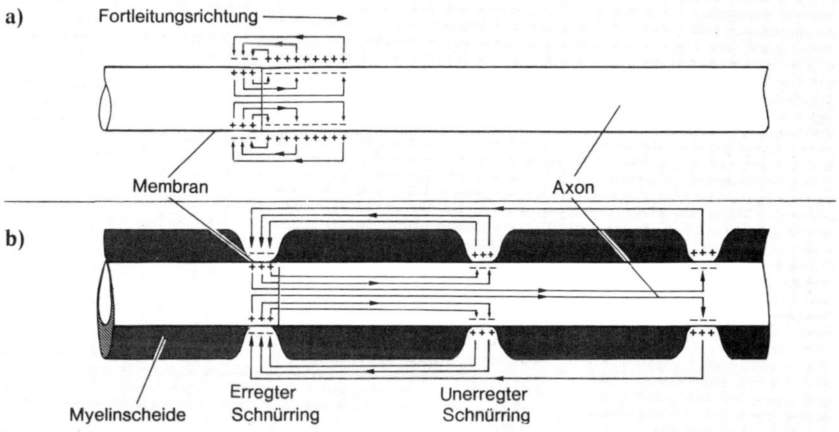

Tab. 5: Klassifikation der Nervenfasern. (Aus Schmidt, Grundriß der Neurophysiologie, S. 69, 1979)

Fasertyp	Funktion, z. B.	Mittlerer Faserdurchmesser	Mittlere Leitungsgeschwindigkeit
Aα	primäre Muskelspindelafferenzen, motorisch zu Skelettmuskeln	15 μm	100 m/s
Aβ	Hautafferenzen für Berührung und Druck	8 μm	50 m/s
Aγ	motorisch zu Muskelspindel	5 μm	20 m/s
Aδ	Hautafferenzen für Temperatur und Schmerz	3 μm	15 m/s
B	sympathisch präganglionär	3 μm	7 m/s
C	Hautafferenzen für Schmerz, sympathisch postganglionär	0,5 μm marklos!	1 m/s

schen; nodus = Knoten) genannten Anteile der Nervenfaser sind nicht erregbar. Ionen können lediglich an den Schnürringen selbst durch die Membran treten und dort Erregungen auslösen. Der Strom fließt von einem erregten Schnürring an der Innenseite der Membran entlang zum benachbarten Schnürring. Dort tritt er aus und fließt an der Außenseite zurück. Der benachbarte Schnürring wird ebenfalls depolarisiert und schließlich erregt. Das Aktionspotential springt (saltatorisch = springend) daher über die Internodien hinweg von Knoten zu Knoten.

Die Geschwindigkeit, mit der eine Erregung fortgeleitet wird, ist für verschiedene Fasern recht unterschiedlich. Sie nimmt mit der Dicke der Faser zu und kann zwischen 0,5 und 120 m/s betragen (Tab. 5). Auch die Temperatur spielt für die Leitungsgeschwindigkeit eine Rolle; Wärme erhöht sie, Kälte führt zu einer Abnahme.

2.2.2 Die Übertragung der Erregung auf andere Zellen

Die Nervenfasern enden mit einer kolbenförmigen Auftreibung, aus der die ankommenden Erregungen chemische Überträgerstoffe, sog. Neurotransmitter oder Transmitter freisetzen. Diese treten über einen schmalen Spalt auf die gegenüberliegende (subsynaptische) Membran einer Muskel- oder einer anderen Nervenzelle über und besetzen dort für sie spezifische Rezeptormoleküle. Infolge dieses Vorganges wird die unter der Nervenendigung gelegene Membran depolarisiert (s. auch S. 39). Aus der lokalen Depolarisation können fortgeleitete Aktionspotentiale entstehen, die sich über die

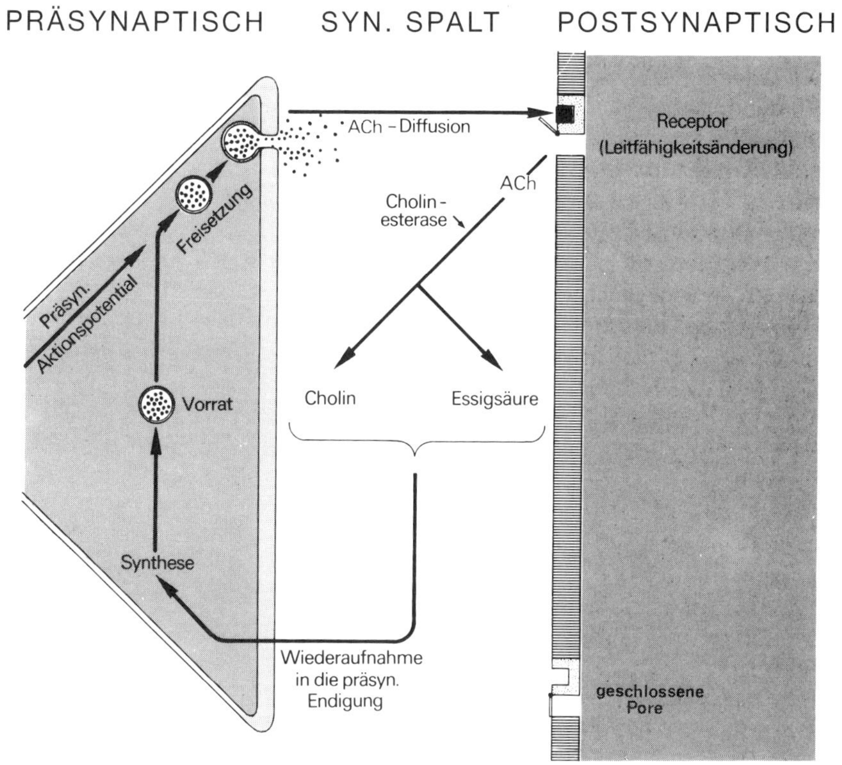

Abb. 33: Die elektrische Erregung des Nerven, das Aktionspotential, setzt am synaptischen Spalt einen Überträgerstoff (Transmitter) frei, der die Erregung auf die subsynaptische Membran »überträgt«. In dieser Abbildung ist der Kreislauf des Überträgerstoffes »Azetylcholin« an einer neuromuskulären Synapse dargestellt.

Membran ausbreiten. Die Transmitter wirken nur kurze Zeit (1–2 ms) auf die Membran ein, bevor sie von Enzymen gespalten und somit inaktiviert werden. Es sind mehrere Überträgerstoffe bekannt, wobei an der neuromuskulären Endplatte das Azetylcholin (ACh) als Transmitter fungiert. Die Freisetzung des Azetylcholins an der Synapse verzögert die Reizleitung um etwa 0,2 ms. Dies begrenzt zusammen mit der Refraktärzeit nach der Erregung die maximal mögliche Reizfrequenz einer Nervenfaser (*Abb. 33, R. F. Schmidt,* 1979).

Im zentralen Nervensystem kontrollieren sowohl erregende als auch hemmende Synpasen die Aktivität von Nervenzellen (siehe auch Abb. 30). Beispielsweise wird (nach *David,* 1986, *Abb. 34*) so die ständige Entladungsfrequenz (Tonus) der motorischen Nervenzellen (Alpha-Motoneurone) im Rückenmark eingestellt.

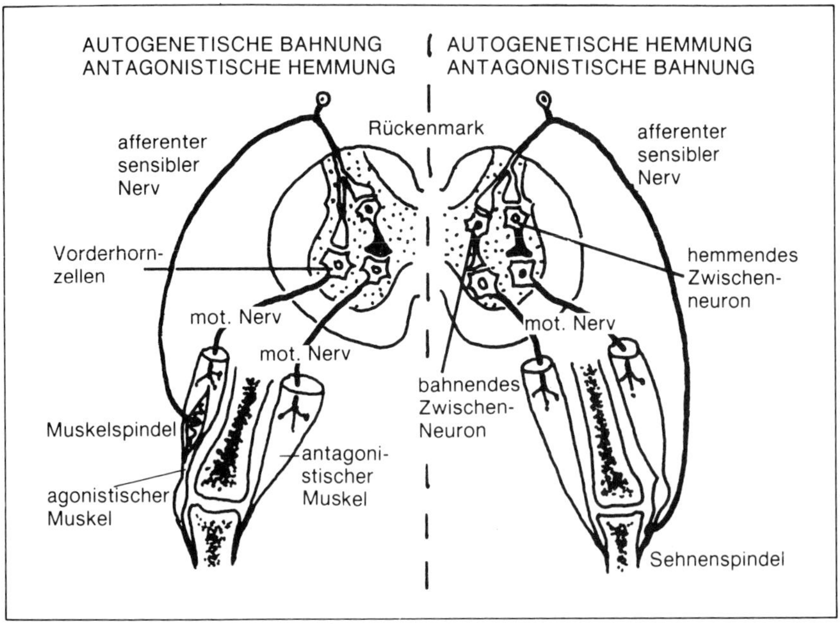

Abb. 34: Schematische Darstellung der eigenreflektorisch-agonistischen und antagonistischen Bahnung und Hemmung.

2.2.3 Die Stromdichte und ihre Bedeutung für die Reizwirkung

Wenn der elektrische Reiz die Zellmembran bis zur kritischen Schwelle, an der ein Aktionspotential ausgelöst wird, depolarisieren soll, muß er eine gewisse Mindeststärke und Mindestdauer aufweisen. Verwendet man Elektroden von unterschiedlicher Fläche, so erreichen die elektrischen Impulse einen unterschiedlich großen Anteil an Nerven- oder Muskelgewebe. Unter der größeren Elektrode trifft der Strom auf eine ausgedehntere Membranoberfläche als unter der kleineren Elektrode. Unter der kleineren Elektrode besteht jedoch eine höhere Stromdichte, die an den erregbaren Membranen vermehrte Ladungsverschiebungen und somit eine gesteigerte Reizwirkung zur Folge hat. Soll also die Reizwirkung an einer Stelle besonders ausgeprägt sein, benutzt man dort eine kleine (differente) Elektrode. Dagegen muß die andere (indifferente) Elektrode, an der die Reizwirkung nicht erwünscht ist, entsprechend groß gewählt werden.

3 Schmerzphysiologie

Nach der derzeit gültigen Definition der »International Association for the study of pain« ist Schmerz eine unangenehme sensorische oder emotionale Erfahrung, verbunden mit einem tatsächlichen, potentiellen oder vermeintlichen Gewebeschaden. Im Gegensatz zur Nozizeption (Noxe = Schädigung; recipere = empfangen), die eine spezifische Antwort auf einen zumindest potentiell gewebeschädigenden Reiz ist, wird der Schmerz individuell erlebt und kann oft nicht direkt mit einer schädlichen Einwirkung erklärt werden.

Bisher existieren noch keine gültigen Modelle, die neben der neurophysiologisch faßbaren Nozizeption das Schmerzerleben einheitlich beschreiben.

Im folgenden werden ein kurzer Überblick über die Anatomie und Neurophysiologie der Nozizeption gegeben und einige Schmerzmodelle mit praktischer Bedeutung vorgestellt.

3.1 Periphere Schmerzleitung

Die sensiblen Nervenfasern aus einem umgrenzten Haut- oder Muskelareal vereinigen sich zu einem Nerven und ziehen über die segmentale Wurzel ins Hinterhorn des Rückenmarks, wo sie Synapsen zu zentralen Neuronen bilden. Den spinalen Nerven sind sich überlappende Hautareale, die Dermatome und spezifische Muskelgruppen, die Myotome sowie bestimmte Bezirke des Skelettes, die Sklerotome und innerer Organe, die Enterotome zugeordnet *(Abb. 35)*. Die Schmerzfasern aus den inneren Organen ziehen mit den vegetativen Faserbündeln zum Rückenmark.

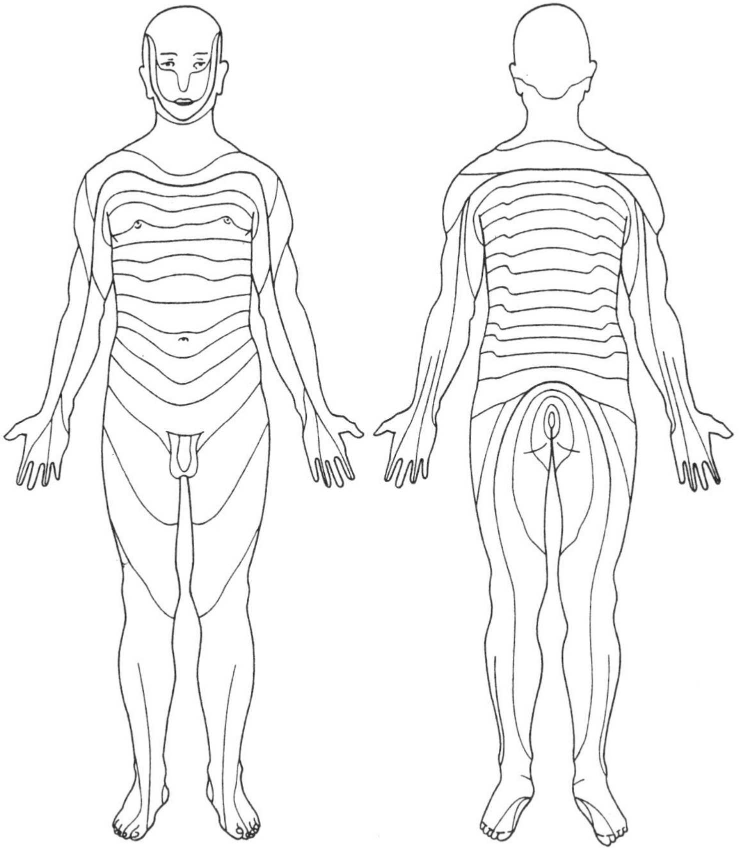

Abb. 35: Dermatome des Menschen, Ventral- und Dorsalansicht.

In der Haut und in vielen anderen Geweben finden sich freie Nervenendigungen in unterschiedlicher Dichte. Weil sie durch schmerzhafte Reize stimuliert werden, kann man sie auch als Schmerzrezeptoren bezeichnen. Daneben beherbergt die Haut spezielle Rezeptoren für Berührungs-, Vibrations-, Druck- oder Temperaturreize in einem für die einzelnen Körperregionen typischen Verteilungsmuster (s. auch *Abb. 21*).
Die Schmerzreaktion wird an den freien Nervenendigungen durch Schmerzsubstanzen vermittelt, die durch schädliche Einwirkungen freigesetzt werden. Als solche Substanzen hat man beispielsweise Bradykinine, Prostaglandin E, Serotonin, Histamin oder Kalium-Ionen festgestellt.
Vibrationen, Druck oder anderen, nicht schmerzhaften Reizen wie niedrig dosierten elektrischen Strömen folgt keine chemisch ausgelöste Schmerzreaktion. Sie erzielen vielmehr eine Schmerzhemmung über die Aktivierung

bestimmter neuraler Mechanismen. Auch bereits bestehende Schmerzen lassen sich damit im Sinne einer Gegenirritation erfolgreich unterdrücken. Unbewußt reibt man z.B. eine verletzte Stelle, um die Schmerzen zu lindern. Melzack und Wall fanden heraus, daß die Nervensignale der schnell leitenden Nervenfasern Schmerzreize hemmen können, die über langsam leitende Nervenfasern das Rückenmark erreichen und formulierten 1965 die »Gate Control Theorie« *(Abb. 36)*.

Schmerzreize aktivieren beide Fasertypen, die im weiteren Verlauf an den tiefen Neuronen des Hinterhorns enden. Diese, als Transmissionszellen bezeichneten Nervenzellen leiten die Schmerzreize an höhere Zentren weiter. Gleichzeitig beeinflussen die über die sensiblen Nervenfasern ankommenden (afferenten) Impulse andere Nervenzellen, die in der Substantia gelatinosa des Rückenmarkes liegen und die Aktivität der Transmissionszellen kontrollieren. Während die schnelleitenden myelinisierten Fasern die Neurone der Substantia gelatinosa stimulieren, bewirken die langsamleitenden nicht myelinisierten Fasern dagegen eine Hemmung.
Erregte Neurone der Substantia gelatinosa hemmen den Einfluß beider Fasersysteme auf die Transmissionszellen. Das Tor für Schmerzen wird somit durch nichtschmerzhafte Reize geschlossen. Dieses Hemmsystem kann aber auch durch höhere Zentren des Gehirns aktiviert werden.

Die Gate Control Theorie war der Ausgangspunkt neurophysiologischer Überlegungen der Nozizeption. In den folgenden Jahren wurde sie dann modifiziert, in einigen Teilaspekten bestätigt, in anderen auch widerlegt.

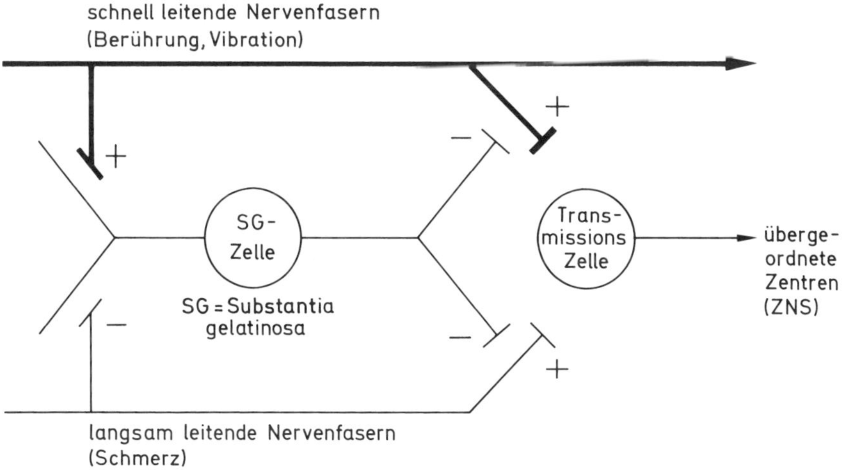

Abb. 36: Schema der Gate Control Theorie. (**+** = bahnender Einfluß **–** = hemmender Einfluß)

3.2 Modifizierte Gate Control Theorie, Zentrale Schmerzbahnen *(Abb. 37)*

Nach einem Vorschlag von *Melzack* werden zwei aufsteigende, zentrale Schmerzsysteme angenommen. Das laterale System endet an der Großhirnrinde. Dessen Schmerzreize werden schnell bewußt und können genau lokalisiert werden. Im medialen System wandern die Schmerzreize relativ langsam über komplexe Verschaltungen zum Thalamus und in das limbische System. Das Schmerzgefühl ist diffus, lang anhaltend und unangenehm, oft quälend. Die Reize des lateralen Systems hemmen über absteigende Bahnen – die aus dem periaquäduktalen Gebiet kommen – die Nervenzellen des Hinterhorns. An diesen Synapsen scheinen die sog. Endor-

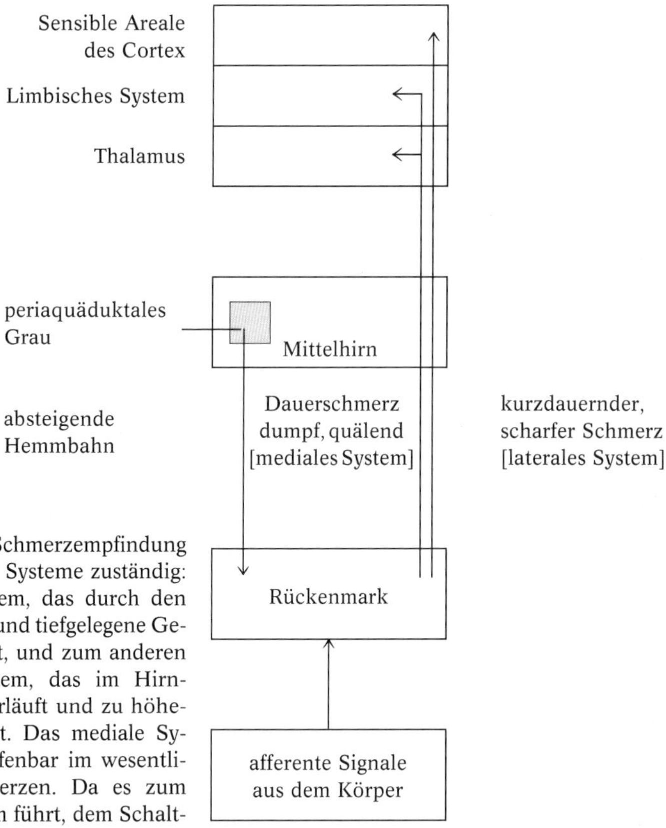

Abb. 37: Für die Schmerzempfindung sind zwei neurale Systeme zuständig: das mediale System, das durch den Hirnstamm zieht und tiefgelegene Gehirnzentren erregt, und zum anderen das laterale System, das im Hirnstamm seitlich verläuft und zu höheren Zentren führt. Das mediale System überträgt offenbar im wesentlichen Dauerschmerzen. Da es zum limbischen System führt, dem Schaltzentrum für Gefühle, ist es vermutlich auch für die emotionale Empfindung von Schmerzen verantwortlich. Das laterale System scheint dagegen mehr durch plötzliche, scharfe kurzdauernde Schmerzreize und schwere chronische Schmerzen aktiviert zu werden. (Nach Melzack)

phine oder Enkephaline als Transmitter eine Rolle zu spielen. Schmerzsignale aus dem Körper werden somit schnell unterdrückt. Dieser Mechanismus ist zumindest für die Schmerzhemmung durch kräftige, an der Toleranzgrenze des Patienten liegende Reize anzunehmen. Die oft schmerzhaften Reize aktivieren dabei die Transmissionszellen ohne ein gleichzeitiges Schließen des »Gates« zu bewirken. Auf dieser Theorie beruht beispielsweise die Hyperstimulationsanalgesie nach *Melzack*.

Einen wesentlichen Einfluß auf das Schmerzerleben und das individuelle Verhalten haben körperliche Belastung, Angst, Depression und ähnliche psychische Faktoren.

3.3 Akuter und chronischer Schmerz

Akute Schmerzen werden durch einen adäquaten traumatischen Reiz hervorgerufen. Sie erzeugen typische Reaktionen des Organismus wie Tachykardie, Blutdruckanstieg, Rückenmarks-Reflexe, herabgesetzte Reaktionen auf andere Umweltreize usw. Im weiteren Verlauf wandelt sich die Schmerzempfindung, weil die Aktivität des Schmerzverarbeitungs-Systems bei einem fortdauernden Schmerz bestimmten Veränderungen unterliegt.
Auch die Empfindlichkeit der Schmerzrezeptoren kann sich ändern, wobei periphere Prozesse (über die Freisetzung von Schmerzsubstanzen) oder auch zentrale Mechanismen eine Rolle spielen. Selbst geringfügige Reize werden z. B. von Patienten, die unter chronischen Schmerzen leiden, oft als schmerzhaft empfunden. Chronische Schmerzen können nicht mehr allein mit den Reaktionen des nozizeptiven Systems erklärt werden. Sie überdauern den adäquaten Reiz. Durch die ständigen Schmerzen sinkt häufig auch die allgemeine Schmerzschwelle, Funktionsverluste stellen sich ein, auch das Verhalten und das soziale Leben des Individuums ändern sich.
In Tabelle 6 wird ein Überblick über die klinischen Schmerzsymptome gegeben (nach *Portenoy* 1989).

Tab. 6: Klinische Schmerzsyndrome

(1) Nozizeptiv	Durch Aktivierung der nozizeptiven Systeme (adäquater Schmerz), z. B. Arthritis, Krebs.
(2) Neuropathisch	Hervorgerufen durch Schädigungen und Erkrankungen von Nerven.
(3) Psychogene Schmerzen	Ohne erkennbaren organischen Grund. Überschießende Reaktion bei einer Organläsion. Komponente bei chronischen Schmerzen.

3.4 Schmerzlokalisation

Wie bereits erwähnt, können Schmerzen gut lokalisiert am Ort der Schädigung auftreten, aber auch diffus und schwer eingrenzbar sein. Der Schmerz kann ebenfalls in Körperregionen entfernt vom Ort der Läsion übertragen werden. Derartige (übertragene) Schmerzen beobachtet man häufig bei Schmerzzuständen innerer Organe oder bei Reizzuständen im Bereich von Nervenwurzeln. Auch von den sog. *Triggerpunkten* strahlen Schmerzen in andere Körperareale aus (*Abb. 38a, b* aus *Thews/Mutschler/Vaupel*, 1989). Neben der reflektorischen Verspannung der betroffenen Muskulatur bewirken sie häufig eine Schmerzüberempfindlichkeit (Hyperalgesie) bestimmter Hautgebiete.
Zur Erklärung der übertragenen Schmerzen wurden verschiedene Modelle entwickelt.

Modell 1: Schmerzhafte Reize aus inneren Organen erhöhen die Aktivität von Nervenzellen, die auch Afferenzen von Schmerzrezeptoren der Haut erhalten. In höheren Zentren wird dann der Schmerz in diese Gebiete projiziert.

Modell 2: Einzelne afferente Fasern können sowohl innere Organe als auch Haut und Muskulatur versorgen, worauf die Schmerzen zentral in beiden Gebieten wahrgenommen werden.

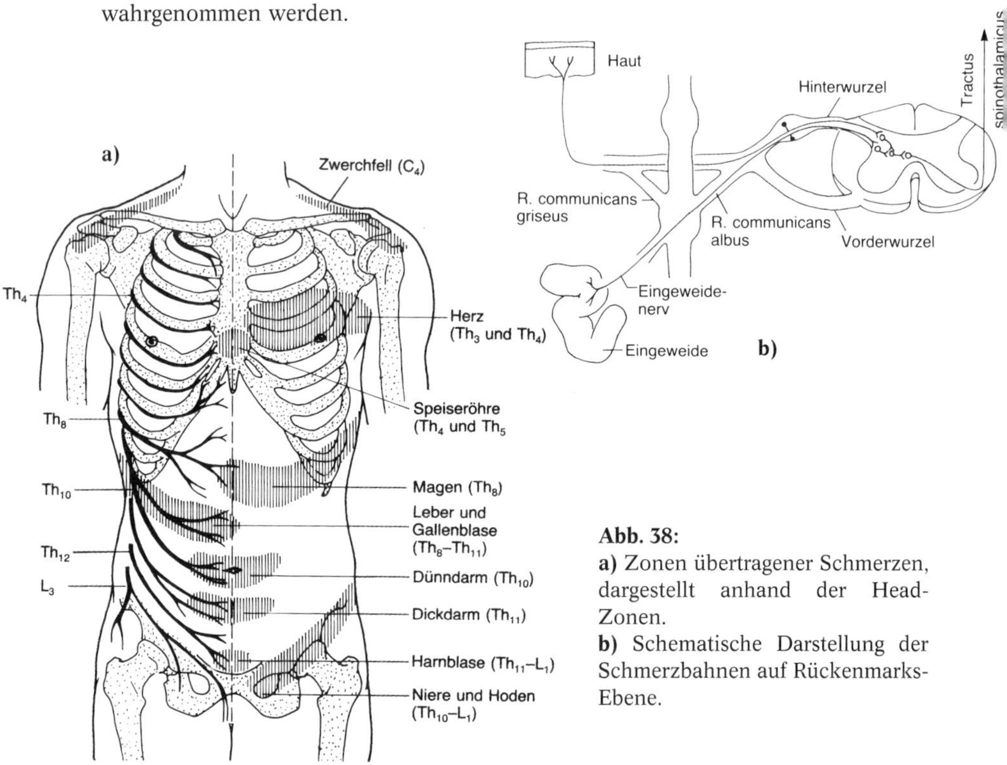

Abb. 38:
a) Zonen übertragener Schmerzen, dargestellt anhand der Head-Zonen.
b) Schematische Darstellung der Schmerzbahnen auf Rückenmarks-Ebene.

4 Muskelphysiologie

4.1 Muskulatur

Die Muskulatur besitzt die Fähigkeit, sich zu verkürzen; sie kann Kraft entfalten und dient der Stabilisierung sowie der Bewegung des Skelettsystems.
Makroskopisch unterscheidet man den Muskelbauch, von dem es mehrere Formen gibt, und die Sehnen, die den Zug des Muskels auf das Skelett übertragen. Als Ursprung des Muskels wird der rumpfnahe Befestigungspunkt bezeichnet, als Ansatz der diesem entgegengesetzte.
Die bei einer Bewegung gleichsinnig zusammenarbeitenden Muskeln werden Synergisten genannt, auch Agonisten, wenn sie eine Bewegung ausführen. Ihnen wirken die Antagonisten entgegen.
Die kontraktilen Elemente, die Myofibrillen, liegen dicht gepackt in den quergestreiften Muskelzellen. Die zu Bündeln gruppierten Muskelzell-Verbände sind von bindegewebigen Hüllen umgeben. Diese umgrenzen jeweils größere Teile des Muskels und ermöglichen die Verschiebung dieser Einheiten gegeneinander. Schließlich umhüllt eine kräftige Faszie den gesamten Muskel (*Abb. 39, R. F. Schmidt,* 1979).
Durch eine oder mehrere Lücken in der Muskelfaszie treten Gefäß- und Nervenbündel in den Muskel ein, die sich in der Muskulatur verzweigen. Eine Nervenfaser innerviert dabei mehrere zu einer motorischen Einheit zusammengefaßte Muskelzellen.

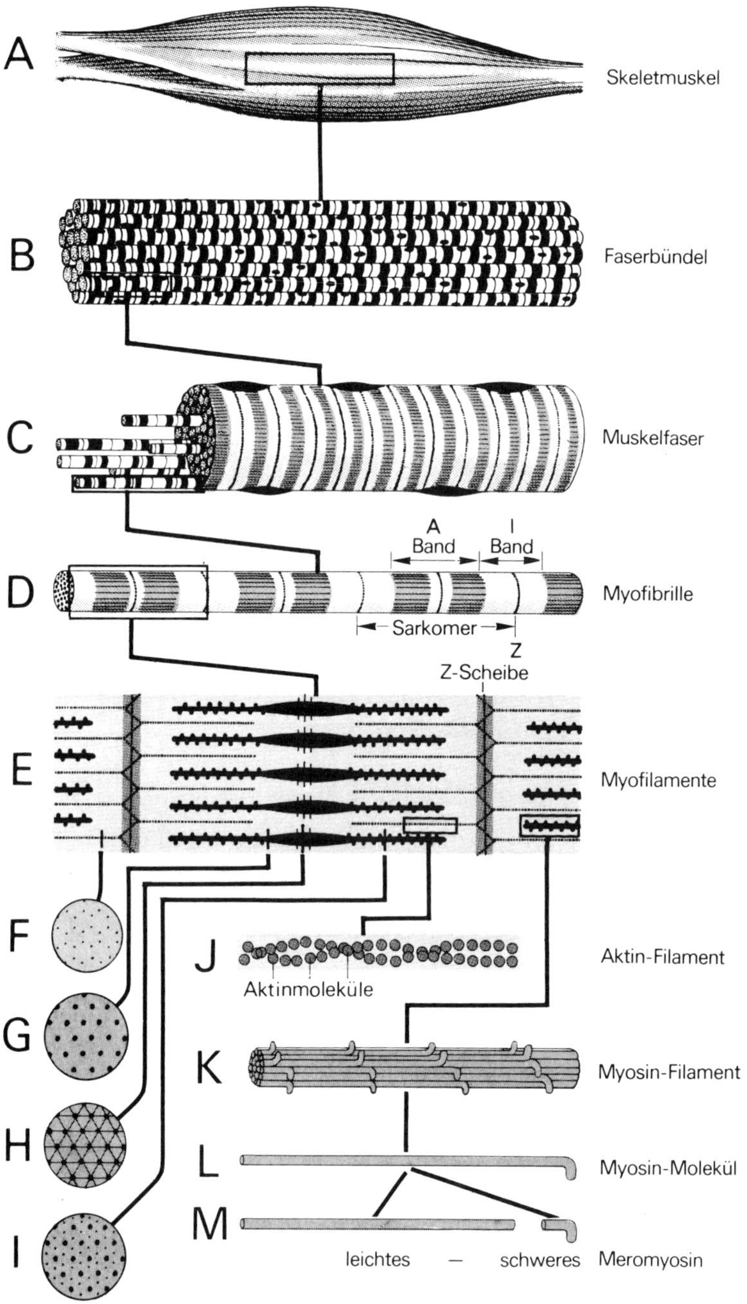

Abb. 39: Der Aufbau des quergestreiften Skelettmuskels.

Die Eintrittsstellen der Nerven sind besonders wichtig für die Elektrotherapie. Sie werden als motorische Reizpunkte bezeichnet.
Die Entladungsfrequenz der Nervenfasern bestimmt die funktionellen und morphologischen Eigenschaften der Muskelfasern.
Zwei unterschiedliche Typen von Muskelfasern verleihen der Muskulatur die Fähigkeit, Haltearbeit zu leisten oder schnelle, kräftige Bewegungen auszuführen. Fast alle Muskeln des menschlichen Körpers besitzen beide Fähigkeiten. Angepaßt an ihre Funktionen überwiegen in kurzen, breiten Muskeln die langsameren roten, auch Typ I genannten Fasern, in langen Muskeln die schnelleren weißen Fasern, Typ II genannt.
Rote Muskelfasern enthalten weniger kontraktile Elemente. Sie dienen vor allem der ausdauernden Haltearbeit. Die weißen Muskelfasern sind mit kontraktilen Elementen angefüllt. Sie entwickeln schnelle kräftige Kontraktionen, aber nur mit begrenzter Ausdauer.

4.2 Sehnen

Die Sehnen bestehen aus zugfesten kollagenen Faserbündeln, die parallel zueinander angeordnet sind.
Der Gleitvorgang der Sehnen über Knochenvorsprünge oder längere Strekken wird mechanisch durch Sehnenscheiden erleichtert; Schleimbeutel schützen die Sehnen an besonders exponierten Stellen vor mechanischen Schäden.

4.3 Rezeptoren in Muskeln und Sehnen

Parallel zu den Muskelzellen liegen langgestreckte Zellen, die nur wenige kontraktile Elemente enthalten. An diesen enden gewundene oder verzweigte Nervenfasern, die dem Rückenmark Informationen über den Dehnungs- und Längenzustand des Muskels zuleiten. Sie werden als Muskelspindeln bezeichnet. Die Muskelspindeln messen nicht nur die Länge des Muskels, sie werden von dünnen Nervenfasern auch motorisch innerviert und können sich aktiv verkürzen.
In den Sehnen befinden sich ebenfalls Rezeptoren, die Sehnenspindeln, die der Aufnahme des Spannungszustandes dienen.
Die Informationen aus den Muskelspindeln und den Sehnenspindeln beeinflussen über einen Reflexbogen die Vorspannung der Muskulatur, den (Reflex-)Muskeltonus, der auf diese Weise den jeweiligen Erfordernissen angepaßt wird (*Abb. 40, David,* 1986).

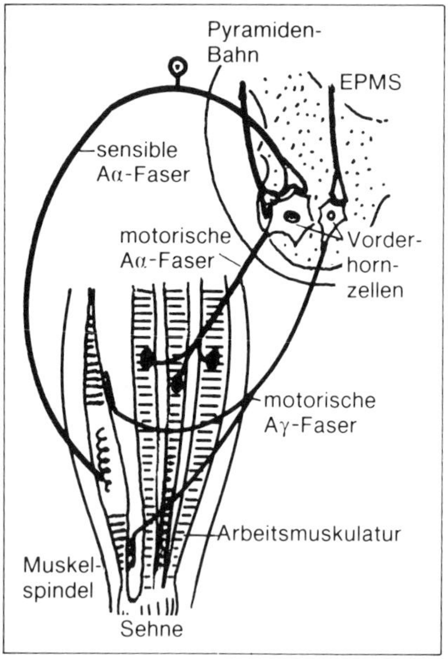

Abb. 40: Schematische Darstellung der Gamma-Motorik zur Einstellung des Muskeleigentonus. Über die Erregung der Gamma-Motoneurone werden die Muskelspindeln erregt. Daraufhin verkürzt sich der Muskel reflektorisch so lange, bis der gewünschte Spannungszustand erreicht ist. Der Muskel ist jetzt auf die nächste Aufgabe vorbereitet.
EPMS = Extrapyramidales Motorisches System

4.4 Erregung der Muskulatur

Die fortgeleiteten Aktionspotentiale der motorischen Nerven gelangen zu Umschaltstellen (Synapsen) an den Muskelzellen, den motorischen Endplatten.

Dort setzt die Nervenendigung den Überträgerstoff Azetylcholin frei, der kurzzeitig an Rezeptoren der Muskelzellmembran gebunden wird und eine lokale Depolarisation, das Endplattenpotential auslöst. Überschwellige Endplattenpotentiale wandern über die Muskelzellmembran und erreichen über Einstülpungen der Membran das Innere der Muskelzelle. Dort wird die Erregung auf das longitudinale System des sarkoplasmatischen Retikulums, das die einzelnen Myofibrillen umhüllt, übergeleitet (*Abb. 41,* Schmidt, 1980).
Schließlich wird Kalzium freigesetzt, was zu einer Verkürzung der Myofibrillen führt. Unter dem Mikroskop kann man eine Zuckung der Muskelzelle beobachten. Die gleichzeitige Kontraktion vieler Muskelzellen sieht man mit bloßem Auge als Zukkung eines ganzen Muskels oder eines Muskelteils.

Die Verkürzung des Muskels geht mit einer Anspannung der elastischen Elemente einher, die die Kraft des Muskels auf das Skelett übertragen.
Einzelne Zuckungen sind nur von kurzer Dauer und führen nicht zu einer vollständigen Verkürzung der kontraktilen Elemente. Die Zuckung schneller, weißer Fasern dauert etwa 30 ms, die der langsameren roten Fasern etwa 100 ms.

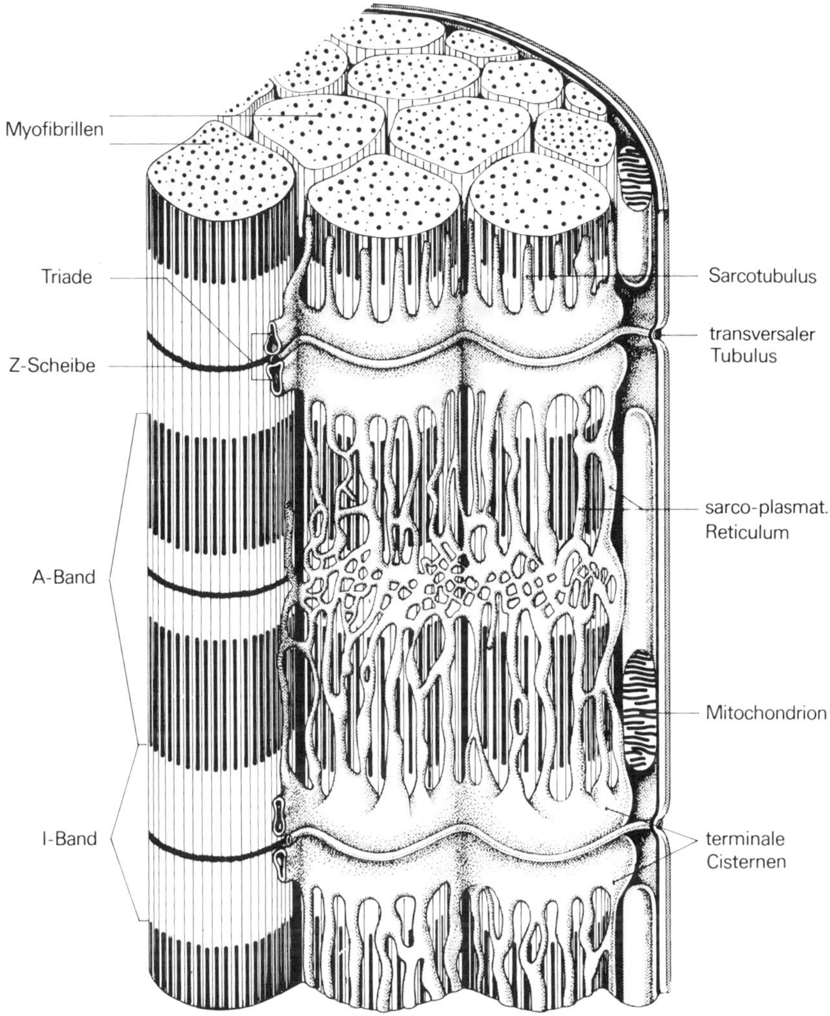

Abb. 41: Das endoplasmatische Retikulum.

4.5 Muskelkontraktion

Die Art der Kontraktion hängt in erster Linie vom Verhältnis Verkürzung der Faser/Entwicklung der Spannung ab. Dabei unterscheidet man eine isometrische und eine isotonische Form. Ein Muskel, der zwischen zwei Punkten fixiert ist, kann sich bei der Kontraktion nicht verkürzen. Er entwickelt vielmehr eine hohe Spannung der elastischen Elemente. Die unveränderte Länge gibt dieser Kontraktionsform den Namen *isometrisch*

(isos = gleich; metron = Maß). Bei der *isotonischen* Kontraktion dagegen bleibt die Spannung konstant, während sich der Muskel verkürzt (tonos = Spannung).
Isometrische Kontraktionen treten bei Muskelspannung gegen einen unüberwindlichen Widerstand auf oder wenn die Antagonisten eine Verkürzung nicht zulassen. Reine isotonische Kontraktionen sind Verkürzungen des Muskels ohne jeglichen Widerstand.
Das Muskelspiel der natürlichen Bewegungen ist immer eine Mischform aus isometrischen und isotonischen Kontraktionen. Diese *auxotonisch* genannten Kontraktionen beruhen auf gleichzeitigen Veränderungen der Länge und des Spannungszustandes des Muskels. Die auxotonische Muskelkontraktion kann zwei Formen aufweisen. Wenn schwere Gegenstände bewegt werden, spannt sich die Muskulatur zuerst isometrisch an und verkürzt sich dann isotonisch (Unterstützungszuckung). Geht die isotoni-

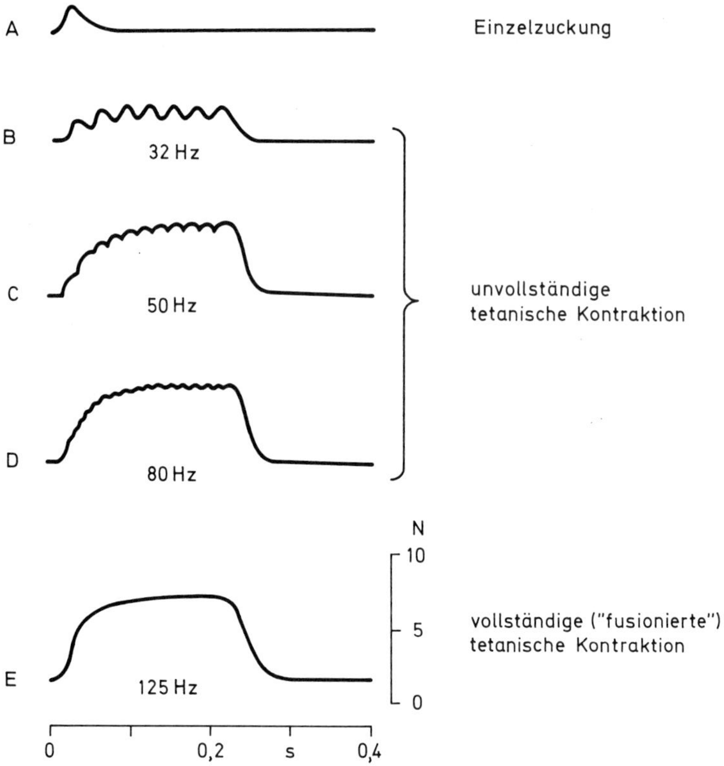

Abb. 42 a: Der Kontraktionscharakter der Muskulatur ist abhängig von der Reizfrequenz des motorischen Nerven. Die Kontraktionen können als Einzelzuckung, als unfusionierte oder fusionierte tetanische Kontraktion imponieren.

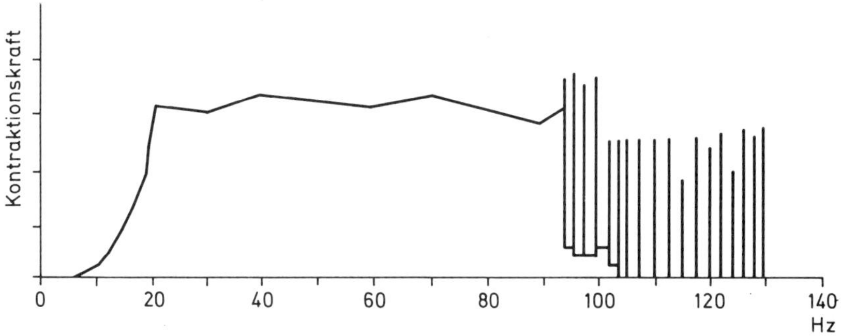

Abb. 42b: Das Kontraktionsverhalten der Muskulatur bei neuromuskulärer Reizung in Abhängigkeit von der Reizfrequenz. Man beachte, daß bei Reizfrequenzen über 90 Hz keine anhaltende Kontraktion mehr erzeugt wird.

sche Phase der isometrischen voran, bezeichnet man die Kontraktion als Anschlagszuckung. Sie tritt beispielsweise auf, wenn man einen Nagel in eine Wand schlägt.

Ein einzelnes kurzes Nervenpotential löst eine langdauernde Einzelzuckung der motorischen Einheit aus. Eine maximale Verkürzung der Muskelfasern ist allerdings mit Einzelzuckungen nicht möglich.

Mit steigender Entladungsfrequenz des motorischen Nerven reihen sich die nachfolgenden Muskelzuckungen nicht einfach aneinander. Sie bauen sich vielmehr aufeinander auf und bewirken eine schrittweise zunehmende Verkürzung des Muskels, die *tetanische* Kontraktion. Ein tetanisch kontrahierender Muskel entwickelt die für eine bestimmte Arbeit notwendige Kraft *(Abb. 42a)*.

Feine oder in schneller Folge ausgeführte Bewegungen mit geringer Belastung benötigen weniger aktivierte motorische Einheiten als kraftvolle, grobe Kontraktionen. Je kräftiger eine Kontraktion wird, desto mehr motorische Einheiten mit immer höheren Reizschwellen werden aktiviert.

Nach der Kraft / Geschwindigkeitsrelation nimmt dabei die Kontraktionsgeschwindigkeit mit zunehmender Belastung des Muskels ab. Das gesunde, neuromuskuläre System entwickelt tetanische Kontraktionen mit nervalen Entladungsfrequenzen zwischen ca. 20 Hz und 80 Hz, wobei die langsamen motorischen Einheiten mit niedrigeren, die schnelleren hingegen mit höheren Frequenzen angesteuert werden. Noch höhere Frequenzen treten physiologisch kaum auf.

Die motorischen Nervenfasern können jedoch elektrisch mit Impulsfrequenzen über 80 Hz gereizt werden. Nach einer anfänglichen Kontraktion ermüdet dann allmählich das neuromuskuläre System. Infolgedessen zeigt der Muskel fibrillationsartige Kontraktionen, was schließlich zu einer vollständigen Entspannung des Muskels führt *(Abb. 42b)*.

5 Therapie mit nieder- und mittelfrequenten Strömen

5.1 Einleitung

Da bestimmte Frequenzen verschiedene physiologische Wirkungen aufweisen, unterscheidet man grundsätzlich drei Frequenzbereiche.

Niederfrequenz: 0 Hz bis 1000 Hz (= 1 kHz)
Mittelfrequenz: 1 kHz bis 100 kHz
Hochfrequenz: $>$ 100 kHz

Niederfrequente und mittelfrequente Ströme erzeugen elektrische Reize in erregbaren Geweben. Daher spricht man von der Reizstromtherapie.
Dagegen kommt es bei der Hochfrequenz in erster Linie zur Erwärmung der Körpergewebe. Daher wird die Hochfrequenz auch als Thermotherapie angesprochen. International wird der Begriff »Diathermie« gebraucht, was Tiefenerwärmung bedeutet (siehe Kap. 8).

5.2 Der galvanische Strom *(Abb. 43)*

Zur Niederfrequenz rechnet man auch den galvanischen Strom, der im Grunde die Frequenz 0 Hz aufweist.
Der galvanische Strom oder Gleichstrom fließt während der gesamten Behandlung konstant durch das Gewebe und löst in therapeutischer Dosierung keine fortgeleiteten Erregungen aus.

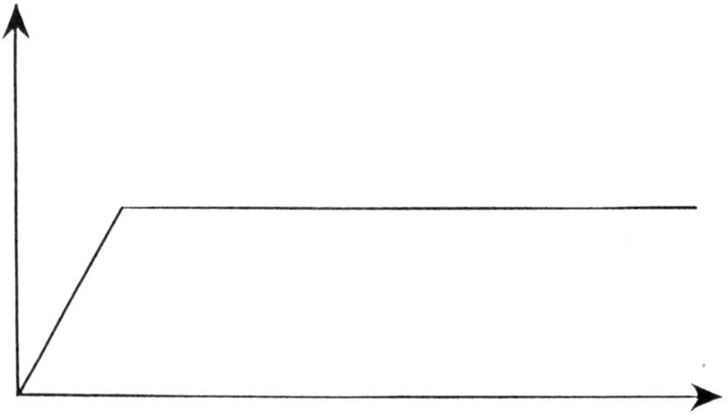

Abb. 43: Galvanischer Strom, therapeutische Wirkungen: Analgesie, Hyperämie, Resorptionsförderung.

5.2.1 Physikalisch-chemische Grundlagen

Sobald eine Gleichspannung an den Elektroden anliegt, reagieren die Ionen des Wassers.

An der Kathode werden Elektronen (e^-) auf Wasserstoff-Ionen (H^+) übertragen, es entsteht Wasserstoffgas (H_2).

$$H^+ + e^- \rightarrow H$$
$$2\,H \rightarrow H_2$$

An der Anode werden den Hydroxid-Ionen (OH^-) Elektronen entzogen, es bilden sich Wasser (H_2O)- und Sauerstoffmoleküle (O_2).

$$OH^- \rightarrow OH + e^-$$
$$2OH \rightarrow H_2O_2$$
$$2H_2O_2 \rightarrow 2\,H_2O + O_2$$

In diesem chemischen System treten am negativen Pol (Kathode) reduzierende Vorgänge, am positiven Pol (Anode) oxidierende Prozesse auf. Am Übergang von der zur Therapie notwendigen Metallelektrode zum Elektrolytleiter (Unterpolsterung der Elektrode) ist damit eine Elektrolyse verbunden.

Einige Reaktionsprodukte sind sehr aggressiv. Unter der Kathode wird unter anderem Natronlauge (NaOH) gebildet mit sehr hohen pH-Werten (über 9). Unter der Anode entsteht ein sehr saures Milieu, weil dort Salzsäure (HCl) gebildet wird.

Mit der Zeit schädigen diese Agentien insbesondere bei unsachgemäßer Elektrodentechnik die Epidermis. Der Hautwiderstand nimmt ab und der Stromfluß über die geschädigte Haut zu. Die dabei entstehende Gewebeschädigung wird immer ausgeprägter. Chemische Hautschäden stellen sich bei mangelhafter Elektrodentechnik bevorzugt unter der Kathode ein.

Gleichsinnig geladene Ionen bewegen sich von der betreffenden Elektrode weg, gegensinnig geladene Ionen wandern zur betreffenden Elektrode hin, so daß die elektrische Neutralität insgesamt erhalten bleibt.

5.2.2 Polare Wirkungen, physiologische Wirkungen

Das elektrische Feld übt, abhängig von der jeweiligen Ladung der Pole, anziehende oder abstoßende Kräfte auf die Ionen in den Körperflüssigkeiten aus, so daß es zu Ionenbewegungen kommt. Die Ionen wandern allerdings sehr langsam, mit durchschnittlich einigen Millimetern pro Stunde. Diese Ionenwanderung findet sich jedoch im gesamten Stromflußgebiet.

Zwangsläufig führt diese polbezogene Ionenverschiebung zu einem Transport von Ladungen. Infolgedessen treten an den Zellmembranen bestimmte Polarisationserscheinungen auf. Die Zellen im galvanischen Feld besitzen nun eine kathodische und eine anodische Seite *(Abb. 44)*.

In diesem Zusammenhang sei auf Arbeiten von *Rusch* und *Trnavsky* hingewiesen (1981, 1985). *Rusch* fand gleiche thermische Wirkungen von Anode und Kathode in der Haut bei Stromstärken über 100 nA/cm^2, *Trnavsky* beobachtete eine Herabsetzung der motorischen Nervenleitgeschwindigkeit unter der Anode, allerdings erst bei 10facher Therapiedosis.

Direkt unter den Elektroden überwiegt der Einfluß der Anode oder der Kathode, so daß dort entsprechende therapeutische Wirkungen erzielt werden können (s. S. 64).

Trotz der anodischen und kathodischen Verschiebung des Membranpotentials löst der galvanische Strom keine Aktionspotentiale an den Zellen aus, wenn der Strom nicht bei hohen Dosen plötzlich ein- oder ausgeschaltet wird mit der Folge einer Kathodenschließungs- oder Anodenöffnungszukkung (s. S. 164). Die sensiblen Erscheinungen des galvanischen Stromes auf der Haut, wie Prickeln, Brennen, Stechen, Hitzegefühl oder Schmerz, werden mit Ladungsverschiebungen an den Hautrezeptoren erklärt. Die Rezeptoren reagieren mit einer erhöhten Entladungsfrequenz, was die sensiblen Erscheinungen auslöst. Zugleich werden in der stromdurchflossenen Haut auch chemische Substanzen (etwa Substanz P, Histamin, Serotonin) wirksam, was deutlich am lange anhaltenden Hauterythem kenntlich ist (*Rusch* 1988).

Obwohl der galvanische Strom selbst keinen Reiz auf die Muskulatur ausübt, tritt bei einer sehr hohen, weit über dem therapeutischen Bereich liegenden Dosis eine schmerzhafte Muskelkontraktion, der sog. Galvanotetanus auf.

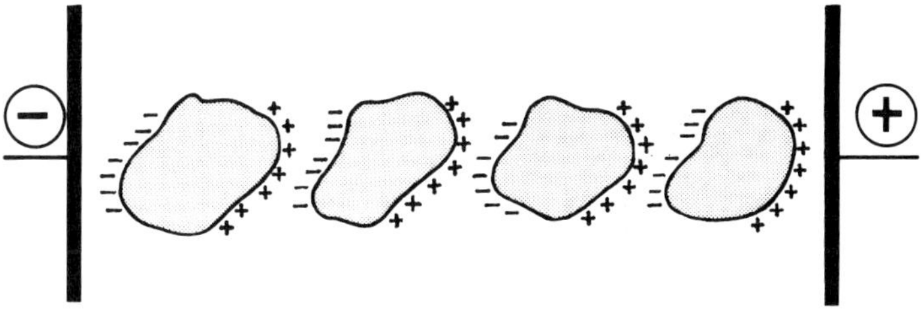

Abb. 44: Die anodische Hyperpolarisation und die kathodische Depolarisation stellen sich an allen Zellen im galvanischen Stromfeld ein. Die Zellen werden zu »virtuellen Elektroden«. (Aus Drexel, Hildebrand, 1993)

Hyperämisierende Wirkung

Die deutliche Hautrötung, die nach der Gleichstrombehandlung unter beiden Elektroden zu bemerken ist, weist augenfällig auf die verstärkte Durchblutung hin. Dieses Erythem überdauert die Therapiezeit um mehrere Stunden und kann bis zum darauffolgenden Tag mit physikalischen Reizen, beispielsweise mit feuchter Wärme erneut hervorgerufen werden (sog. Erinnerungsphänomen). Auch in den tiefer gelegenen Gewebebezirken findet sich eine verstärkte Durchblutung, wenn auch in geringerem Maße.
Für die Mehrdurchblutung der Haut sind zum großen Teil die oben beschriebenen chemischen Substanzen wie Histamin verantwortlich. Sie sind aber nur in einer begrenzten Menge in den Nervenfasern der Haut vorhanden und können nicht beliebig oft freigesetzt werden. Aus diesem Grunde nimmt die Wirksamkeit der Galvanisation im Verlauf einer Therapieserie immer mehr ab.

Analgetische Wirkung

Im durchflossenen Gewebe bewirkt der galvanische Strom eine langdauernde Schmerzdämpfung. Sie tritt bevorzugt in Elektrodennähe ein, am ausgeprägtesten unter der Anode. Diese Anhebung der Schmerzschwelle geschieht über die Stabilisierung des Ruhemembranpotentials (s. S. 37) und damit über eine Hemmung der Aktivität sensorischer Nervenfasern. Der galvanische Strom vermag eine zufriedenstellende Schmerzabnahme insbesondere dann zu erzielen, wenn er Kontakt zu großen Hautflächen bekommt. In diesem Sinne wird zur Anwendung möglichst großer Elektroden geraten. Das hydrogalvanische Vollbad oder die verschiedenen Formen der Zellenbäder sind wegen des großflächigen und gleichmäßigen Kontaktes der Körperoberfläche zum umgebenden Wasser ideale Applikationsformen der Gleichstromtherapie.

Förderung von Heilungsprozessen

Der galvanische Strom beschleunigt die Heilung von Hautulzera ebenso wie von sekundär heilenden Wunden (*Edel* 1975).
Es ist allerdings nicht klar, ob hier eine unmittelbare Wirkung oder eine Beschleunigung des Zellstoffwechsels durch Polarisationsvorgänge oder eine verbesserte Versorgung mit Nährstoffen als Folge der Hyperämie vorliegt.
In neuerer Zeit erlangte der galvanische Strom auch eine gewisse Bedeutung zur Beschleunigung der Knochenbruchheilung, die insbesondere in der Gegend der Kathode nachzuweisen war. Galvanischen Strom über implantierte Elektroden eingebracht, benutzte man erfolgreich zur Behandlung verzögert heilender Frakturen.
In niedriger Dosis ist der galvanische Strom ein Therapeutikum ohne starke Reizwirkung. Dadurch kommt ihm ein gesicherter Platz in der Behandlung sympathischer Reflexdystrophien, zum Beispiel beim Sudeck-Syndrom im Stadium II und III zu. In diesem Zusammenhang ist auch auf die Durchblutungsförderung und Analgesie im hydroelektrischen Bad hinzuweisen.
Das Gleichstromfeld scheint auch die Regeneration geschädigter Nervenfasern zu fördern, wenn die Kathode distal von der Läsion implantiert wird (*Beverage* und *Politis* 1988; *Politis* et al. 1988).

Muskelrelaxierende Wirkung

Fließt der galvanische Strom in absteigender Richtung (Anode proximal, Kathode distal) durch eine Extremität, nehmen schmerzhafte Muskelverspannungen oft deutlich ab. Die anodische Dämpfung der motorischen Nerven scheint hierbei eine Rolle zu spielen (s. auch S. 43).

Einfluß der Polung

Streng genommen müßten die Wirkungen der Galvanisation unabhängig von Anode und Kathode sein, weil der Einfluß beider Elektroden auf die Zellmembran im gesamten Stromfeld vorhanden ist.
In der Praxis werden jedoch eindeutige Wirkungen in Abhängigkeit von der Polung unterschieden. Insbesondere die Anode besitzt analgetische und muskelrelaxierende Eigenschaften. Hauterytheme und eine Hyperämie finden sich dagegen unter beiden Polen gleichermaßen.
Die Elektroden können quer zur Längsachse einer Extremität oder des Körpers angebracht werden. In diesem Falle spricht man von einer Querdurchflutung.

Mindestens ebenso häufig werden die Elektroden so am Körper oder den Extremitäten befestigt, daß der Strom in der Längsrichtung fließt. Im Stromfeld befinden sich neurale Strukturen, die ebenfalls der Länge nach durchflutet werden.

Ist dabei die Anode proximal und die Kathode distal angelegt, handelt es sich um die absteigende Galvanisation. Bestimmte zentral regulierte Eigenschaften, wie die allgemeine motorische Erregbarkeit oder die Vigilanz werden eher im Sinne einer Hemmung beeinflußt.

Ob auch eine Hemmung des peripheren Nervensystems besteht, ist bisher nicht sicher nachgewiesen.

In der Therapie polt man üblicherweise »absteigend«, wenn eine deutliche Analgesie und Muskelrelaxierung erreicht werden soll.

Liegt die Kathode proximal und die Anode distal, handelt es sich um die aufsteigende Galvanisation.

Die Einflüsse auf das zentrale Nervensystem sind denen der absteigenden Elektrodenanordnung entgegengesetzt.

Die aufsteigende Galvanisation wird daher üblicherweise zur Vorbehandlung von Paresen und Lähmungen benutzt.

5.2.3 Therapie mit galvanischem Strom

Vor dem Anlegen der Elektroden ist die Haut zu inspizieren. Ist der Patient verschwitzt oder sind Salben aufgetragen, muß die Haut gereinigt werden. Hierzu eignen sich warmes Wasser und medizinische Seifen. Zur Entfernung stärker fettender Salben empfiehlt sich die Verwendung von 30%igem Isopropylalkohol.

Wiederholte Anwendungen mit galvanischem Strom trocknen die Haut aus. Im Extremfall kann es sogar zu einem *Austrocknungs-Ekzem* kommen.

Der Patient sollte daher nach der Elektrotherapie eine Hautcreme auftragen.

Entzündete Hautstellen, sowie kleine Wunden, Risse etc. müssen mit Vaseline oder Zinkpaste abgedeckt werden, damit es nicht zu Schäden infolge des gesteigerten Stromflusses über solche Läsionen kommt (chemische Verätzungen). Auch frisch überhäutete Narben sind sehr empfindlich. Wenn überhaupt, ist hier der galvanische Strom nur mit besonderer Vorsicht anzuwenden.

Vor der Behandlung müssen selbstverständlich systemische oder lokale Gegenanzeigen ausgeschlossen werden (s. S. 160). Weiter empfiehlt es sich, dem Patienten die Angst vor der Elektrotherapie zu nehmen und ihm die Unschädlichkeit der Therapie zu erklären. Der Patient sollte auch über

unerwünschte Nebenwirkungen aufgeklärt und darauf hingewiesen werden, den Behandler auf Brennen, Stechen, Hitzegefühl oder Schmerzen unter den Elektroden aufmerksam zu machen.
Eine erfolgreiche Therapie hängt ebenfalls von günstigen Umgebungsfaktoren ab. Der Behandlungsraum muß angenehm temperiert sein, was insbesondere bei hydrogalvanischen Bädern zu beachten ist. Eine große Bedeutung kommt auch einer entspannten und schmerzfreien Lagerung des Patienten während der Therapie zu.

Elektroden

Zur konstanten Galvanisation sollten stets großflächige Elektroden gewählt werden, wobei an eine Fläche 100–200 cm^2 zu denken ist.
Hygienisch einwandfrei sind Einmalelektroden *(Abb. 45a)*. Die Beschichtung der Elektroden besitzt eine gewisse Pufferkapazität und ist sehr gut hautverträglich. Aber auch Einmalelektroden müssen dessen ungeachtet bei der Anwendung des galvanischen Stromes mit einer ca. 2 cm dicken Schicht aus gut angefeuchteten Kompressen, Gaze oder dergleichen unterpolstert werden. Nur dann sind keine Verätzungen zu befürchten, da die schädlichen Ionen die Haut während der empfohlenen Therapiedauer nicht erreichen können.
Elektroden aus Zinnblech oder Leitgummi müssen ebenfalls mit Vliesstoff, Kompressen oder Viscoseschwämmen von ca. 2 cm Dicke unterlegt werden *(Abb. 45b)*. Die Unterlage muß gut angefeuchtet sein, wobei Leitungswasser im allgemeinen ausreichend ist. Dagegen ist destilliertes Wasser wegen seiner schlechten Leitfähigkeit für Strom nicht geeignet.
Die Metallplatten müssen kleiner als das unterlegte Polstermaterial sein.
Alle Elektroden müssen der Haut gut und ebenmäßig anliegen. Daher modelliert man sie zunächst unter gleichmäßigem Druck mit der Hand an die Körperkonturen an und befestigt sie dann in geeigneter Weise: An den

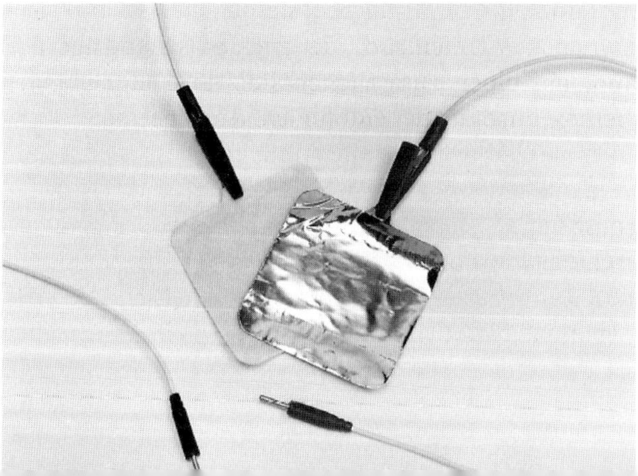

Abb. 45 a: Einmalelektrodenpaar. (Werkfoto Zimmer, Elektromedizin)

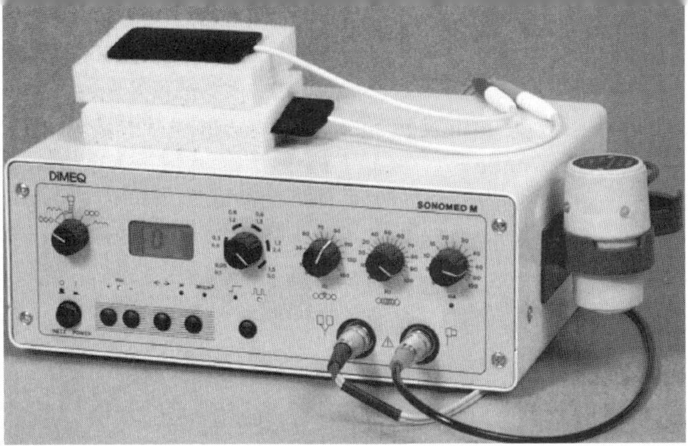

Abb. 45b: Schwammtaschen-Elektroden. (Werkfoto Dimeq)

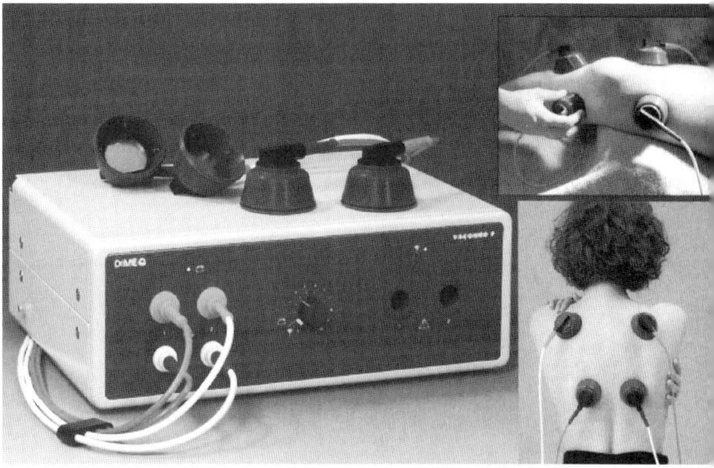

Abb. 45c: Saugwellengerät mit Vakuumelektroden. (Werkfoto Dimeq)

Extremitäten leisten breite Klettbänder oder Bandagen gute Dienste. Man kann auch die zur Befestigung von EKG-Elektroden üblichen Lochgummibänder verwenden. Wichtig ist ein gleichmäßiger Andruck über die gesamte Elektrodenfläche. An ebenen Körperpartien genügt es, die Elektroden zum Beispiel mit Sandsäckchen zu beschweren.

Saugelektroden *(Abb. 45c)* haben sich bei bestimmten Erkrankungen bewährt (Epikondylose, Lumbalgie). Sie saugen sich mit einem geringen Unterdruck an die Haut an. Der Unterdruck, der auch pulsierend auf- und abgebaut werden kann, übt einen zusätzlichen Reiz aus und läßt den Patienten die Stromtherapie angenehmer empfinden. Auch bei dieser Elektrodentechnik wird eventuellen Hautschäden mit eingelegten feuchten Schwämmen vorgebeugt. Außerdem müssen Saugelektroden luftdicht mit der Haut abschließen, um nicht abzufallen.

Zur Galvanisation empfiehlt sich die Verwendung großer Elektroden, da spezifische Reizwirkungen nicht erzielt werden können. Eine Punktbehandlung ist daher wenig wirksam, dagegen aber risikoreich.

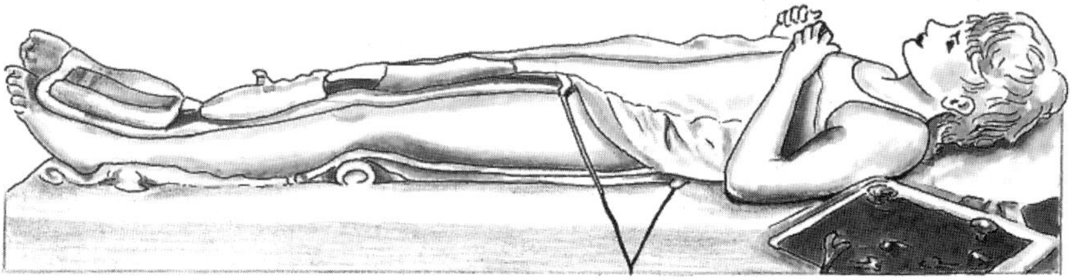

Abb. 46: Kowarschik-Elektroden.

Auch das früher geübte Verfahren zur Querdurchflutung ganzer Extremitäten ist immer noch in Gebrauch. Die Elektroden kann man selbst herstellen, indem man Alufolie in große Tücher einschlägt. Die Tücher werden an die Länge der Extremität angepaßt, mehrlagig gefaltet und die Alufolie eingelegt. Auch hier ist eine Unterpolsterung der Elektroden-Folie von ca. 2 cm wichtig *(Abb. 46).*

Lösungen zum Schutz der Haut (sog. Elektrodenschutzlösungen):
Durch elektrolytische Prozesse entstehen an den Elektroden ätzende Substanzen, die bei falscher Elektrodentechnik oder langen Anwendungszeiten die Haut des Patienten schädigen können.
Folgende Reaktionen finden statt:

Kathode: $2Na^+ + 2e^- + 2H_2O \rightarrow H_2O + 2NaOH$
Anode: $2Cl^- + H_2O \rightarrow 2e^- + 2HCl + \frac{1}{2}O_2$

Ipser (1963) schlug Pufferlösungen für die Elektroden vor, um die Haut vor diesen schädigenden Stoffen zu schützen.
Einzelheiten finden sich in der im Literaturverzeichnis angegebenen Originalarbeit.
Diese Lösungen sind allerdings nur sinnvoll, wenn lange Behandlungszeiten vorgesehen sind. Sie verbessern auch die Leitfähigkeit der Elektroden-Polsterung und gewährleisten einen gleichmäßigen Stromübertritt.
Bei einer Iontophorese eignen sich die Schutzlösungen nur für die indifferente Elektrode, unter der sich kein Medikament befindet.

Elektroden in Bädern *(Abb. 47a, b)*

Zellenbäder eignen sich vielfach besonders gut zur Anwendung des galvanischen Stromes. Das Wasser schmiegt sich an die Konturen der Extremitäten an und ermöglicht einen guten Stromübergang in den Körper. Dem Wasser können Elektrolyte oder organische Lösungen zugesetzt werden, wenn dies therapeutisch angezeigt erscheint. Den iontophoretischen Transport dieser

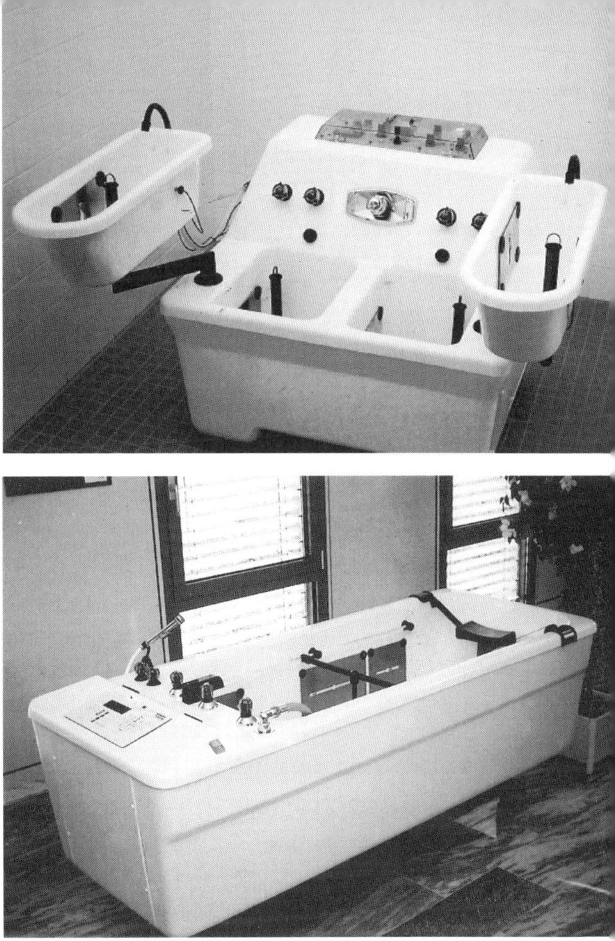

Abb. 47: Hydrogalvanische Bäder. (Werkfotos Kaphingst)
a) Das Vierzellenbad.
b) Das hydrogalvanische Vollbad (»Stangerbad«).

Stoffe in die Haut sollte man jedoch in die therapeutischen Überlegungen einbeziehen (s. Iontophorese S. 74 ff.).
Hautschäden durch den strombedingten Flüssigkeitsverlust der Haut beugt man am besten mit Kleiezusätzen vor.

Hydrogalvanisches Vollbad (Stangerbad)

Das hydrogalvanische Vollbad wird auch als »Stangerbad« bezeichnet, weil der Ulmer Gerbermeister *Stanger* und sein Sohn wesentlich zur Entwicklung dieser Bäder beigetragen haben.
Am Kopf- und Fußende sowie an den Seiten der Wanne sind Metallelektroden angebracht, die vielfältige Stromflußrichtungen zur Quer- oder Längsdurchflutung des Patienten erlauben *(Abb. 47c)*.
Der Strom fließt hauptsächlich durch das Wasser, nur etwa 10–30% des Stromes gelangen durch den Körper des Patienten, der sich elektrisch im

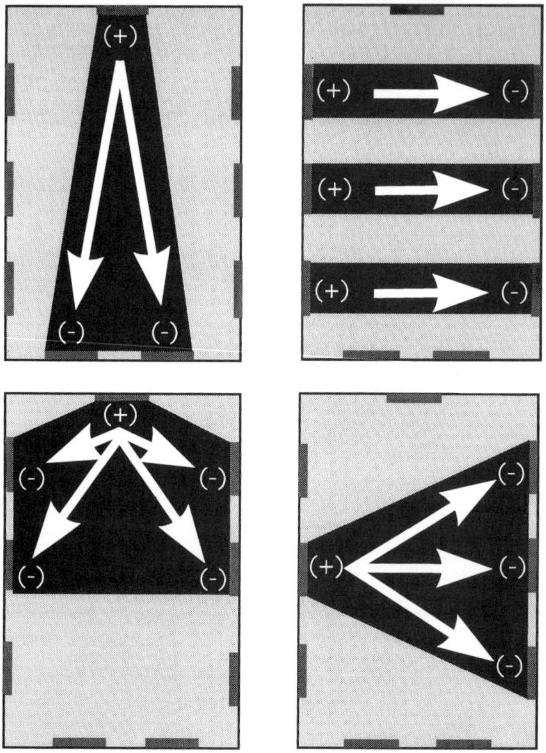

Abb. 47 c: Beispiele für Durchflutungsmöglichkeiten im Stangerbad.

Nebenschluß befindet. Die Leitfähigkeit des Bades hängt dabei vom Elektrolytgehalt ab. Der Stromübergang in den Körper ist am besten bei einer Konzentration anorganischer Salze von 0,1–0,2%. Höhere Konzentrationen anorganischer Zusätze (Elektrolytlösungen) sind weniger empfehlenswert, weil sie die Leitfähigkeit des Wassers verbessern, so daß beinahe der gesamte Strom um den Patienten herum fließt.

Auch organische Badezusätze (Rheumabäder, Tannin etc.) werden gelegentlich in geringen Mengen in das Wasser gemischt, wobei bereits bekannte Allergien und andere Gegenanzeigen beachtet werden müssen.

Das Wasser dient aber nicht nur als Elektrode. Im Vollbad bewirkt der hydrostatische Druck eine partielle Entleerung peripherer Venen und Lymphgefäße. Im übrigen bewirkt diese Verschiebung des Flüssigkeitsvolumens vorübergehend eine recht plötzliche Blutzufuhr zum Herzen, die einem geschwächten Herzen nicht zugemutet werden darf.

Dosierung

Die Dosierung des galvanischen Stroms muß individuell erfolgen. Sie richtet sich nach dem Krankheitsverlauf und der Verträglichkeit. Neben der Stromstärke sind die Behandlungsdauer, die Länge der Behandlungsserie und die Intervalle zwischen den einzelnen Behandlungen als Dosierungskriterien in die Planung der Therapie einzubeziehen. Als allgemeine Richtlinien gelten:

Akute Krankheitsstadien:	niedrige Stromstärke kurze Behandlungsdauer kurze Behandlungsserie kurze Behandlungsintervalle.
Chronische Krankheitsstadien:	höhere Stromstärke längere Behandlungsdauer längere Behandlungsserie längere Behandlungsintervalle.

Subakute und subchronische Krankheitsstadien liegen dazwischen.

Dosierung nach subjektiven Kriterien

Stromstärke

– *Schwache Dosierung:* sensibel unterschwellig. Die Stromstärke wird bis zu einem leichten Stromgefühl hochreguliert und dann zurückgenommen, bis der Strom nicht mehr wahrgenommen wird.
– *Mittlere Dosierung:* sensibel schwellig. Der Patient bemerkt ein Prickeln, Ameisenlaufen etc., das nicht unangenehm sein darf.
– *Starke Dosierung:* kräftiges Stromgefühl, das in Sonderfällen bis an die Schmerzgrenze heranreichen kann.
– *Überdosierung:* Stechen, Brennen, Hitzegefühl
Die effektive Stromstärke soll 0,2 mA/cm^2 der Fläche der aktiven Elektrode nicht überschreiten.
Dieser Grenzwert ist insbesondere bei Patienten mit Sensibilitätsstörungen zu beachten!
Überdosierungs-Erscheinungen dürfen nicht auftreten, sonst sind auch galvanisch bedingte Hautschäden zu befürchten.

Behandlungsdauer:

kurz	5 Min.
mittel	10 Min.
lang	15 Min.
sehr lang	länger als 20 Min.

Behandlungsserie:

kurz	3–5mal
mittel	6–10mal
lang	12–18mal

Behandlungsintervall:

kurz – tägliche Behandlung, evtl. mehrmals täglich
mittel – 3mal wöchentlich
lang – 2mal wöchentlich.

Bei akuten und subakuten Erkrankungen sollte täglich behandelt werden.
Bei chronischen Krankheitsstadien ist es empfehlenswert, 2–3mal wöchentlich zu behandeln.
Erweist sich der Erfolg der Behandlung chronischer Erkrankungen bei einem Vorgehen im oben beschriebenen Sinne als ungenügend, kann man nach einer Reizpause von 8–10 Wochen eine weitere Serie mit täglichen Behandlungen durchführen.

Indikationen

Bei chronischen Schmerzzuständen ohne Ödem ist eine Schmerzhemmung über die Dämpfung der neuralen Aktivität angezeigt. Die Anode ist dann als differente Elektrode auf das schmerzende Gebiet zu legen, die Kathode als indifferente Elektrode an den Rand des Schmerzareals.
Die Anode als differente Elektrode beschleunigt ebenfalls die Resorption von Ödemen und Hämatomen und bewirkt damit gleichfalls eine Schmerzlinderung. Die differente Elektrode ist immer kleiner als die indifferente Elektrode und weist daher auch eine größere Stromdichte pro Flächeneinheit auf.
Nach *Magyarosy* et al. (1986) eignen sich für die Gleichstromtherapie Gelenkerkrankungen, Weichteilerkrankungen, Verletzungen, Kompressionssyndrome und vaskulär bedingte Krankheiten.
Die Indikationsvorschläge in Tabelle 7 stellen eine in der Praxis bewährte Auswahl zur Behandlung mit galvanischem Strom dar.

Kontraindikationen

Akute Entzündungen (lokal, systemisch); Fieber; Eitrige Prozesse; Arterielle Verschlußkrankheit Stadium IIb–IV nach *Fontaine*; Allgemeininfektionen; Tumore (maligne, benigne); Thrombosen, Gefahr von Embolien; Thrombophlebitis; Herzschrittmacher; Metallimplantate im Stromgebiet.

Zusätzlich für das hydrogalvanische Vollbad:

Deutlich ausgeprägte oder dekompensierte Herzinsuffizienz; Pulmonale Hypertonie, cor pulmonale; Hautdefekte.

Tab. 7: Indikationen der Gleichstromtherapie (nach *Edel, Magyarosy, Becker-Casademont*).

Durchblutungsförderung

Funktionelle Durchblutungsstörungen
Angioneuropathien *(M. Raynaud)*
Akrozyanose
Arterielle Verschlußkrankheit (Stadium I/IIa)
Sudeck-Syndrom (Stadium II)
Ödeme (nicht entzündlich)
Fazialisparese (als Vorbehandlung).

Analgesie

Großflächige Myalgien
Neuralgien
Neuritis
Polyneuropathie
Radikuläre Syndrome
Nerven-Kompressions-Syndrome
Polyarthralgien
Chronische Polyarthritis (rheumatoide Arthritis) Behandlung im entzündungsarmen Intervall
Diffuse Schmerzen bei Periarthropathien, Arthrosen, M. Bechterew
Tendinitis, Tendovaginitis.

Verbesserung der Trophik

Venöse Ulzera
Neurotrophische Ulzera
Dekubitalgeschwüre
Verzögerte Wundheilung
Osteoporose
Verzögerte Knochenheilung.

Muskelrelaxierung

Überlastungen der Muskulatur
Schmerzhafte Muskelverspannungen.

Sonstige Indikationen

Schlaffe Lähmungen (Vorbehandlung, evtl. im Stangerbad, Kathode: Nacken)
Spastische Lähmungen (Vorbehandlung im Stangerbad, Anode: Nacken)
Vegetative Regulationsstörungen und Reizsyndrome (Stangerbad, Anode: Nacken)
Posttraumatische Zustandsbilder (Hämatome, Ödeme)
Übermäßiges Schwitzen an Händen und Füßen (Hyperhidrosis palmarum et plantarum).

Iontophorese

Mit der Iontophorese wird der Transport von in Ionenform vorliegenden Bestandteilen von Medikamenten durch die Haut im Gleichstrom-Feld ermöglicht oder quantitativ gesteigert.

Physiologische Grundlagen

(nach *Pratzel* 1986)

Die Penetration von Ionen durch die Haut wird in der Hornschicht erheblich behindert. Eine größere Wanderungsstrecke in die Tiefe ist nicht möglich, da das subepidermale und subkutane Kapillarnetz die penetrierenden Ionen nahezu vollständig aufnimmt. Der Medikamententransport durch die Haut wirkt also nicht nur lokal, sondern auch systemisch, vorausgesetzt, daß genügend hohe Wirkstoffspiegel erzielt werden. Dies ist nur bei sehr stark wirksamen Substanzen möglich, beispielsweise Histamin oder Adrenalin.

Die Iontophorese ist insbesondere für größere Moleküle geeignet, die ohne den Strom die Haut kaum durchdringen können. Die Ladung des Medikamentes muß bekannt sein, weil der Transport vom entsprechenden Pol abhängt. Die früher oft gegebene Empfehlung, nach der halben Behandlungszeit umzupolen, kann sinnvoll sein, wenn die Ladung des Medikamentes nicht bekannt ist und trotzdem eine Iontophorese erfolgen soll.

Die Ladung des Medikamentes

Die meisten Stoffe, die zur Iontophorese verwendet werden, eignen sich besonders, weil sie schwache Säuren oder schwache Basen sind. Säuren werden zur Anode, Basen zur Kathode transportiert. Moleküle, die beide Ladungen besitzen, können je nach dem pH-Wert der Lösung als Anionen (negativ geladen) oder Kationen (positiv geladen) vorliegen. Besonders günstig ist die Iontophorese für Medikamente, die bei einem pH-Wert zwischen 4,5–5,5, also im schwach sauren Bereich als Ionen vorliegen.

Moleküle mit positiven und negativen Ladungen (sog. amphotere Stoffe) werden über die Anode transportiert, wenn ihr isoelektrischer Punkt über 5,5 liegt. Der isoelektrische Punkt ist der pH-Wert, bei dem das Molekül gleich viele positive und negative Ladungen aufweist. Ist der isoelektrische Punkt unter 4,5, werden diese Substanzen über die Kathode transportiert. Amphotere Substanzen mit einem isoelektrischen Punkt zwischen 4,5 und 5,5 sind im Gegensatz zu schwachen Säuren für die Iontophorese ungeeignet, da sie in der Haut gepuffert würden.

Ort des Medikamententransportes

Bedingt durch die elektrischen Eigenschaften der Gewebe verbessert die Iontophorese das Eindringen des Wirkstoffes durch die Hornschicht.
Je nach den physiko-chemischen Eigenschaften der Moleküle kann mittels Iontophorese eine 10–2000fach größere Menge im Vergleich zur Therapie ohne Gleichstrom in die oberflächlichen Gewebeschichten eingeschleust werden. Aus diesem Hautdepot wird das Medikament sodann kontinuierlich abgegeben und gelangt vor allem über die Diffusion in tiefere Gewebeschichten.
Geeignete Medikamente werden iontophoretisch in der Haut, dem subkutanen Gewebe sowie in hautnahen Muskelschichten, Sehnen, Bändern etc. angereichert.
Als eine weitere Möglichkeit, Medikamentenmoleküle in die Haut einzubringen, wird in der Literatur auch häufig die Elektroosmose erwähnt, worunter man den Transport von Wasser im elektrischen Feld versteht. Die darin gelösten Moleküle sollen auf diese Weise »eingeschwemmt« werden. Nach *Pratzel* ist dies jedoch bei der therapeutischen Iontophorese nicht zu erwarten. Daher sind Überlegungen, ungeladene Substanzen über die Elektroosmose zu transportieren, in der Praxis kaum zu verwirklichen.

Praktische Durchführung

Negativ geladene Substanzen (= Anionen) werden unter der Kathode, positiv geladene Substanzen (= Kationen) unter der Anode aufgebracht.
Die *Stromdosis* sollte *sensibel schwellig* sein, wobei ca. 0,2 mA/cm^2 der Fläche der differenten Elektrode als Maximalwert gilt. Die Gegenelektrode sollte über der lokalen Muskulatur oder regionalen Nervenstämmen angebracht werden, um auch die therapeutischen Eigenschaften des galvanischen Stromes auszunutzen.
Neben der Stromdosis spielt auch die *Elektrodenfläche* eine Rolle für die Menge des eingeschleusten Wirkstoffes. Sie soll daher entsprechend *groß* sein.
Die Haut muß entsprechend den Empfehlungen für die Galvanisation auch für die Iontophorese vorbereitet werden (s. 5.2.3).
Patienten mit Metallimplantaten im Stromfeld sind von der Iontophorese auszuschließen.

Behandlungszeit

In der Vergangenheit wurden für die Iontophorese häufig zu kurze Behandlungszeiten angegeben. Ein effektiver Stofftransport tritt erst nach einigen Minuten ein, wenn die Ionen der Haut in ihrer Menge reduziert worden

sind. Kurze Behandlungszeiten sind deshalb nicht sinnvoll; eine Ausnahme bilden lediglich hochwirksame Substanzen wie Histamin.
Der iontophoretische Stofftransport nimmt mit der Behandlungsdauer zu. In der Praxis haben sich Zeiten von etwa 30 Min. als brauchbar erwiesen. Für Histamin, Adrenalin etc. gelten dagegen kurze Behandlungszeiten von etwa 3–5 Min. Allerdings ist der zusätzliche Wert der Iontophorese für diese Substanzen nicht sicher belegt.

Die Intervalle zwischen den Behandlungen sollten nach der biologischen Halbwertszeit des Pharmakons (Herstellerangabe!) festgelegt werden. Optimale Gewebespiegel stellen sich bei Behandlungsabständen von etwa einer Halbwertszeit ein.

Elektrodentechnik

Die Iontophorese ist üblicherweise eine lokale Therapieform. Sie wird mit einer oder zwei Iontophoreseelektroden und entsprechend mit einer oder zwei indifferenten Elektroden angewandt *(Abb. 48)*. In diesem Sinne wird zwischen der bi-, tri- und tetrapolaren Elektrodentechnik unterschieden.
Um zusätzlich zum iontophoretischen Transport auch die therapeutischen Wirkungen des Gleichstroms gezielt nutzen zu können, haben sich folgende Elektrodenanlagen bewährt:
Querdurchströmung: Die Gegenelektrode liegt der Iontophoreseelektrode gegenüber.
Segmentale Längsdurchströmung: Die Gegenelektrode liegt paravertebral im Segment oder proximal im Nervenverlauf.
Da die Iontophoreseelektroden als differente Elektroden wirksam werden, sollen sie eine kleinere Fläche als die indifferenten Gegenelektroden aufweisen.
In den *Abbildungen 48.1–48.20* seien einige Beispiele für mögliche Elektrodenanlagen gegeben.

Indikationen

Die Indikationen der Iontophorese entsprechen in vielen Fällen denen der Niederfrequenztherapie. Die Entscheidung zur Iontophorese hängt in erster Linie davon ab, ob die Wirkung der Medikamente gewünscht wird.
Grundsätzlich sollen zur Iontophorese Medikamente verwendet werden, die als Gel oder wäßrige Lösung vorliegen.

▶

Abb. 48.1–48.21: Elektrodenanlagen für die Jontophorese sowie für die Impulsstrom-Therapie.

NACKEN

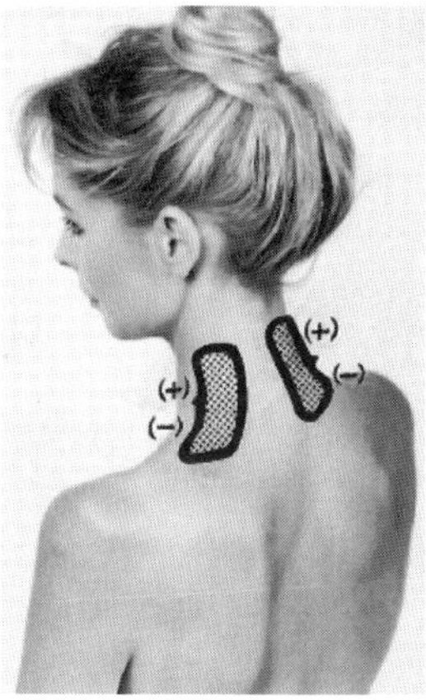

1) Querdurchflutung bipolar.

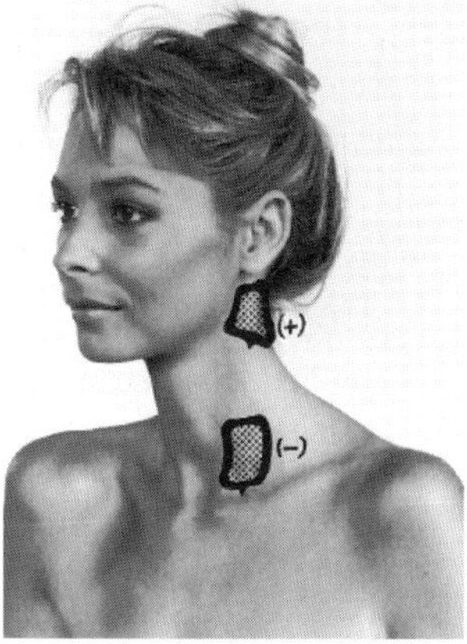

2) Längsdurchflutung biplar.

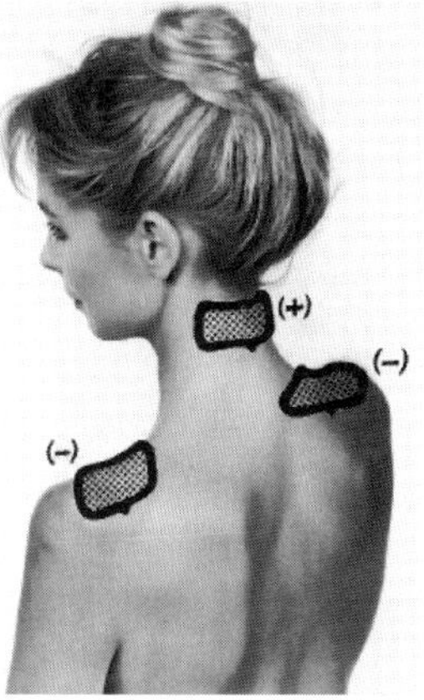

3) Längsdurchflutung tripolar.

RUMPF

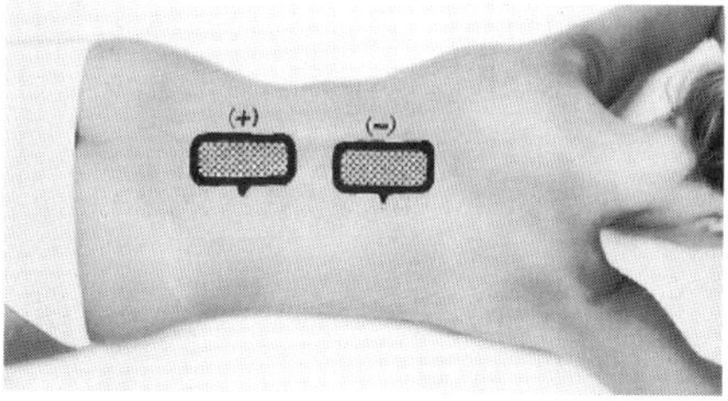

4) Längsdurchflutung bipolar.

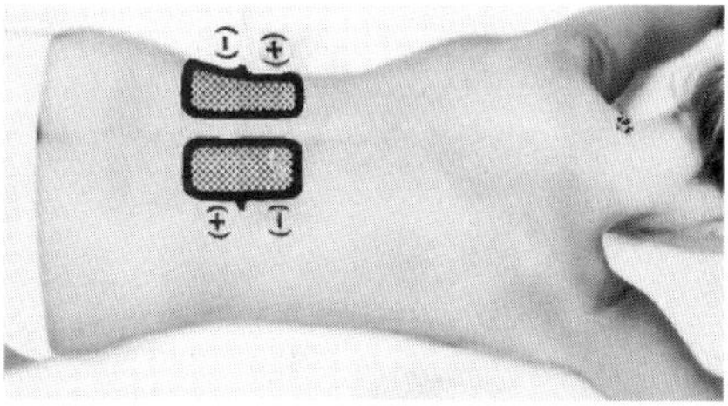

5) Querdurchflutung bipolar.

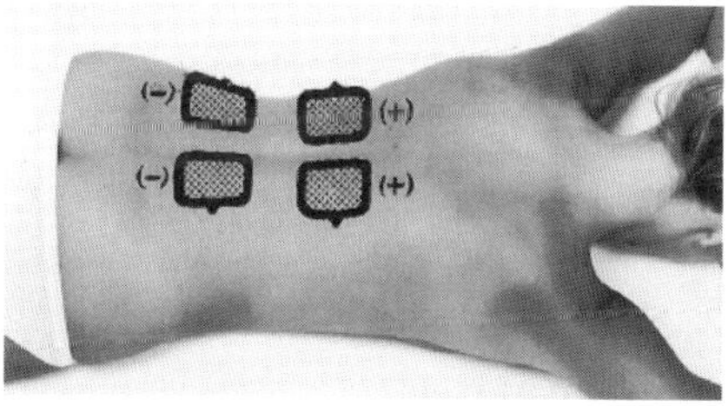

6) Längsdurchflutung tetrapolar.

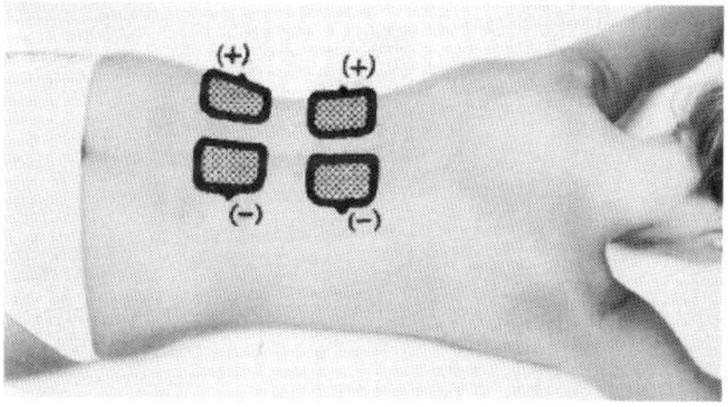

7) Querdurchflutung tetrapolar.

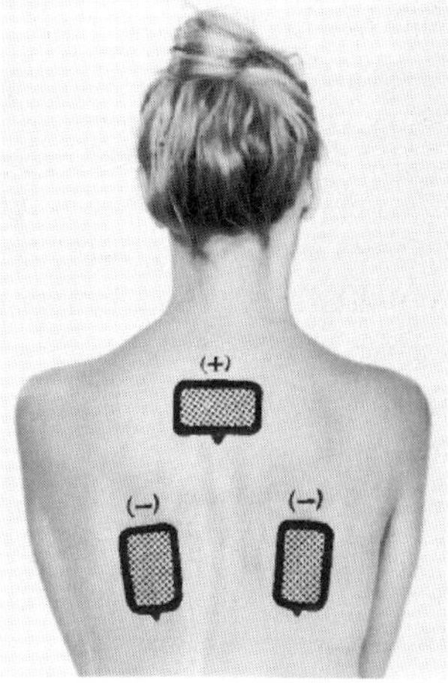

8) Längsdurchflutung tripolar.

SCHULTER

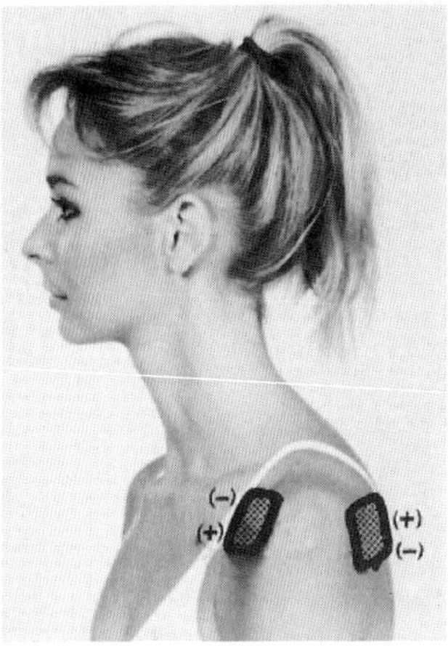

9) Querdurchflutung bipolar.

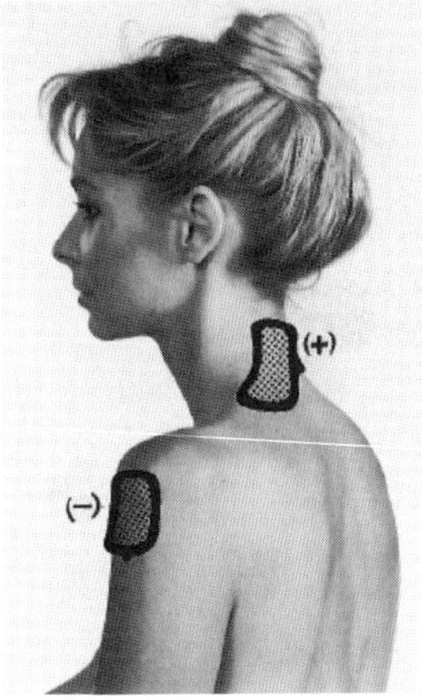

10) Längsdurchflutung (segmental) bipolar.

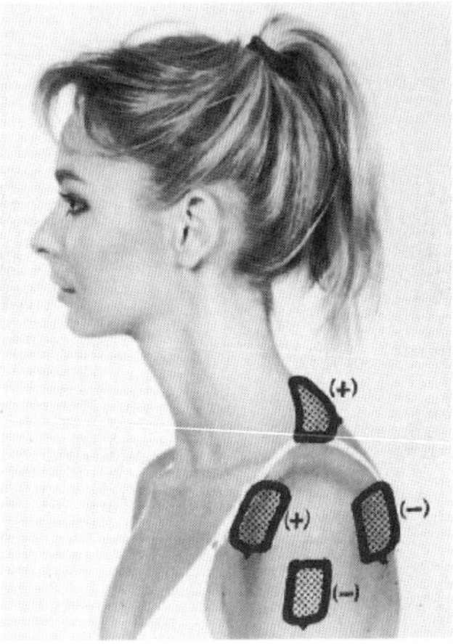

11) Tetrapolare Lokalbehandlung

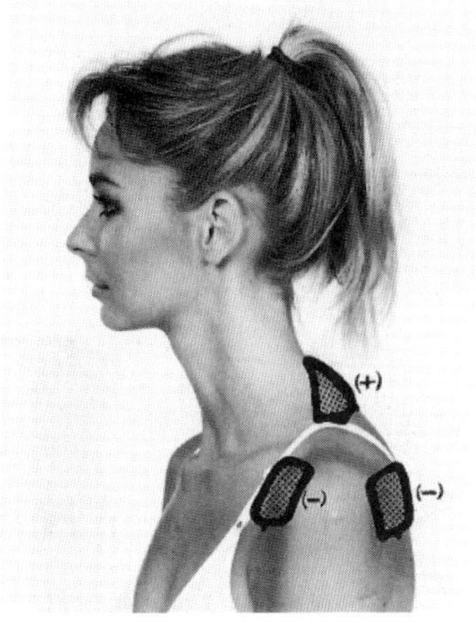

12) Tripolare Behandlung (segmental oder lokal möglich),

HAND

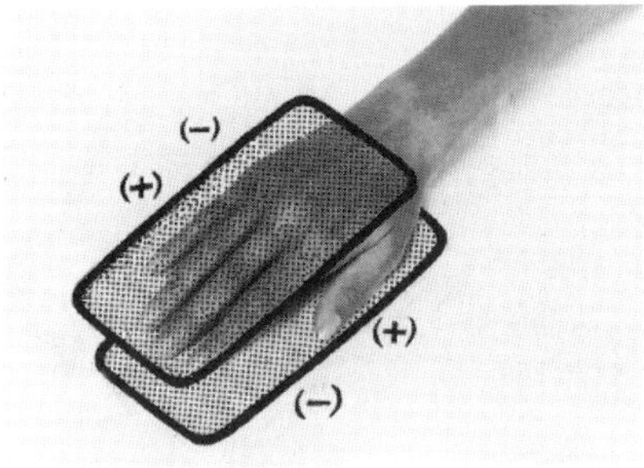

14) Lokalbehandlung bipolar.

UNTERARM

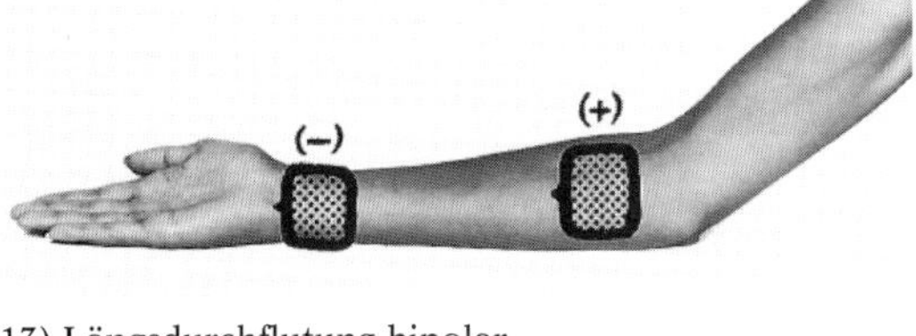

13) Längsdurchflutung bipolar.

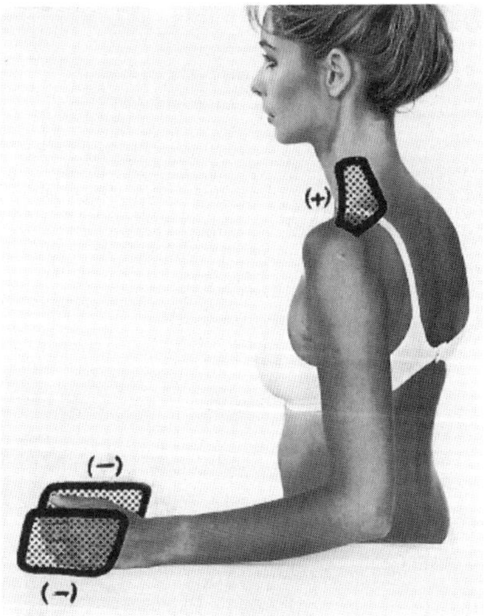

15) Segmentale Therapie tripolar.

FUSS – SPRUNGGELENK

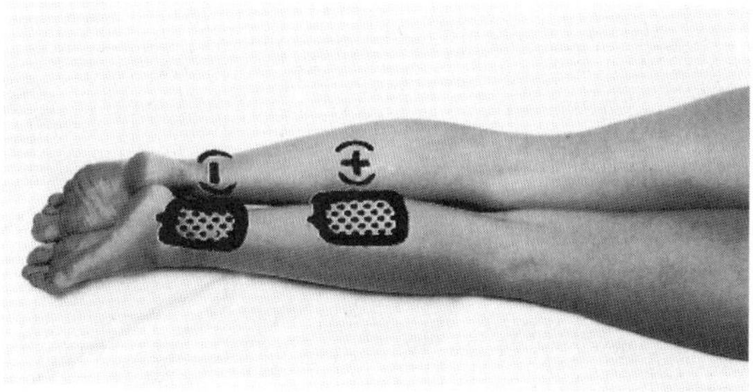

16) Längsdurchflutung bipolar.

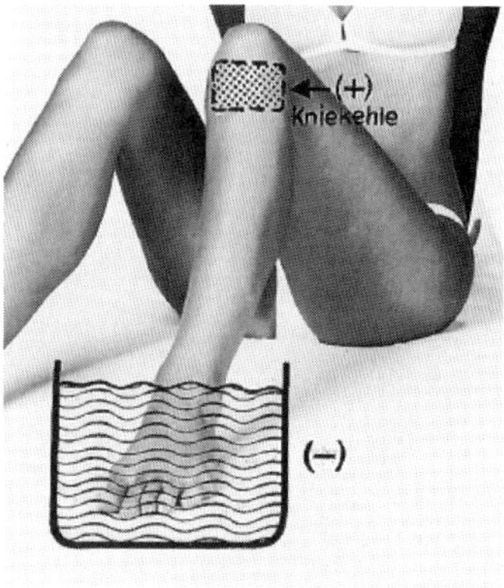

17) Jontophorese im Wasserbad mit gelöster Wirksubstanz.

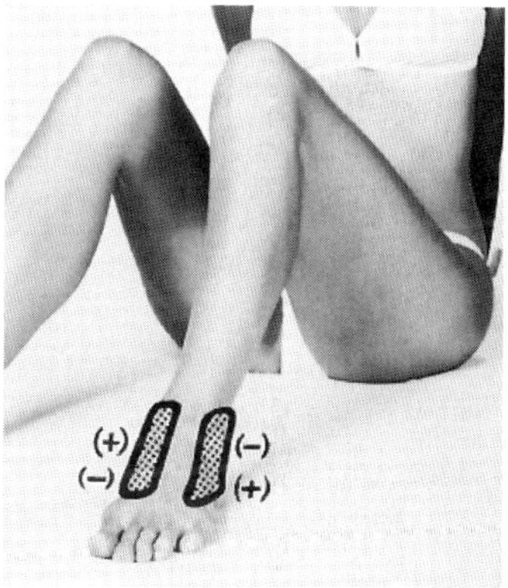

18) Lokalbehandlung bipolar.

KNIEGELENK

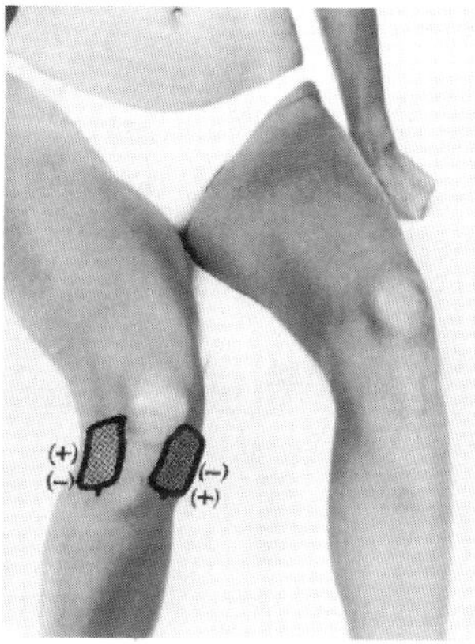

19) Lokalbehandlung bipolar.

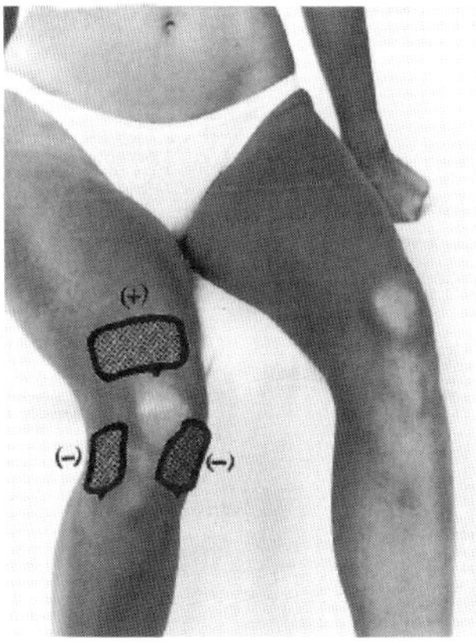

20) Lokalbehandlung tripolar.

Neben dem Präparat dient auch der galvanische Strom als Therapeutikum (s. 5.2.2).
Obwohl eine Vielzahl an Medikamenten zur Iontophorese geeignet erscheint, ist es unvermeidlich, die Indikationen und Wirkungen des Präparates mit denen des galvanischen Stromes zu vergleichen. Zur Iontophorese sind lediglich solche Zubereitungen zu empfehlen, deren Indikationsspektrum dem des galvanischen Stromes gleicht.
In diesem Zusammenhang sind Medikamente zu bevorzugen, die nur wenige, definierte Stoffe enthalten. Dabei ist es nicht immer notwendig, daß alle Inhaltsstoffe in ionisierter Form vorliegen. Wichtig ist jedoch, daß auch die nicht geladenen Bestandteile in einer wirksamen Menge in das Gewebe einzudringen vermögen.
Als eine bewährte Substanz ist in diesem Sinne das Dimethylsulfoxid (DMSO) zu nennen. Es penetriert einerseits nahezu vollständig und weist das Indikationsspektrum des galvanischen Stromes auf. Häufig sind DMSO-Präparate mit einer Substanz versehen, die in ionisierter Form vorliegt. In diesem Falle dient die Iontophorese in erster Linie deren Einschleusung. Der galvanische Strom und das DMSO sind dabei als voneinander unabhängige, aber therapeutisch additiv wirkende Komponenten zu sehen.
Oft werden Präparate zur Iontophorese empfohlen, die eine Fülle unterschiedlicher Substanzen enthalten. Gerade antirheumatisch wirksamen Salben sind meist ätherische Öle oder nicht näher beschriebene Pflanzenauszüge beigegeben.
Diese Präparate sollten nur mit äußerster Vorsicht zur Iontophorese benutzt werden, weil die Transportfaktoren vieler dieser Inhaltsstoffe nicht bekannt sind. Auch die Gefahr der Auslösung atopischer Reaktionen ist bei solchen Medikamenten nicht zu unterschätzen.
In der *Tab. 8* werden Stoffklassen angegeben, die häufig zur Iontophorese eingesetzt werden.

Kontraindikationen

Die Kontraindikationen der Iontophorese entsprechen denen der Galvanisation. Zusätzlich sind die Gegenanzeigen der einzelnen Medikamente zu beachten.
Eine gewisse Ausnahme gilt hierbei für Kortikosteroide, da deren antiphlogistische Wirkung eine durch die Galvanisation hervorgerufene Exacerbation entzündlicher Zustände verhindern kann. Antibiotika eignen sich wegen der Gefahr allergischer Reaktionen weniger gut für die Iontophorese.

Tab. 8: Für die Iontophorese einsetzbare Mittel.

1. Antiphlogistika – Antirheumatika – Analgetika

Derivate schwacher Karbonsäuren, beispielsweise

Stoffgruppe	Polung
Salicylate	negativ (siehe aber auch Gegenanzeigen)
Naproxen	negativ
Flufenaminsäurederivate	negativ

Indikationen:

Arthritis
Arthrose
Sportverletzungen
Enthesiopathien (entzündliche oder degenerative Erkrankungen der Muskelinsertion)
Tendovaginitis
Tendinosen
Periarthropathien
Überlastungsschäden an Gelenken, Sehnen
Hallux-valgus-Beschwerden

2. Gefäßerweiternde Mittel

Stoffgruppe	Polung
Histaminhaltig (Lsg. 10%, Salbe 1%)	positiv
Azetylcholin (0,2–0,5%)	positiv

Indikationen:

Weichteilrheumatismus
Muskelhartspann
Myalgien
periphere Durchblutungsstörungen der Haut (Frostschäden, Akrozyanose)
Chronische Polyarthritis (rheumatoide Arthritis) nicht in akut entzündlichen Stadien
Pseudoradikuläre Syndrome
Chronische Gelenksbeschwerden
Neuralgien
Ischialgie

3. Lokalanästhetika (1%ige Lösung + 0,0025% Adrenalin)

Stoffe (z. B.)	Polung
Lidocain	positiv
Procain	positiv

Fortsetzung nächste Seite

Tab. 8 *(Fortsetzung)*

Indikationen:

Neuralgien
Epicondylopathie
Hyperalgetische Zonen
Phantomschmerz
Neuromschmerz
Periarthropathien
Analgesie des Trommelfelles vor Eingriffen
Tinnitus als unspezifische Maßnahme bei Therapieresistenz (nähere Informationen enthalten die im Literaturverzeichnis aufgeführten Originalarbeiten, z. B. *Brusis* 1985)

5. Gewebe erweichende Mittel (Proteolytika)

Stoffgruppe	Polung
Hyaluronidase	positiv
Kaliumjodid 1%	negativ

Indikationen:

Narbengewebe
Tendovaginitis
gering ausgeprägtes Lymphödem
Narben-Kontrakturen

4. Gerinnungshemmende Mittel

Stoffgruppe	Polung
Heparin	negativ
Heparinoide	negativ
Hirudin	negativ

Indikationen:

Thrombophlebitis
Sportverletzungen
Hämatome

6. Kortikosteroide

	Polung
Hydrocortison	positiv

Indikationen:

akute Arthritis
akute Bursitis, Tendovaginitis, Synovitis

Fortsetzung nächste Seite

Tab. 8 *(Fortsetzung)*

7. Vitamin-B-Komplex (häufig zusammen mit Azetylcholin)	Polung
Indikationen: Als Adjuvans bei peripheren Paresen posttraumatischer Muskelatrophie Neuralgie pseudoradikulären Syndromen	positiv

Kritisch für die Eignung zur Iontophorese sind auch salicylathaltige Zubereitungen einzuschätzen. Salicylsäure-Ionen dringen vorzüglich in die Haut ein. Gerade bei wiederholter Anwendung können sich aber auch Hautschäden einstellen (*Callies* 1989).

5.3 Therapie mit Impulsströmen

Stromimpulse lösen an erregbaren Membranen Reize aus, die im Verlauf der Nervenfasern weitergeleitet werden. Der therapeutische Nutzen hängt somit vom Typ der gereizten Nervenfasern ab. Motorische Nervenfasern induzieren Muskelbewegungen, sensible Nervenfasern vermitteln das Stromempfinden und setzen die körpereigenen Mechanismen zur Schmerzhemmung in Gang, vegetative Nervenfasern regulieren unter anderem die Aktivität der glatten Muskulatur.

Je nach Frequenz und Applikationstechnik üben die Reizströme hemmende oder erregende Einflüsse über diese Nervensysteme auf ihre Zielorgane aus.

5.3.1 Stromleitung

An der negativen Elektrode besteht ein Elektronenüberschuß, an der positiven Elektrode ein Elektronenmangel. Während der Reduktions- und Oxidationsvorgänge an den Elektroden werden Elektronen zwischen den Atomen ausgetauscht (s. 1.1.1). Im elektrischen Feld wandern körpereigene Ionen jeweils ein kleines Stück zum entgegengesetzt geladenen Pol. Auf diese Weise fließt infolge der Ionenwanderung in den Körpergeweben ein Strom. Auch an den Elektroden entstehen Ionen, die ebenfalls entsprechend ihrer Ladung verschoben werden.

Das größte Hindernis für den Stromfluß ist der elektrische Widerstand der Haut. Dieser hat eine ohmsche und eine kapazitive Komponente (s. 1.6). Gleichstrom und Impulsströme mit flachen Anstiegsflanken fließen hauptsächlich über den ohmschen Widerstand der Haut und reizen dabei die Haut und darin eingebettete erregbare Strukturen, wie Rezeptoren oder Nervenendigungen.
Je kürzer die Stromimpulse und je steiler deren Anstiegsflanken werden, um so eher pflegen diese schnellen Ladungs- und Entladungsvorgänge Ionen in den gut leitenden Geweben zu verschieben (s. 1.6).
Kurze Stromimpulse können den ohmschen Widerstand der Haut mit abnehmender Impulsbreite immer besser überbrücken. Der Strom fließt jetzt über die *Kapazität* der Haut und reizt die Haut und die darin eingebetteten Strukturen nur noch in geringem Maße.

5.3.2 Wirkungsort

Das Verhalten der elektrischen Widerstände läßt Rückschlüsse auf eine mögliche »Tiefenwirkung« der Elektrotherapie zu. Je stärker der Hautreiz ist, desto größer wird auch die sensible Belästigung. Das Schmerzempfinden des Patienten begrenzt indes die applizierbare Dosis und damit auch die Reizwirksamkeit des Stromes in tieferen Gewebeschichten. Die Dosis kann aber erhöht werden, wenn der Hautreiz gering gehalten wird. Infolgedessen können dann auch in tiefen Gewebeschichten reizwirksame Ströme fließen.
Der Begriff der *Tiefenwirkung* sollte nicht mit dem Begriff *Eindringtiefe* verwechselt werden. Die Eindringtiefe ist definiert als 1/e und entspricht so der Tiefe, in der noch ca. 37% der Oberflächendosis vorhanden sind.

$(e = 2{,}71828\ldots)$

Nach allem ist es offensichtlich, daß Reizströme hauptsächlich lokal wirksam werden und so der Therapieerfolg entscheidend von der Elektrodenapplikation abhängt. Die Reizstromtherapie ist deshalb ein Therapiemittel, das exakt und unter anatomisch-funktionellen Gesichtspunkten angewendet werden muß.

5.3.3 Motorik

Ein einzelner Impuls, der über eine motorische Nervenfaser auf eine Muskelzelle gelangt, löst eine Einzelzuckung aus. Mehrere Einzelimpulse erzeugen in sehr niedriger Frequenz wiederholte Einzelzuckungen der Muskulatur (s. auch 4.).

Neben der motorischen Wirkung haben niedrige Frequenzen auch eine günstige Wirkung auf den Stoffwechsel der Muskelzellen. Ab einer Reizfrequenz von etwa 10 Hz gehen die Einzelzuckungen in eine tetanische Kontraktion über. Da die mechanische Zuckung sehr viel länger anhält als der elektrische Reiz, bauen sich die einzelnen Zuckungen bei einer Reizung mit einer Impulsfolge von mehr als 10 Hz aufeinander auf. Der Muskel entfaltet mit diesen tetanisch genannten Kontraktionen seine Kraft. Impulsserien mit Frequenzen von etwa 20–80 Hz pflegen so die Muskulatur zu tonisieren. Daher begünstigt diese Form der (neuromuskulären) Stimulation in geeigneter Dosierung auch einen Kraftzuwachs der Muskulatur (vgl. *Abb. 42a,* S. 58).
Reizfrequenzen von 100 Hz und darüber erzeugen zwar anfänglich auch Kontraktionen. Dabei kommt es jedoch rasch infolge der Ermüdung des neuromuskulären Systems zu einem Muskelwogen ohne gerichtete (= kraftausübende) Kontraktion. Diese Reizfrequenzen lassen sich daher zur Detonisierung der Muskulatur anwenden (vgl. *Abb. 42b,* S. 59).
Dies kann bei vielen Wirbelsäulen- und Gelenkerkrankungen genutzt werden, weil sie meist von schmerzhaften Muskelverspannungen begleitet sind. Wenn der übermäßige Muskeltonus herabgesetzt wird, bedeutet dies auch, den physiologischen Spannungszustand dieser Muskulatur wieder herzustellen. Damit geht auch eine Verbesserung der durch den erhöhten Spannungszustand behinderten Blutzirkulation in der betreffenden Muskulatur einher.

Eine Zunahme des Spannungszustandes der Muskulatur um 20% bedeutet eine Verringerung der Mikrozirkulation um etwa 50%.

Eine äußerst wirksame Möglichkeit, die Muskulatur bei myofaszialen Schmerzsyndromen zu detonisieren, ist das Simultanverfahren mit Reizstrom und Ultraschall (s. 5.3.17). Es dient bevorzugt der Beseitigung von Myogelosen und muskulären Triggerpunkten unter gleichzeitiger Dehnung der betroffenen Muskeln. Es sei noch darauf hingewiesen, daß die kurzdauernden niederfrequenten Impulse die Muskulatur nicht direkt, sondern nur über die versorgenden motorischen Nerven zu reizen vermögen.

5.3.4 Hyperämie

Auf die durchblutungsfördernde Wirkung des galvanischen Stromes wurde bereits hingewiesen (5.2.2). Die Hyperämie tritt bei der Galvanisation durch chemische Gewebereize und Einflüsse auf den Zellstoffwechsel ein. Die Impulsströme haben dagegen noch zusätzliche Eigenschaften, die eine Zunahme der Durchblutung bewirken können.

In erster Linie ist hier die funktionelle Hyperämie bei der Muskelarbeit zu nennen (Arbeitshyperämie). Insbesondere die schmalen Impulse, die nur eine geringe oder im Falle biphasischer Impulse keine galvanische Komponente besitzen, entfalten eine gute motorische Wirkung. Die mit der Galvanisation hervorgerufene Stoffwechselbeschleunigung tritt darüber hinaus meßbar nur bei den diadynamischen Strömen, denen ein galvanischer Basisstrom hinzugefügt wurde, in Erscheinung.
Ein weiterer Faktor ist der lokale chemische Reiz durch die Freisetzung neurovasoaktiver Substanzen im Stromfeld, wodurch die Arteriolen weitgestellt werden.
Ein Einfluß auf die Durchblutung über die Hemmung der sympathischen Innervation wird ebenfalls diskutiert. Die Entladungsfrequenz (= Tonus) der symphatischen Nervenfasern kann mit Impulsen höherer Frequenz (ca. 100 Hz) gesenkt werden. Man versucht dies seit geraumer Zeit mit der sogenannten elektrischen »Ganglien Blockade«. Dabei ist eine regelrechte elektrische Blockade der symphatischen Ganglien wenig wahrscheinlich, jedoch ist eine Dämpfung des symphatischen Tonus mit folgender arterieller Dilatation vorstellbar.
Auch die häufig vorgeschlagene Behandlung der arteriellen Verschlußkrankheit mit Reizströmen scheint nicht in einer direkten Weitstellung der betroffenen Gefäße begründet zu sein. Die Verlängerung der Gehstrecke und die verbesserte Kollateralenbildung dürfte vielmehr auf dem Boden einer Erhöhung der Schmerzschwelle und einer Stimulation der örtlichen Stoffwechselvorgänge erreicht werden. Die bessere Durchblutung ist als Folge der Bewegungstherapie anzusehen, die mithin durch die elektrische Stimulation unterstützt werden kann.

5.3.5 Analgesie

Die im Kapitel 3 »Schmerzphysiologie« besprochenen Modelle der Schmerzverarbeitung bilden die Grundlage für die Reizstromtherapie zu analgetischen Zwecken.
Die Elektrotherapie bewirkt eine Schmerzlinderung über die Aktivierung der körpereigenen schmerzhemmenden Systeme, weil sie neurale Regelkreise günstig beeinflussen kann (z. B. über die modifizierte Gate Control Theorie, s. 3.2).
Darüber hinaus tragen allgemein physikalisch-medizinische sowie elektrotherapeutische Methoden zur Detonisierung verspannter Muskulatur, aber auch zur Verbesserung der Durchblutung in chronisch minderdurchbluteten Geweben bei. Die Erfolge sind erfahrungsgemäß dann am größten,

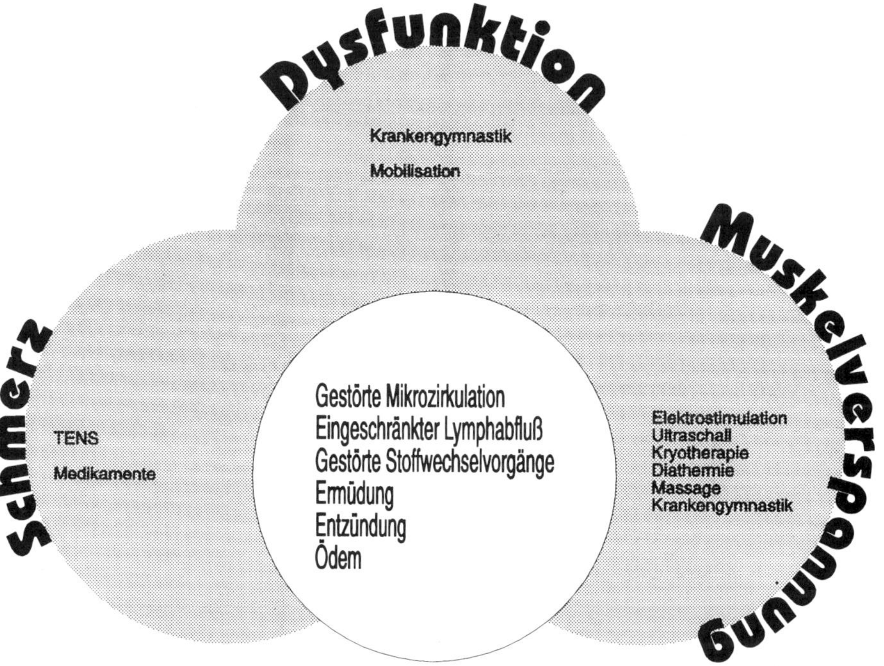

Abb. 49: Schmerz-Zyklus mit Behandlungsbeispielen. (Nach Mannheimer, Lampe)

wenn die Elektrostimulation in ein allgemeines Therapiekonzept eingebunden ist. Die Elektrotherapie kann beispielsweise günstige Voraussetzungen für die funktionelle Wiederherstellung durch Krankengymnastik und Bewegungstherapie schaffen und diese begleitend unterstützen.
Dies gilt beispielsweise für die Behandlung chronischer, vorwiegend von Bändern und Gelenken der Wirbelsäule ausgehender Schmerzzustände mit reflektorischen Muskelverspannungen *(Abb. 49)*.

5.3.6 Elektroden

Die Stimulation mit Impulsströmen hat im Vergleich zum Gleichstrom spezifische Reizwirkungen. Die genaue Kenntnis der Elektroden-Applikation unter Berücksichtigung anatomisch-funktioneller Gegebenheiten ist somit eine Voraussetzung für den Erfolg der Therapie.

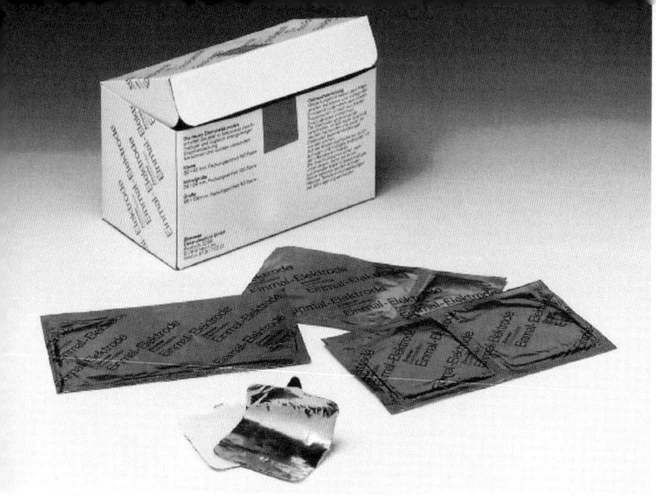

Abb. 50: Einmalelektroden in unterschiedlichen Größen.

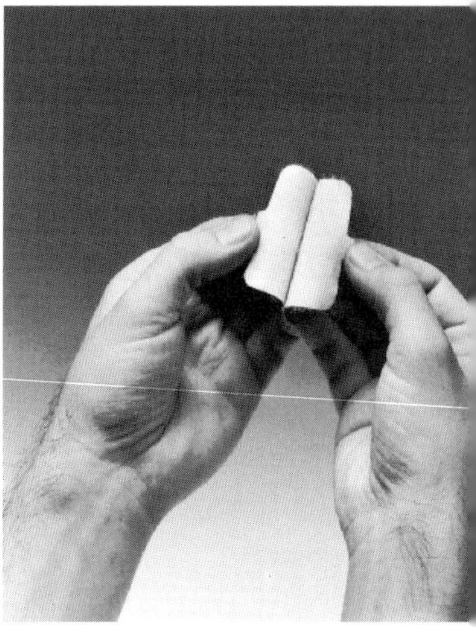

Sehr großflächige Elektrodensysteme, wie diejenigen in hydrogalvanischen Bädern, eignen sich wegen ihrer flächenhaften Wirkung nicht zur Impulsstromtherapie.
Für die Reizstromtherapie werden zumeist die in großer Zahl kommerziell angebotenen einmal oder mehrfach verwendbaren Elektroden benutzt.
Im Gegensatz zur Therapie mit dem galvanischen Strom müssen Einmalelektroden, die eine chemische Pufferschicht besitzen *(Abb. 50)*, nicht zusätzlich mit feuchten Lagen unterlegt werden.

Elektrodentechnik

Eine exakte Elektrodentechnik ist besonders zur Reizung kleinflächiger Areale notwendig, wie für:
- Schmerzpunkte an Gelenken, Bändern, Sehnenansätzen
- Nervenwurzeln, Nervenaustrittspunkte und Reizorte im Nervenverlauf
- Myogelosen
- Sympathische Ganglien
- Myofasziale Triggerpunkte (*Abb. 78a–d* S. 141–144)
- Akupunkturpunkte (diese sind in der Mehrzahl identisch mit Triggerpunkten).

Alle diese Punkte werden bevorzugt mit differenten Elektroden behandelt, die kathodisch gepolt sind. Die indifferente Anode wird proximal im Nervenverlauf oder paravertebral im entsprechenden Segment angebracht (s. *Abb. 35*).

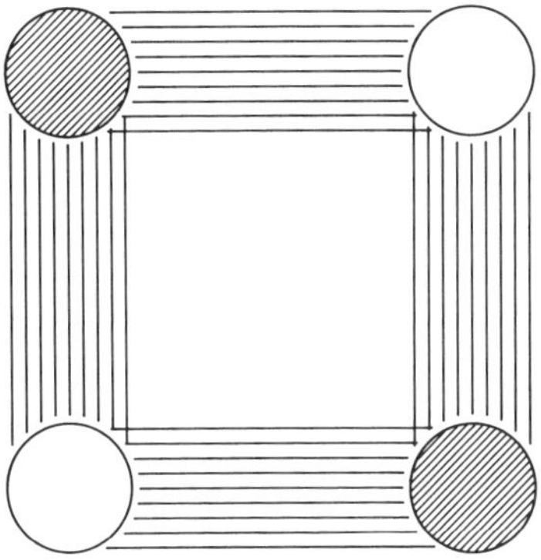

a) tetrapolar, umlaufend

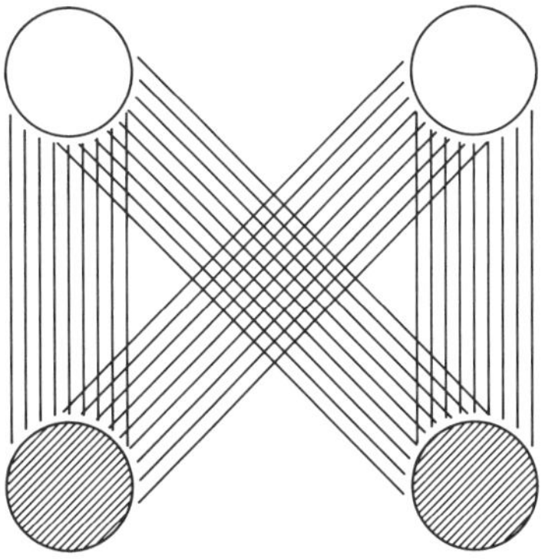

b) tetrapolar mit 2 gekreuzten Stromkreisen

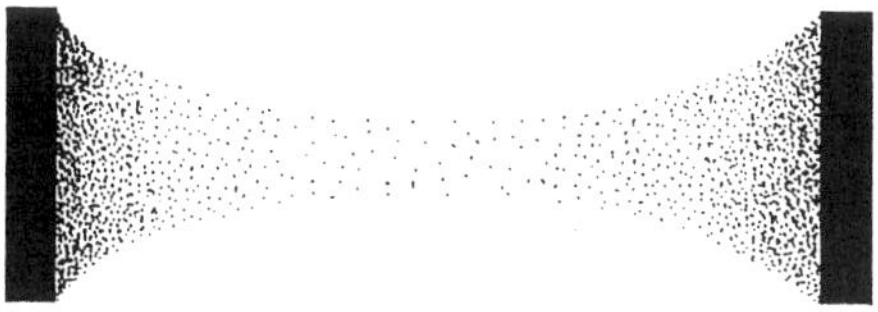

c) bipolar

Abb. 51 a–c: Elektrodentechnik.

Die Elektroden können auch lokal, z. B. über Schmerzarealen appliziert werden, wenn eine segmentale Behandlung nicht angebracht erscheint. Dabei werden eher großflächige Elektroden benutzt und das Schmerzareal überdeckt oder eingekreist. Zu diesem Zweck können ein oder zwei Elektrodenpaare angelegt werden, wobei sich bei tetrapolarer Applikation (mit zwei Elektrodenpaaren) die Stromkreise kreuzen sollen *(Abb. 51 a–c).*

Bei einer lokalen Therapie wird die Kathode über dem schmerzhaften Areal angebracht, die Anode an der gegenüberliegenden Seite der Extremität oder proximal davon.

Diese Elektrodentechnik eignet sich beispielsweise zur Behandlung von Gelenk- und Muskelverletzungen.

Der Elektrodenabstand sollte etwa 5 cm betragen, um im gesamten Behandlungsfeld noch eine genügend hohe Stromflußdichte zu erzielen.

Größere Gebiete werden tetrapolar ebenfalls mit den Kathoden im Schmerzbereich behandelt.

Die Therapie kann auch etagenweise durchgeführt werden, wobei die Elektroden nach der Behandlung einer Region entsprechend nach unten oder oben versetzt werden.

Die Muskulatur kann monopolar oder bipolar behandelt werden *(Abb. 52).*

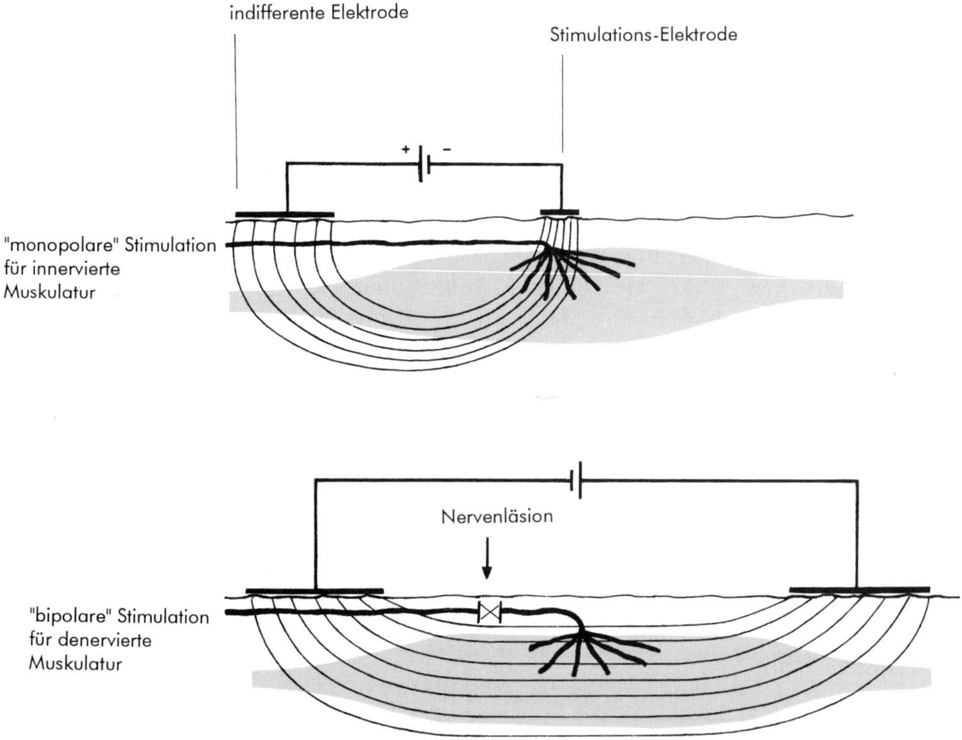

Abb. 52: Monopolare und bipolare Stimulation von Muskeln.

Die monopolare Methode eignet sich zum Auslösen von Muskelkontraktionen. Dabei wird die Kathode auf den motorischen Reizpunkt des betreffenden Muskels oder am versorgenden motorischen Nerv angebracht, die Anode über dem Muskelansatz oder proximal über dem entsprechenden motorischen Nervenstamm.
Muskeln können mit einer indifferenten Elektrodentechnik auch längs durchflutet werden. Die Elektroden werden in der Nähe des Ursprungs und des Ansatzes des Muskels befestigt. Diese Technik eignet sich beispielsweise zur Detonisierung und zur Verbesserung der Durchblutung der Muskulatur. Auch vollständig denervierte Muskeln werden meist mit einer indifferenten Elektrodenanlage gereizt.
Die (mit mittelfrequenten Strömen praktizierte) Querdurchströmung großer Muskeln zur Erzielung kräftiger Kontraktionen ist mit niederfrequenten Strömen wenig erfolgversprechend, da in der Tiefe des Muskels nicht immer genügend hohe Stromdosen erreicht werden.

Aus der Exponentialstromtherapie (s. S. 175) kennt man die besseren Reizeigenschaften, aus der Gleichstromtherapie die erregungsfördernde Wirkung der Kathode.
Daraus abgeleitet wird zur Reizstromtherapie geschwächter oder paretischer Muskeln die aufsteigende Elektrodentechnik (Kathode proximal), zur Schmerzbehandlung und zur Muskeldetonisierung die absteigende Elektrodentechnik (Kathode distal) empfohlen.
Die auf- bzw. absteigende Technik hat für die Therapie mit Impulsströmen nicht den Stellenwert wie bei der Lähmungstherapie oder der Galvanisation. Trotzdem sollte zur bestmöglichen Nutzung des Therapieerfolges bei Paresen die Kathode proximal, bei Schmerzen die Kathode distal angelegt werden, insbesondere, wenn im Verlauf von Nerven behandelt wird.

5.3.7 Dosierungsregeln

Die Dosierung der Impulsströme lehnt sich grundsätzlich an die im Kapitel »Gleichstromtherapie« gegebenen Regeln an (s. 5.2.3).
Die Dosierung erfolgt entweder nach sensiblen oder motorischen Kriterien.

Dosierung nach sensiblen Kriterien

sensibel unterschwellig:	kein Stromgefühl (der Strom wird zunächst bis zum Auftreten eines leichten Stromgefühls hochgeregelt, dann aber reduziert, bis er nicht mehr wahrgenommen wird)
sensibel schwellig:	leichtes Stromgefühl, »Ameisenlaufen«
sensibel überschwellig:	starke Stromempfindung (kräftige Vibrationen)

Dosierung nach motorischen Kriterien

motorisch unterschwellig:	kein sichtbares Muskelzucken
motorisch schwellig:	eben sichtbares Muskelzucken
motorisch überschwellig:	wellenförmige Bewegungen und Kontraktionen der Muskulatur

Die motorischen und sensiblen Schwellendosen sind bei den einzelnen Stromformen unterschiedlich hoch. Ströme mit einem hohen galvanischen Anteil werden bei niedrigen Dosen bereits deutlich wahrgenommen. Sie werden häufig schon als schmerzhaft empfunden, bevor Muskelkontraktionen auftreten.
Sehr schmale Stromimpulse dagegen erzeugen Muskelzuckungen bei sensibel angenehmen Dosen.

Eine zu hohe Dosierung ist bei Impulsströmen ähnlich wie bei der Gleichstromtherapie an Stechen, Brenngefühl und dergleichen, bei sehr kurzen Impulsen aber auch an schmerzhaften Muskelkontraktionen kenntlich.

5.3.8 Reizparameter

Einzelimpulse

Niederfrequente Impulsströme können Nervenfasern reizen. Die Stimulation von Nervenfasern ist prinzipiell mit beiden Elektroden möglich, wobei die Kathode die bessere Wirksamkeit besitzt. Zur Reizauslösung ist eine bestimmte Strommenge notwendig. Diese hängt von der Stromstärke (= Intensität) und der Impulsdauer ab. Wichtig ist ferner die Stromdichte. Unter der *Nutzzeit* eines Reizes versteht man die geringste Zeitdauer, die ein Strom fließen muß, um eine Erregung auslösen zu können. Sie wird mit zunehmender Reizintensität immer kürzer. Die Reizdauer kann aber nicht beliebig verkürzt werden. Die Grenze liegt bei etwa 0,01 ms.
Aus diesem Zusammenhang der *Reizstärke* mit der *Reizdauer* ergibt sich die Reizstärke-Reizzeit-(It)-Kurve *(Abb. 53)* (s. auch Kap. 6.2).
Für Rechteckimpulse gilt die Formel:

$$I_s = q/t + b$$

Dabei sind:

I_s = Schwellenstromstärke
t = Reizdauer
q = minimale Elektrizitätsmenge bei sehr kurzen Reizen
b = Rheobase (s. S. 168)

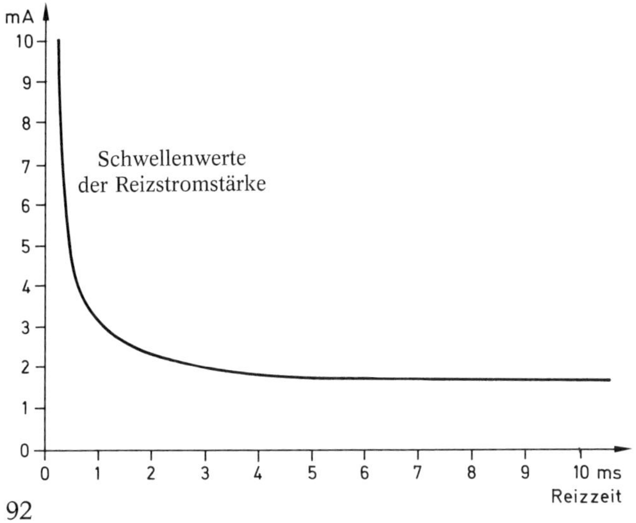

Abb. 53: It-Kurve.

Impulsfrequenz

Die maximale Reizfrequenz der einzelnen Nervenfasern wird durch die elektrischen Eigenschaften der jeweiligen Zellmembran bestimmt (Dauer des Aktionspotentials, Refraktärphase; s. 2.2). Daneben spielen auch zentrale und lokale Mechanismen, etwa Gewöhnungseffekte und der Stoffwechsel der Transmittersubstanzen (Azetylcholin, Noradrenalin etc.) eine wichtige Rolle. Die lokale Gewöhnung beruht darauf, daß während der Stimulation die Empfindlichkeit der peripheren Nervenfasern abnimmt. Die Langzeit-Gewöhnung des Organismus dagegen beruht darauf, daß auf die wiederholten Reize während langer Therapie-Serien zentrale Anpassungsprozesse stattfinden.
Die einzelnen Impulsfrequenzen üben je nach der Art der gereizten Nervenfasern unterschiedliche Wirkungen aus, die therapeutisch gezielt genutzt werden können.

Motorische Nervenfasern (Skelettmuskulatur)

bis 10 Hz	– Einzelzuckungen
10–20 Hz	– Fibrillationen
20–80 Hz	– Tetanische Kontraktion
$>$ 90 Hz	– Muskelwogen

Diese Kontraktionsmuster können mit geschwellten Strömen auch rhythmisch ausgelöst werden.

Autonome Nervenfasern (Glatte Muskulatur)

Eine Reizung gelingt am ehesten mit Exponentialimpulsen.

$<$ 10 Hz	Reizung der Gefäßmuskulatur (postganglionäre sympathische Fasern)	Transmitter – Noradrenalin
10–20 Hz	Reizung der intestinalen Muskulatur (postganglionäre parasympathische Fasern)	Transmitter – Azetylcholin

Schmerzfasern

Frequenzen von 100 Hz und mehr können an den freien Nervenendigungen sowie an sympathischen Nervenfasern Hemm-Mechanismen auslösen. Dies trägt zu einer Schmerzlinderung und Durchblutungsförderung bei. Stochastische Impulsfolgen verhindern eine Gewöhnung der Schmerzfasern an den elektrischen Reiz (s. 5.3.12).

Frequenzen unter 10 Hz pflegen schmerzleitende Fasern zu erregen und so zentrale Schmerzhemm-Mechanismen auszulösen (Opioidausschüttung im Hirnstamm / Zwischenhirn).

Reizformen

Die Strommenge (As) eines Impulses verändert sich entsprechend der Dauer und der Amplitude des Impulses.
Lange Impulse lösen mit hohen Intensitäten einen beträchtlichen Hautreiz aus. Der Patient kann den Strom sogar als schmerzhaften Reiz empfinden.
Kurze Impulse benötigen eine hohe Amplitude, damit an den Nervenfasermembranen ein Reiz entsteht. Sie besitzen daher steile Anstiegsflanken. Deshalb können sie über die Kapazität der Haut fließen, ohne die kutanen Schmerzfasern zu reizen. Die Therapie mit diesen Impulsen wird als angenehm empfunden.
Als Faustregel gilt:
- Lange Impulse (>>1 ms) reizen bei entsprechender Amplitude die Schmerzfasern der Haut.
  Beispiele für Impulse mit einem kräftigen Hautreiz sind:
  Diadynamische Ströme, Träbert-Strom.
- Kurze Impulse (<<1 ms) reizen die Schmerzfasern der Haut nur geringfügig oder gar nicht.
  Beispiele für Impulse mit geringem Hautreiz sind:
  Hochvoltimpulse, TENS-Ströme (s. 5.3.13), Mittelfrequenz-Ströme.

Ströme mit einer Impulsdauer um 1 ms (0,2–2 ms) pflegen die Schmerzfasern der Haut nur in höherer Dosierung zu reizen.
Auch eine Verzerrung der Impulse infolge des komplexen Hautwiderstandes kann zur Entstehung von Schmerzen durch den elektrischen Reiz beitragen. Dabei bilden sich Stromspitzen, sogenannte Spikes, die die Schmerzfasern reizen *(Abb. 54)*.
Die Ladungsverschiebung an den Nervenzellmembranen muß lange genug andauern, um zu verhindern, daß sich die einzelnen Fasern eines Nervs gegenseitig entladen *(Abb. 55)*.
Die Form der Reizimpulse muß daher mittels einer stromkonstanten Schaltung des Gerätes aufrechterhalten werden.
Leider sind die festgelegten Anforderungen für die Stromkonstanz nicht realistisch. Als stromkonstant gilt ein Impuls, der seine Form an einem Widerstand von 500 Ω nicht verändert. An der Haut herrschen hingegen komplexe Verhältnisse mit ohmschen Widerständen von mehreren tausend Ω in Verbindung mit einer Kapazität (s. 1.6). Unter diesen Umständen

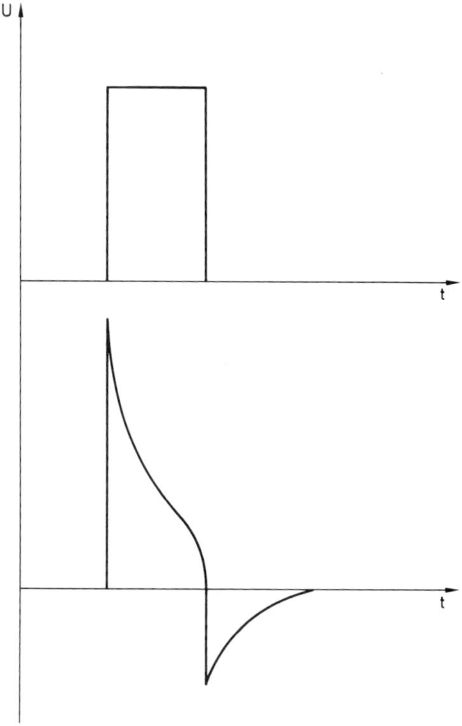

Abb. 54: Verformung eines Rechteckimpulses am komplexen Hautwiderstand.

brechen die »stromkonstanten« Impulse vieler Geräte zusammen. Es entstehen abfallende Flanken *(Abb. 56)*.
Der allgemeine Widerstand des übrigen Körpergewebes beträgt etwa 1 kΩ. Bei den meisten Geräten trägt er nicht wesentlich zur Verzerrung der Impulse bei.

Abb. 55: Entladung während der Querreizung eines Nerven.

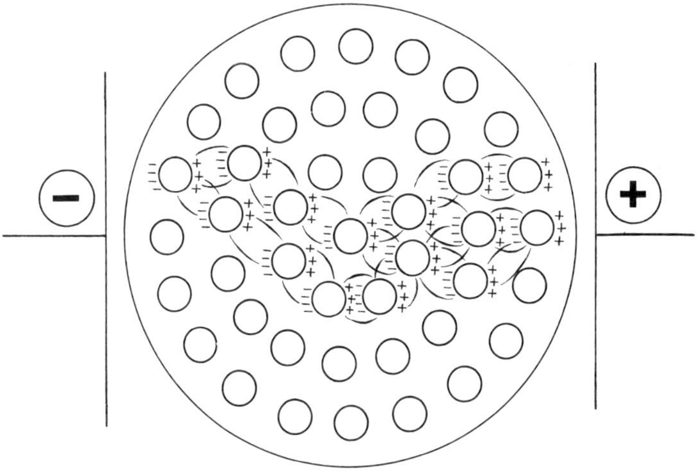

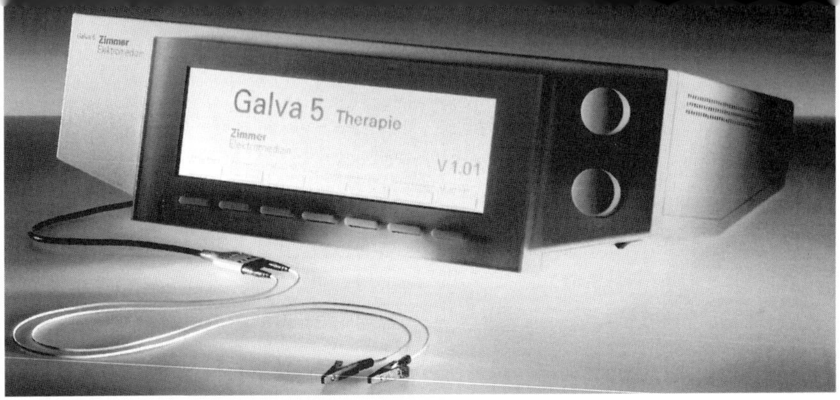

Abb. 56: Vielseitig einsetzbares Reizstromgerät. (Werkfoto Zimmer, Elektromedizin)

Strom- und spannungskonstante Ausgangsleistung

Die meisten Reizstromgeräte können wahlweise strom- oder spannungskonstant geschaltet werden *(Abb. 56)*.
Im spannungskonstanten Betrieb wird die Spannung während der Therapiezeit auf dem voreingestellten Niveau gehalten. Ändert sich der elektrische Widerstand des Gewebes, führt dies zu Schwankungen der abgegebenen Stromdosis. Besonders über Triggerpunkten, motorischen Reizpunkten und als »Maximalpunkte« bekannten Hautarealen findet man einen herabgesetzten Hautwiderstand mit der Folge eines vermehrten Stromflusses.
Die Suche nach solchen Punkten mit bewegten Elektroden und deren gezielte Reizung ist daher im spannungskonstanten Betrieb leichter möglich.
In der stromkonstanten Betriebsart soll mit den oben angeführten Einschränkungen die vom Behandler eingestellte Stromdosis konstant bleiben. Dadurch ist – zumindest bei technisch hochwertigen Geräten – eine gleichbleibende Ladung am zu reizenden Substrat (zumeist Nervenfasern) gewährleistet.
Die gegenseitige Entladung von Nervenfasermembranen durch minimale Stromflüsse zwischen den dichtgepackt liegenden Fasern eines Nervs tritt hier nicht so ausgeprägt wie im spannungskonstanten Feld in Erscheinung. Die Reizung des Nervs ist somit wesentlich gleichmäßiger.

5.3.9 Diadynamische Ströme

Durch einen Zufall erfuhr der französische Zahnarzt *P. Bernard* die analgetische und hyperämisierende Wirkung von 50- und 100-Hz-Impulsen. Auf der Suche nach verbesserten Parametern erhielt er die diadynamischen Ströme durch Gleichrichten von Wechselstrom. Die Impulse mit der Form

einer Sinushalbwelle sind an der Basis 10 ms breit und haben als Grundfrequenzen 50 Hz und 100 Hz. Allerdings ist die Wirkungsdauer dieser gleichförmigen Impulsfolgen durch den rasch eintretenden Gewöhnungseffekt begrenzt. Aus diesem Grunde wurden die beiden Grundfrequenzen im zeitlichen Ablauf kombiniert *(Abb. 57)*.
Üblicherweise werden folgende diadynamische Ströme zu therapeutischen Zwecken verwendet:

MF	Monophase fixe	50 Hz
DF	Diphase fixe	100 Hz
CP	Module en courtes périodes	1 s lang 50 Hz, dann 1 s lang 100 Hz
LP	Module en longes périodes	50 Hz Grundfrequenz, 100 Hz im 15-s-Rhythmus eingeschwellt

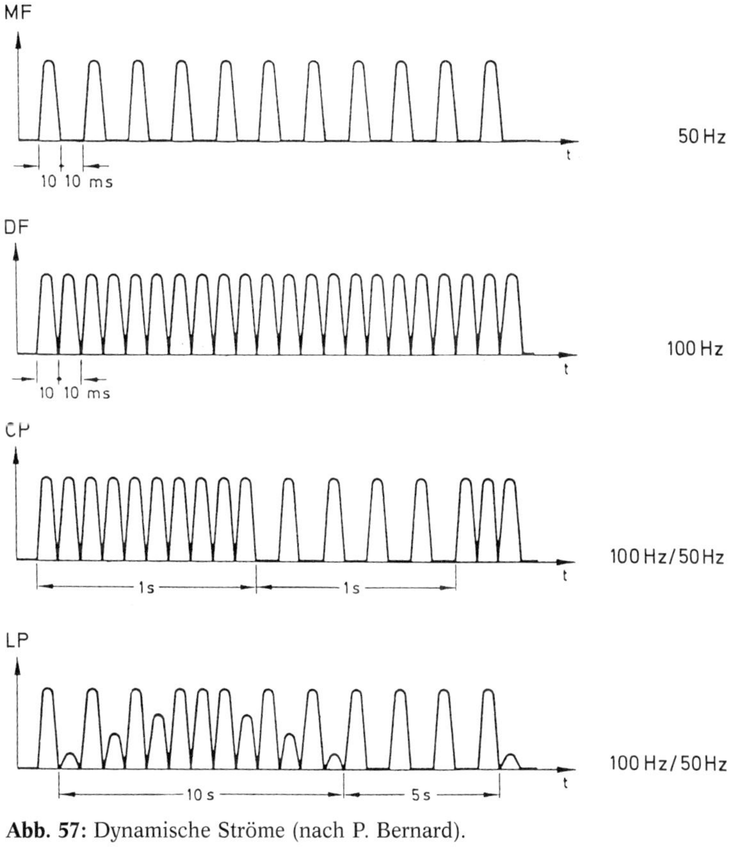

Abb. 57: Dynamische Ströme (nach P. Bernard).

Auch die Kombination von DF mit CP oder LP hat sich in der praktischen Anwendung bewährt.
Den diadynamischen Strömen sollte stets ein unterschwellig dosierter galvanischer Strom als Basisstrom unterlegt werden, da dieser die Durchblutung und Gewebetrophik zusätzlich zu fördern vermag *(Abb. 58)*.
Die bekannten therapeutischen Wirkungen der diadynamischen Ströme beruhen auf analgetischen (DF, CP, LP) und durchblutungsfördernden Eigenschaften (CP), ferner auf einer ausgeprägten Resorptionsförderung (CP, LP) beispielsweise bei posttraumatischen Zuständen.
Die Stromformen MF und CP besitzen einen deutlichen Reizcharakter. Zur neuromuskulären Stimulation jedoch werden sie trotz des guten tetanisierenden Effektes der 50-Hz-Frequenz heute nur noch ausnahmsweise benutzt, da die kräftige Stimulation kutaner Nervenfasern meist etwas schmerzhaft empfunden wird.
CP und LP zeichnen sich auch durch eine trophikverbessernde Wirkung bei degenerativen Erkrankungen aus.
Die diadynamischen Ströme werden im allgemeinen sensibel überschwellig dosiert. Der Patient soll ein deutliches Kribbeln oder Vibrieren unter den Elektroden empfinden. Bei chronischen Prozessen ist es oft erforderlich, die Stromintensität bis zur Toleranzgrenze zu steigern.
Um Hautschäden vorzubeugen, macht der hohe galvanische Anteil der diadynamischen Ströme eine sorgfältige Elektrodentechnik notwendig. Eine zu hohe Dosis verursacht selbst bei korrekter Elektrodentechnik oft Brennen oder Stechen und ist infolgedessen möglichst zu vermeiden.
Hauptindikationen sind chronische Erkrankungen und Verletzungsfolgen des Bewegungsapparates mit einer etwas diffusen Schmerzverteilung. Im Schmerzgebiet sollen großflächige Elektroden angebracht werden, vorzugsweise die Kathode, die Anode paravertebral im zugehörigen Segment.
Zur Resorptionsverbesserung bei der Therapie traumatischer Schäden, z. B. von Hämatomen, haben sich lokale Elektrodenanlagen in Form einer Querdurchflutung als günstig erwiesen.

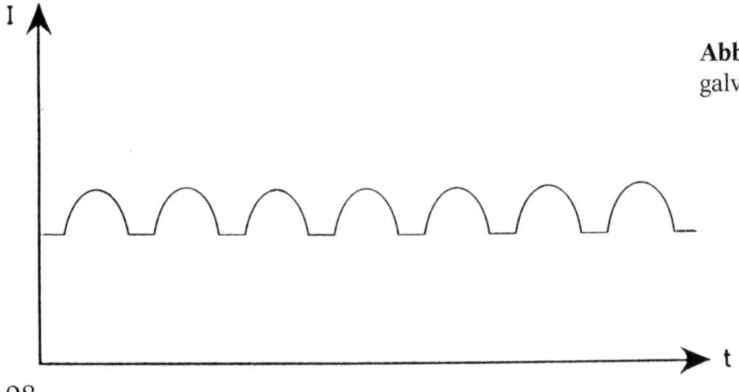

Abb. 58: DF-Strom mit galvanischer Basis.

5.3.10 Träbert-Reizstrom *(Abb. 59a)*

Der 1966 von dem Trierer Ingenieur *Träbert* eingeführte Reizstrom ist ein unipolarer Rechteckstrom von 2 ms Impuls- und 5 ms Pausendauer, woraus sich eine Frequenz von 143 Hz ergibt. Im Vergleich zu diadynamischen Stromformen ist der galvanische Anteil des *Träbert*-Stromes und damit die Gefahr chemischer Hautschäden deutlich geringer. Die gute analgetische Wirksamkeit verschaffte dieser Stromform eine breite Anwendung bei posttraumatischen Schmerzzuständen und Neuralgien. Der *Träbert*-Reizstrom eignet sich aber ebensogut zur Querdurchflutung bei schmerzhaften degenerativen Gelenkerkrankungen.

Bedingt durch die hohe gleichbleibende Frequenz tritt allerdings rasch ein Gewöhnungseffekt ein, der meist zum Nachregeln zwingt. Nach einem anfangs intensiven, manchmal etwas unangenehm empfundenen Reiz soll während der gesamten Behandlungszeit von 8–15 Min. ein deutlich vibrierendes Stromgefühl erhalten bleiben. Das auftretende Muskelwogen ist zur Detonisierung erwünscht.

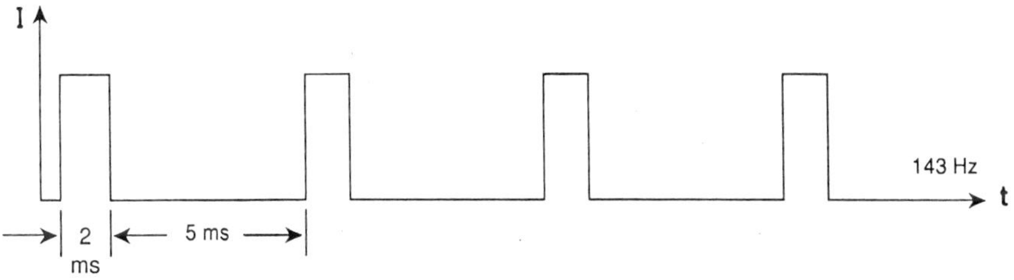

Abb. 59a: Träbert-Strom.

5.3.11 Modifizierter Ultrareizstrom *(Abb. 59b)*

Als Variante des *Träbert*-Stromes wird ein modifizierter Ultrareizstrom mit unipolaren Rechteck-Impulsen von 0,5 ms bei 5 ms Pausendauer und einer Frequenz von 182 Hz bezeichnet. Die Impulse dieser Stromform reizen die

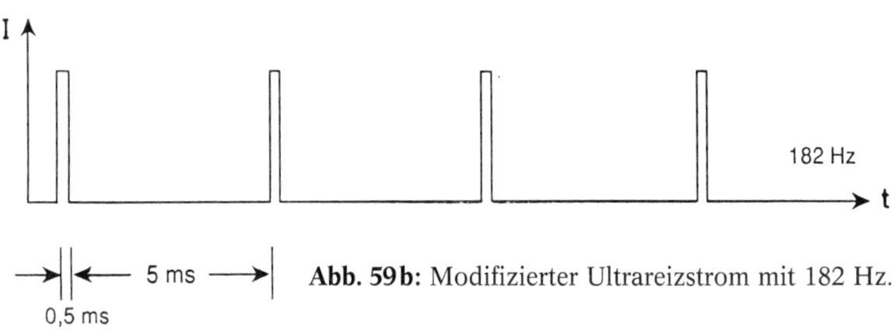

Abb. 59b: Modifizierter Ultrareizstrom mit 182 Hz.

Schmerzfasern der Haut nur noch geringfügig, was eine relativ hohe Dosierung ohne ein unangenehmes Stromempfinden erlaubt. Die Dosis wird langsam erhöht, bis ein intensives Muskelwogen eintritt, das vorwiegend eine Detonisierung verspannter Muskeln bewirkt. Bei Muskelverletzungen dient der modifizierte Ultrareizstrom hauptsächlich der Entstauung.

5.3.12 Stochastische Reizströme *(Abb. 60)*

Bei den stochastischen Reizströmen handelt es sich um analgetisch wirksame unipolare Rechteckströme, die meist eine Impulsbreite von 2 ms, 1 ms, oder 0,5 ms besitzen. Diese Ströme zeichnen sich durch variable Frequenzen aus, die nach einem Zufallsprinzip aneinandergereiht abgegeben werden. Auf diese Weise wird der bei anderen Strömen nicht seltene Gewöhnungseffekt vermieden. Damit läßt sich nach Untersuchungen von *Edel* die Schmerzschwelle, insbesondere mit stochastischen Impulsfolgen von 5 Hz–30 Hz, deutlich anheben. Aufgrund der fehlenden Gewöhnung haben sich stochastische Ströme auch in der Langzeittherapie chronischer Schmerzen (TENS-Prinzip) bewährt.

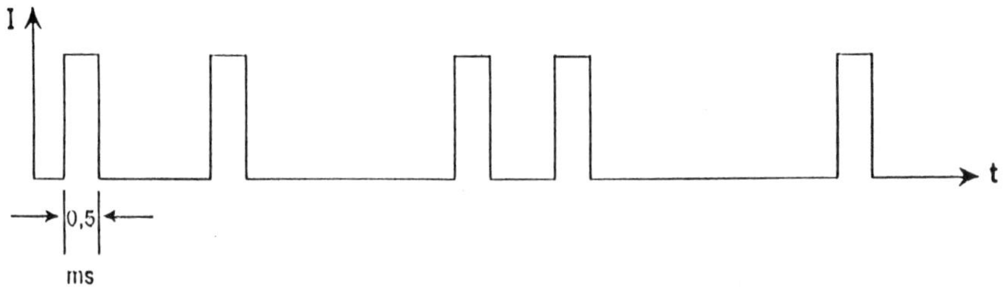

Abb. 60: Stochastischer Reizstrom mit 5–30 Hz.

5.3.13 Transkutane elektrische Nervenstimulation (TENS)

Die Arbeiten von *Melzack* und *Wall* (1965) über die Theorie der Schmerzverarbeitung legten den Grundstein zur Entwicklung der Schmerztherapie mit Reizströmen. Dabei werden die sensiblen Nervenfasern mit Elektroden an der Hautoberfläche gereizt. Diese einfache und bei korrekter Anwendung nebenwirkungsfreie Methode kann von Behandlern und Patienten selbst gleichermaßen erfolgreich angewandt werden.

Auf dem Markt sind zahlreiche batteriebetriebene Klein-Stimulatoren erhältlich, die meist uni- oder bidirektionale Rechteckimpulse von 0,1–1 ms Dauer abgeben.
In modernen stationären Elektrotherapiegeräten stehen solche Stromformen ebenfalls zur Verfügung. Damit können zunächst die für den Patienten vorteilhaften Stromparameter in Probestimulationen festgelegt und nachfolgend gezielt die entsprechenden Kleingeräte zur Heimbehandlung verschrieben werden. Dieses Vorgehen trägt neben der einfachen Durchführung auch zum Einsparen von Kosten bei, die durch das wiederholte Rezeptieren unterschiedlicher Klein-Stimulatoren entstehen können.
Die Probestimulationen sind über etwa drei Wochen erforderlich, damit eine sichere Aussage darüber getroffen werden kann, ob eine TENS-Therapie sinnvoll ist. Dabei ist zu beachten, daß während der ersten Wochen auch unspezifische Mechanismen (der sog. Plazebo-Effekt) zur Schmerzlinderung beitragen. Bleibt die analgetische Wirksamkeit auch nach der dritten Woche bestehen, kann mit einer anhaltend günstigen Schmerzbeeinflussung durch die TENS-Therapie gerechnet werden. Bei richtiger Auswahl der Stimulationsparameter sowie einer korrekten Elektrodentechnik liegen die Behandlungserfolge bei 60–65% (*Edel* 1991).
In der TENS-Therapie werden zwei Methoden unterschieden, deren analgetische Wirksamkeit auf eigenen physiologischen Mechanismen beruht.

Konventionelle TENS-Verfahren

Sie werden mit relativ niedrigen Intensitäten (sensibel schwellige Dosierung) und höheren Frequenzen (etwa 50–150 Hz) zur Schmerzbehandlung benutzt. Im angelsächsischen Schrifttum trifft man häufig auf die Bezeichnung »high frequency – low intensity TENS«. Zu den konventionellen Verfahren zählen auch die stochastischen Reizströme (z. B. 5–30 Hz). Der Patient soll bei der Behandlung *angenehme Kribbel-Parästhesien* im Schmerzgebiet empfinden. Meist tritt dann eine rasche Linderung der Schmerzen ein. Die Wirksamkeit der konventionellen TENS-Therapie dürfte auf der modifizierten Gate-Control-Theorie von *Melzack* und *Wall* beruhen (s. 3.2).
Die Elektroden werden meist lokal über dem Schmerzareal angebracht. Dabei ist es wichtig, im gesamten Schmerzgebiet Kribbelparästhesien zu erzeugen. Moderne selbsthaftende Elektroden, die das gesamte Schmerzgebiet abdecken sollen, sind dafür gut geeignet. Da dies nicht immer möglich ist, empfiehlt sich verschiedentlich die Reizung des versorgenden Nervenstammes proximal vom Schmerzgebiet *(Abb. 61)*.

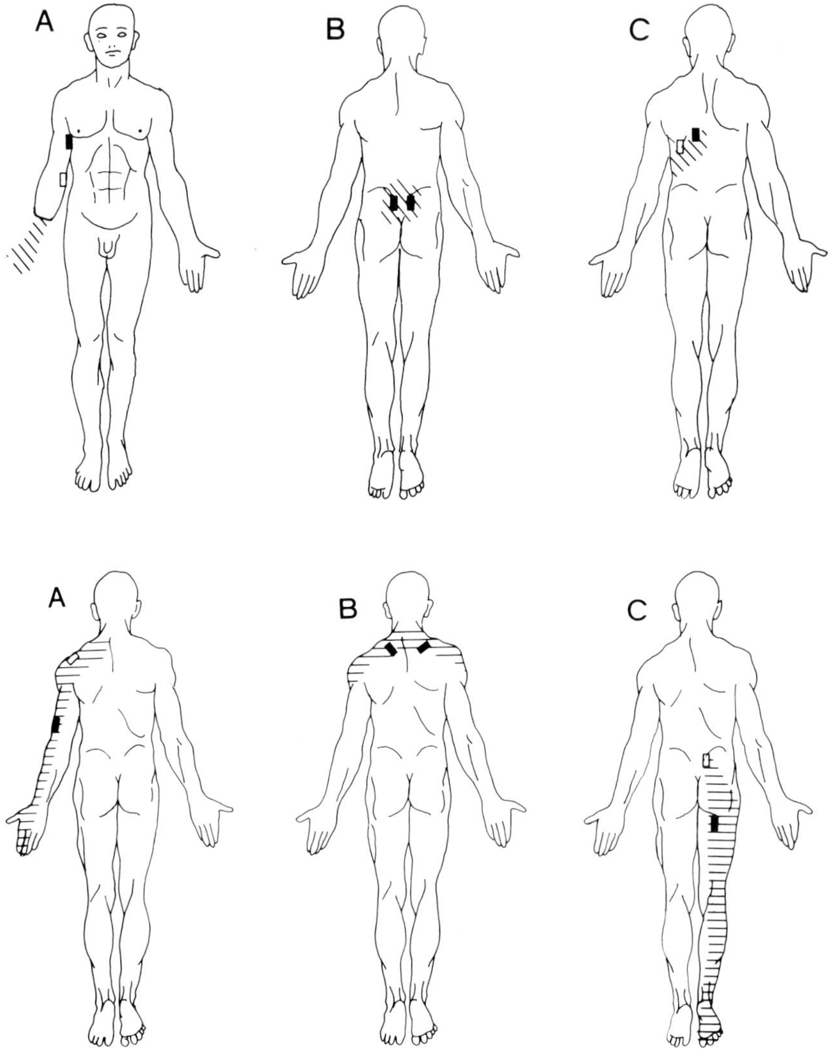

Abb. 61: Beispiele von Elektrodenanlage der konventionellen TENS. (Aus Eriksson und Sjoelund, 1986).

Umschriebene Schmerzareale, z. B. bei postoperativen Wundschmerzen oder einer Zoster-Neuralgie, werden zweckmäßig mit streifenförmigen Elektroden eingekreist.

Melzack schlug eine Modifikation des konventionellen Verfahrens vor, nach der hohe Frequenzen mit Intensitäten nahe der Toleranzschwelle verabfolgt werden. Er nannte diese Methode »brief intense stimulation«; *Edel* bezeichnet sie als Hyperstimulationsanalgesie. Bei diesem Verfahren wird nur kurze Zeit, während etwa 20 Min., gereizt. Die Wirkung der »brief intense stimulation« ist nicht mehr durch die Gate-Control-Theorie zu erklären. Möglicherweise liegt der Analgesie eine zentrale Freisetzung von Endorphinen etc. zugrunde.

Akupunkturähnliche TENS (acupuncture like TENS = apl-TENS)

Im Gegensatz zur konventionellen TENS wird die apl-TENS auch »low frequency – high intensity TENS« genannt, weil zur Stimulation vorzugsweise hohe Intensitäten nahe der individuellen Toleranzgrenze benutzt werden. Die Impulse sind auch bei dieser Methode meist rechteckförmig und mono- oder bidirektional, die Frequenzen liegen bei 0,5–8 Hz. Diese Form der Therapie kann schmerzhaft sein. Um die stimulationsbedingten Schmerzen zu vermeiden, ohne den Therapieerfolg zu mindern, werden in einigen Geräten auch sog. *Bursts* angeboten. Bursts sind Impulsgruppen mit niedrigen Wiederholungsfrequenzen. Innerhalb der Gruppe ist die Frequenz jedoch höher, z. B. 80 Hz. Die Impulsgruppen besitzen häufig besonders geformte Hüllkurven, deren therapeutischer Vorteil nicht immer begründet ist. Manchmal ist es jedoch wünschenswert, jeweils die Polarität der Impulse oder der Impulsgruppen zu ändern, um derart bipolar reizen zu können *(Abb. 62a–c).*
Die bevorzugten Reizorte liegen nach *Eriksson* und *Sjoelund* in den Myotomen, das heißt in der Muskulatur, die dem Segment angehört, in dem sich der Schmerzort befindet. Die Intensität der Stimulation ist so hoch zu wählen, daß Muskelkontraktionen auftreten. Besonders bei myofaszialen und bei vertebragenen Schmerzsyndromen wurde die apl-TENS erfolgreich verabfolgt. Zur Stimulation eignen sich kleinflächige Elektroden, die über den jeweiligen Reizpunkten, wie Triggerpunkten, motorischen Reizpunkten (siehe auch *Abb. 63a–l;* S. 105–113) oder auch Schmerzpunkten im Bindegewebe angebracht werden. Häufig sind diese Punkte mit klassischen Akupunkturpunkten identisch.
Nicht immer müssen mit der apl-TENS jedoch diese Punkte im betroffenen Gebiet gereizt werden. Wenn ein Patient dabei unerträgliche Schmerzen angibt, kann auch an Reizpunkten außerhalb des Schmerzgebietes oder sogar kontralateral stimuliert werden. Der Wirkungsmechanismus dieser Methode scheint in einer Endorphinausschüttung im Hirnstamm und Zwischenhirn zu liegen. Die intensive Reizung von langsam leitenden Schmerzfasern mit der apl-TENS (und der Hyperstimulationsanalgesie) aktiviert

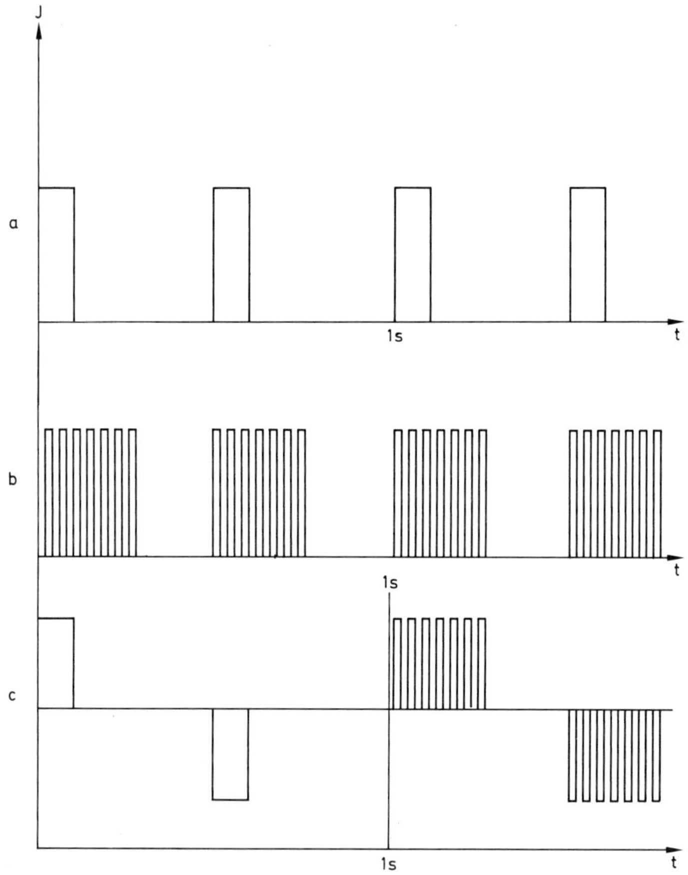

Abb. 62 a–c: apl-TENS. **a)** Rechteckimpulse, **b)** Bursts, **c)** Umpolung von Einzelimpulsen/Bursts.

offenbar dieses zentrale schmerzhemmende System über aufsteigende Bahnen des Rückenmarks. Bis eine anhaltende Schmerzlinderung eintritt, vergehen meist etwa 20–30 Min., wobei die apl-TENS häufig dann noch erfolgreich ist, wenn die konventionelle TENS kein befriedigendes Ergebnis gebracht hat.
Die apl-TENS wurde aus der althergebrachten, mit Nadeln durchgeführten *Elektroakupunktur (EAP)* abgeleitet, bei der die Nadeln gleichzeitig als Elektroden dienen. Mit dem Durchstechen der Haut wird der elektrische Hautwiderstand ausgeschaltet und der Übergangswiderstand des Stromes um ein Vielfaches herabgesetzt. Es dürfen daher auf keinen Fall die üblichen Dosierungen der apl-TENS im Milliampère-Bereich gewählt werden. Die Reizung erfolgt mit sog. Mikroreizströmen von etwa 2–8 Hz und nur wenigen Mikroampère.

Abb. 63a–l: Elektrodenanlagen nach anatomischen Bildern. (Nach Sobotta/Becher. 1973)

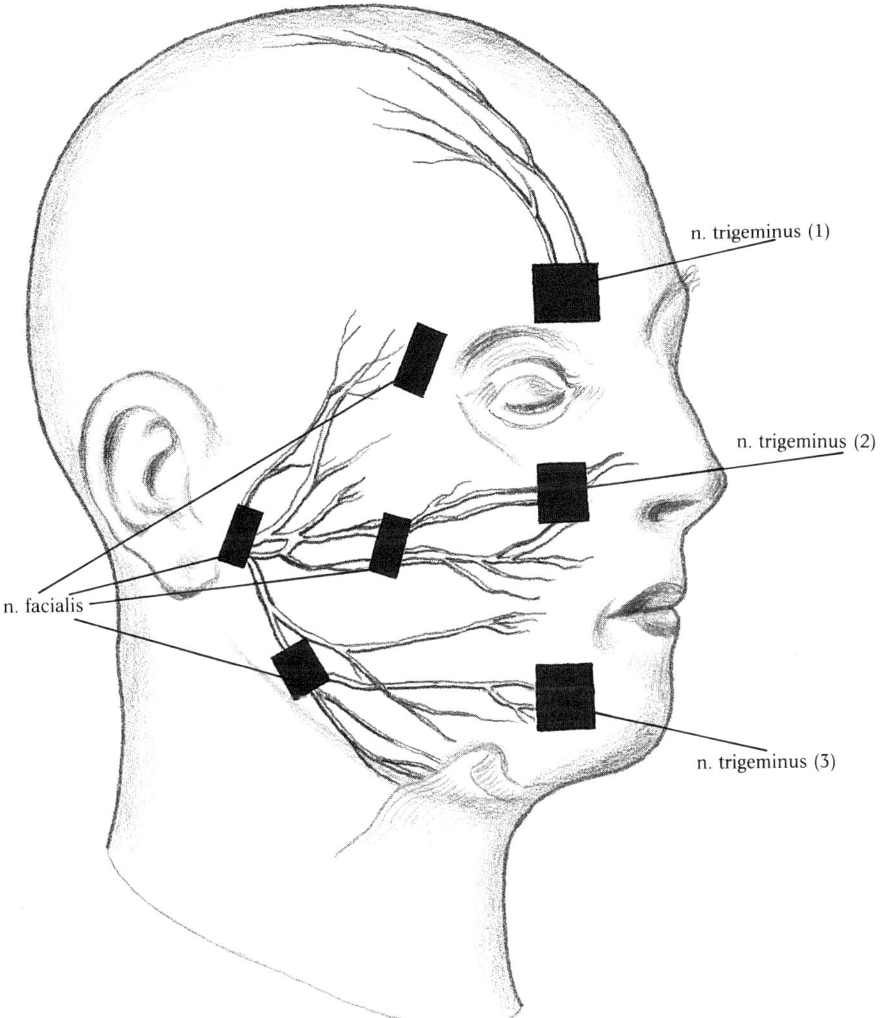

Abb. 63a: Nervenreizpunkte am Kopf.

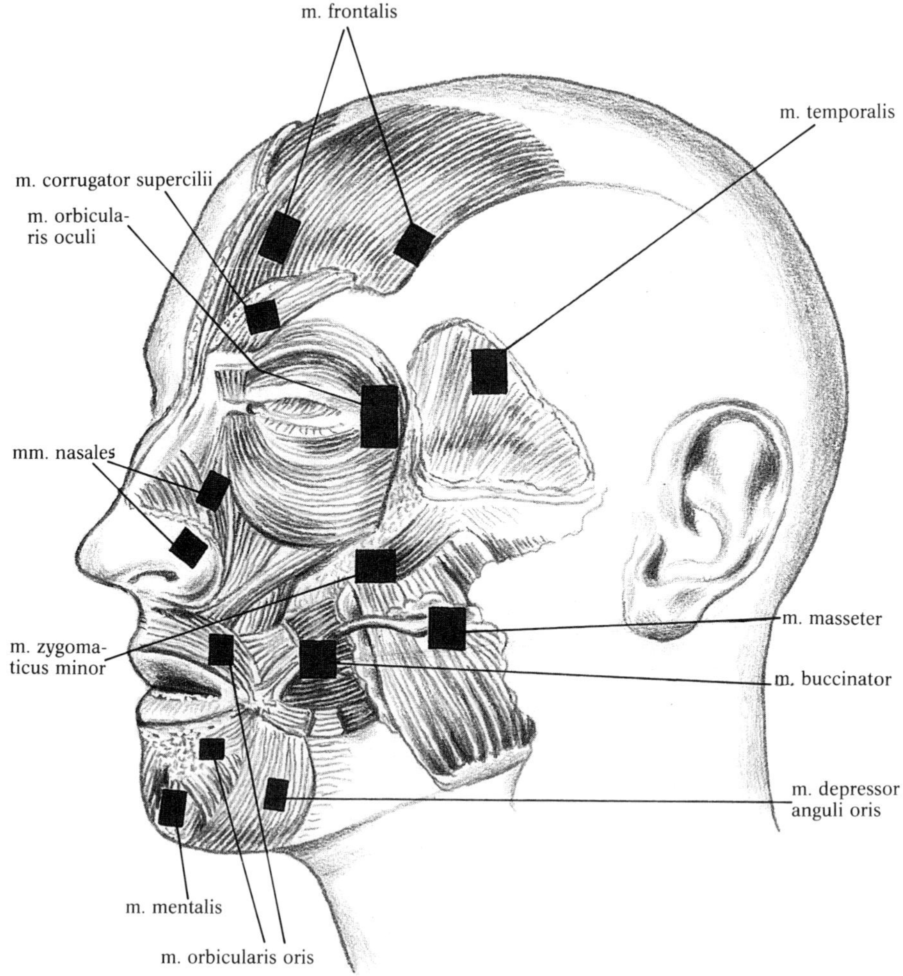

Abb. 63b: Muskelreizpunkte am Kopf.

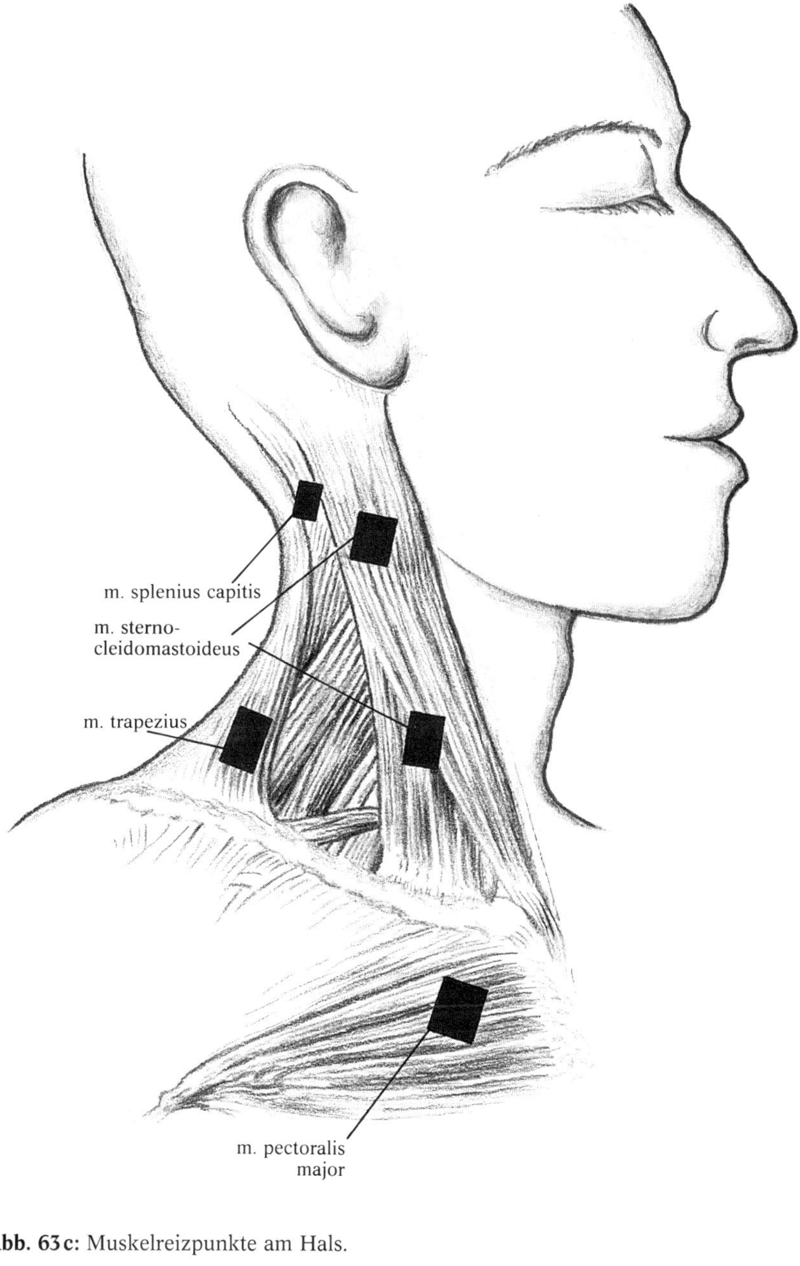

Abb. 63 c: Muskelreizpunkte am Hals.

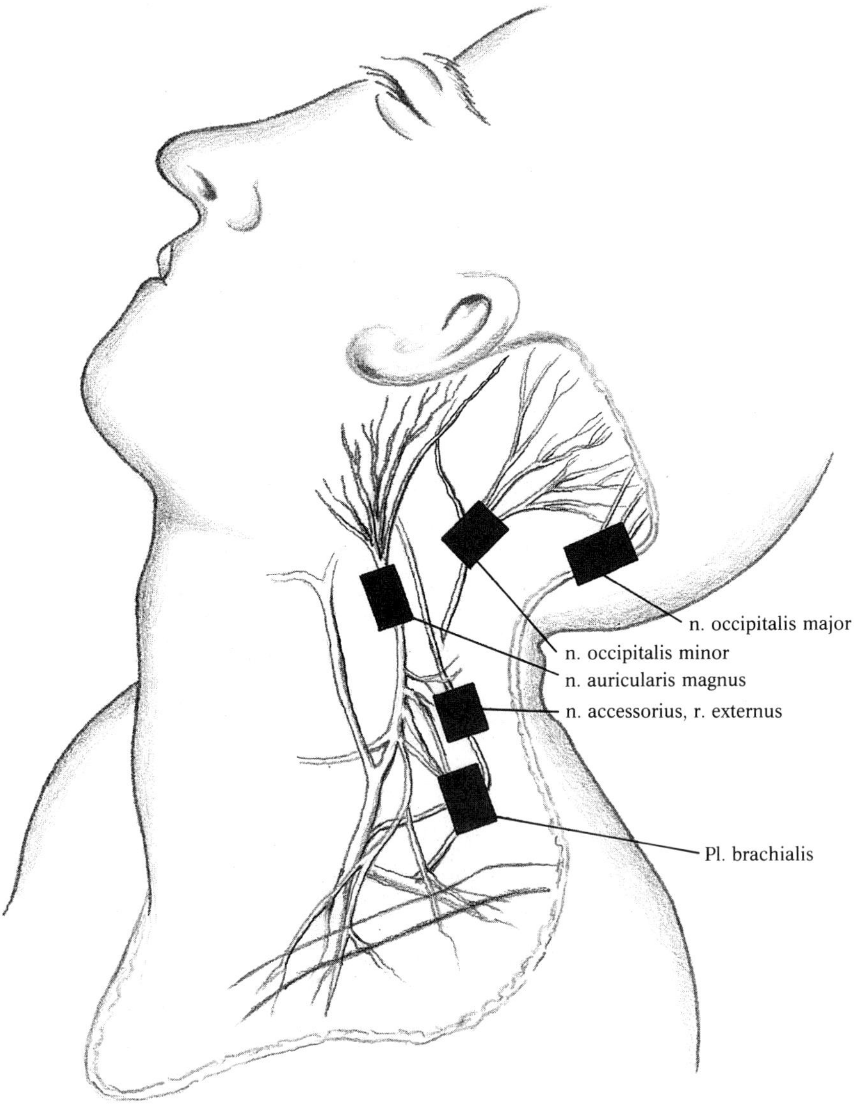

Abb. 63 d: Nervenreizpunkte am Kopf und Hals.

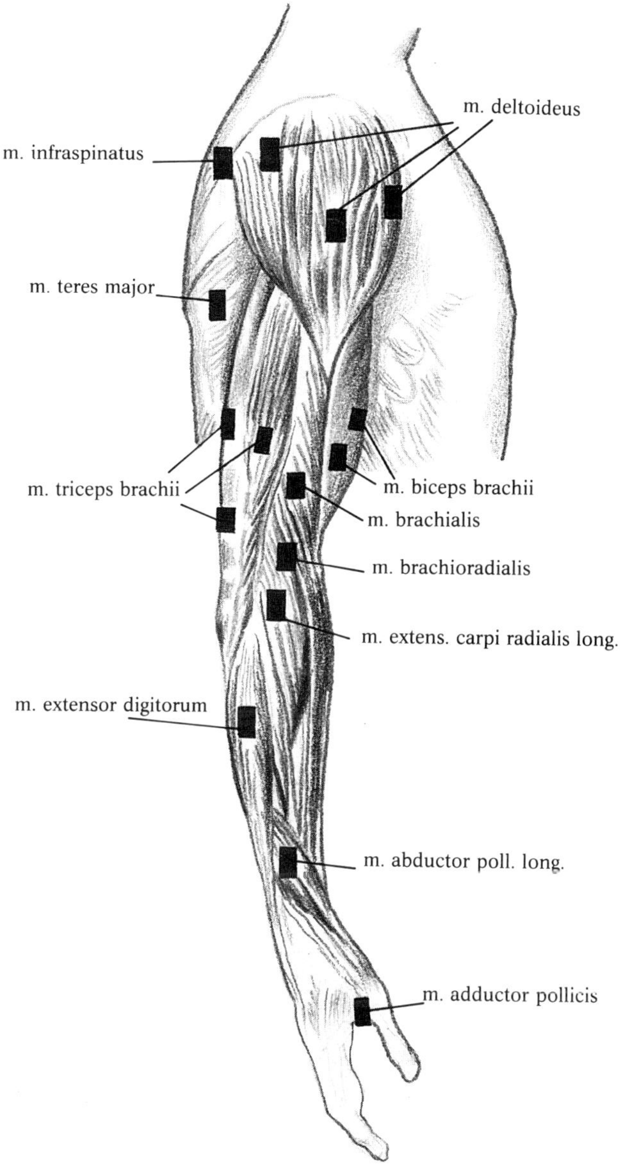

Abb. 63 e: Muskelreizpunkte am Arm (Außenseite).

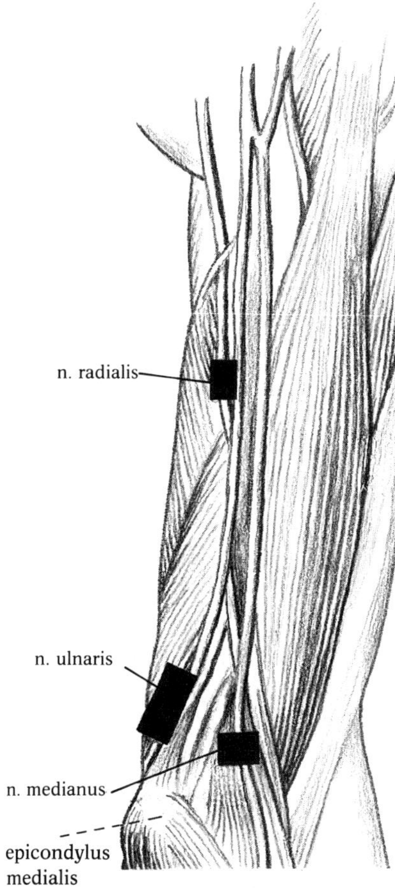

Abb. 63f: Nervenreizpunkte am Oberarm (Beugeseite).

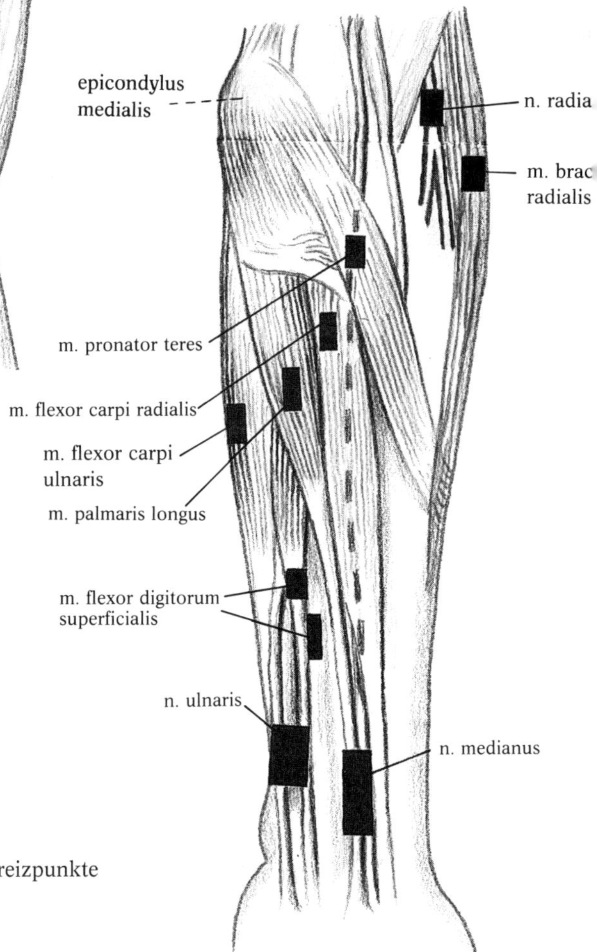

Abb. 63g: Muskel- und Nervenreizpunkte am Unterarm (Beugeseite).

Abb. 63h: Muskel- und Nervenreizpunkte am Oberschenkel (Streckseite).

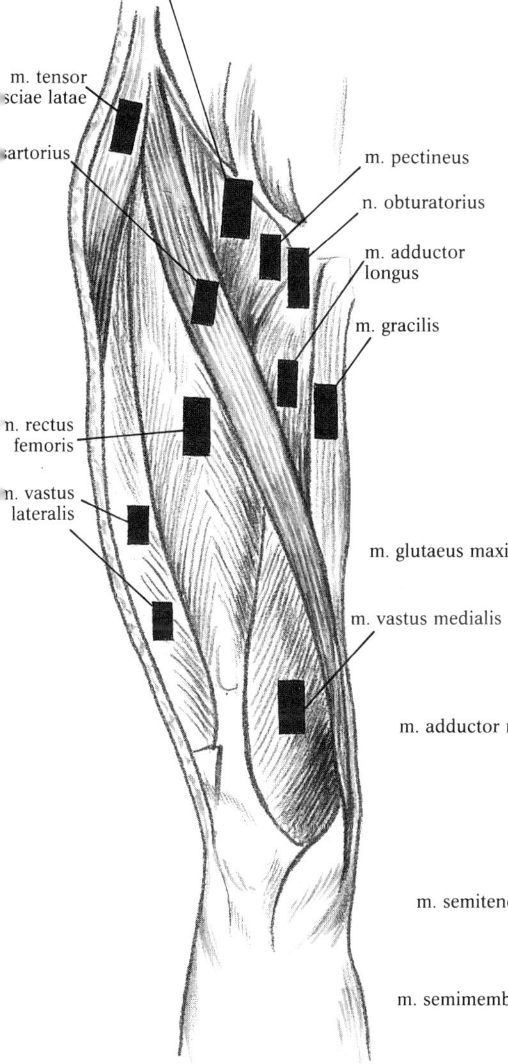

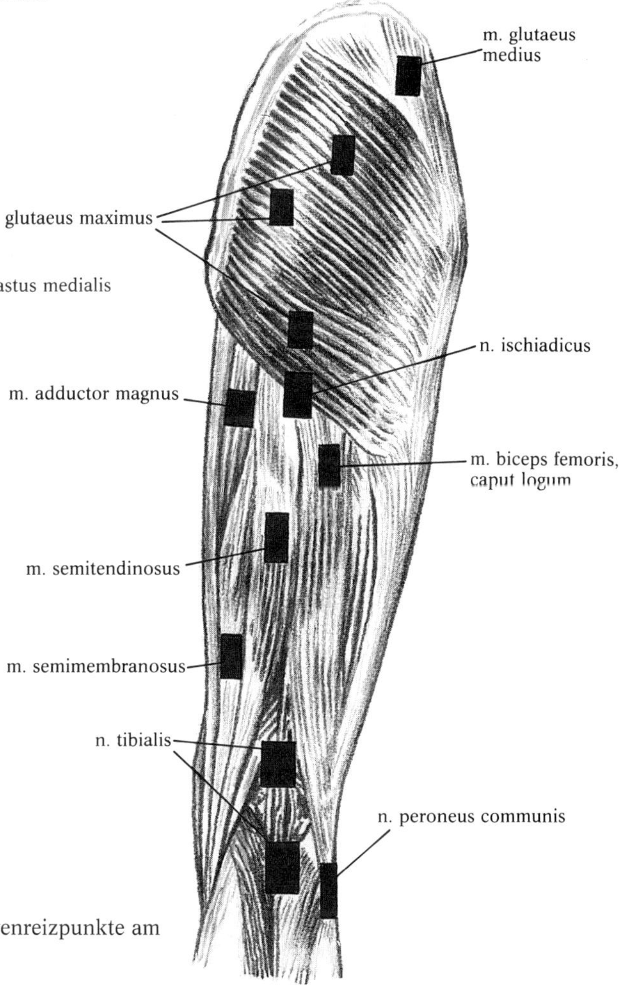

Abb. 63i: Muskel- und Nervenreizpunkte am Oberschenkel (Beugeseite).

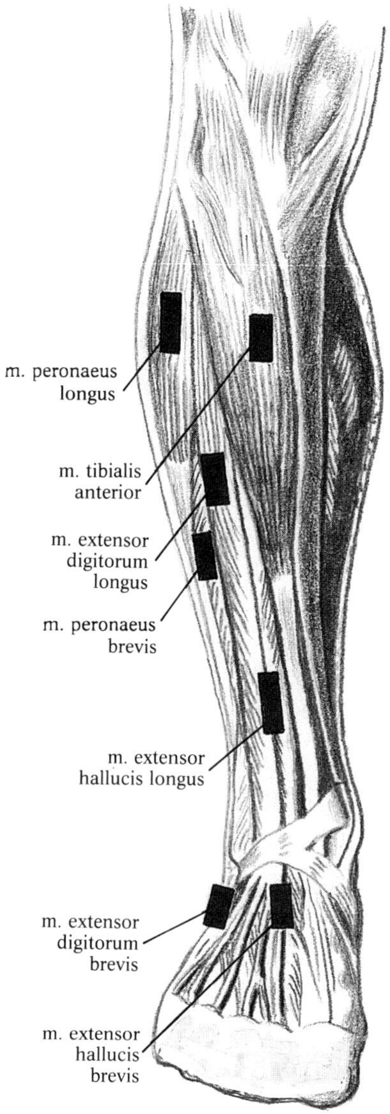

Abb. 63j: Muskelreizpunkte am Unterschenkel (ventral).

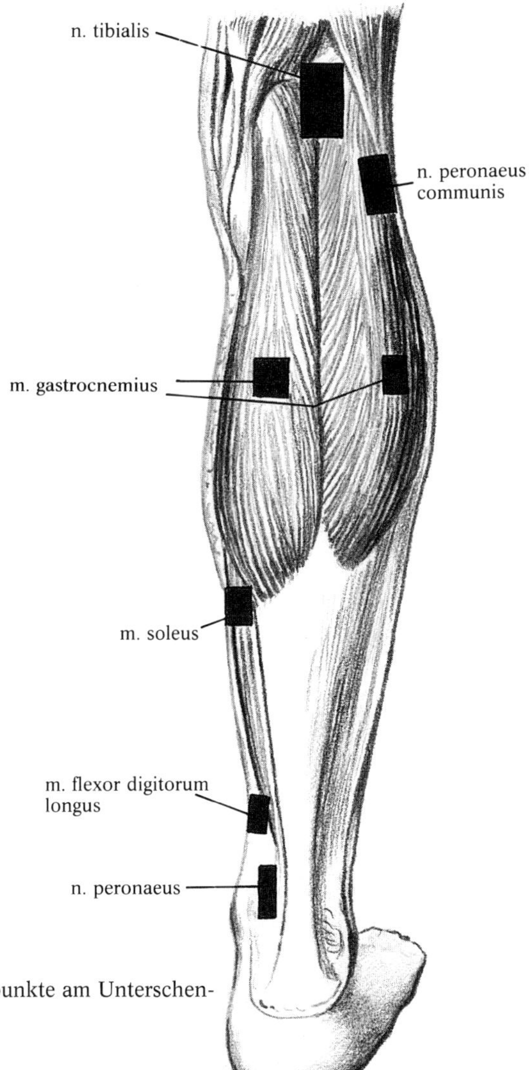

Abb. 63k: Muskel- und Nervenreizpunkte am Unterschenkel (dorsal).

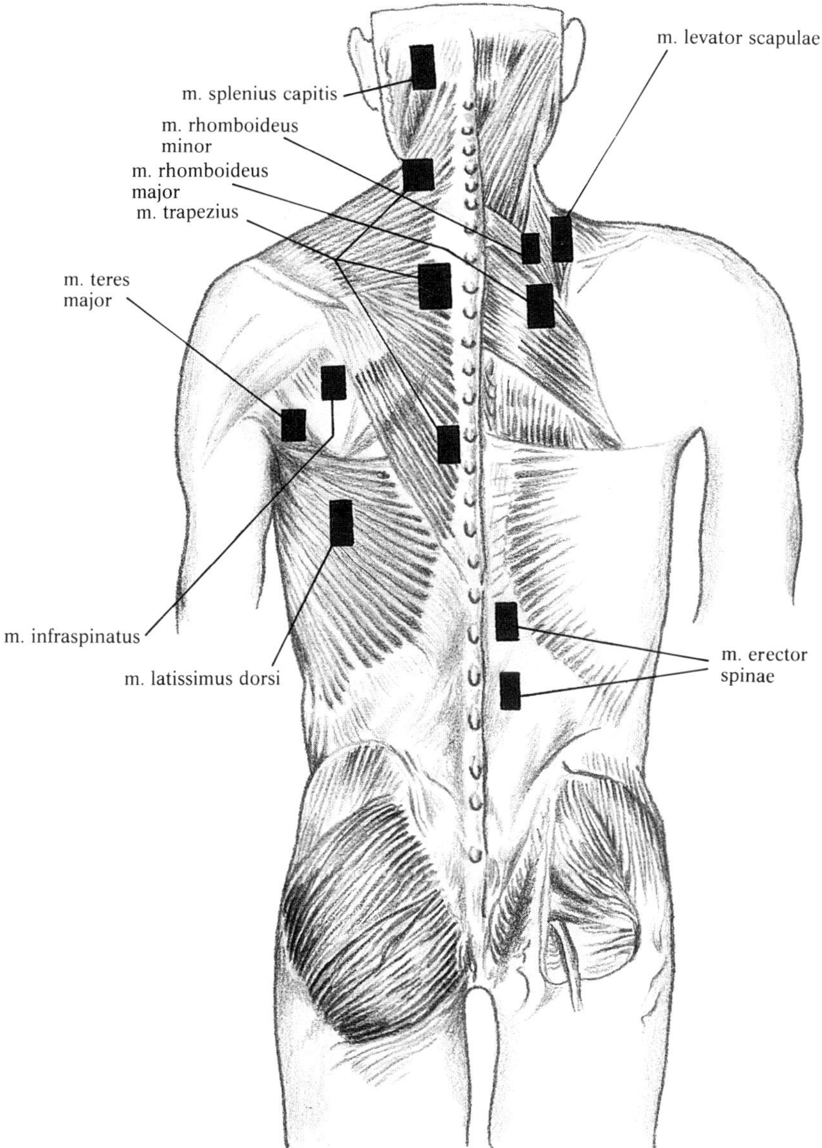

Abb. 63l: Muskelreizpunkte am Nacken und Rücken.

Hauptindikationen

Hauptindikationen der TENS-Behandlung (nach *Edel,* 1991) und anderer analgetischer Reizströme sind akute Schmerzsyndrome wie posttraumatische oder postoperative Schmerzen, ferner myofasziale Schmerzsyndrome.

Die Indikationen der TENS-Therapie sind im folgenden nach Körperregionen geordnet:

- Kopfschmerzen, temporo-mandibuläre Schmerzsyndrome, Migräne im Intervall zur Anfallsprävention;
- Zervikal-, Zervikobrachialgien, Schmerzen nach Schleudertrauma;
- Thorakalsyndrom, Rippenfrakturschmerz, Interkostal-, Zosterneuralgie, muskuläre Schmerzsyndrome;
- Schmerzen bei degenerativen Wirbelsäulenerkrankungen, Radikulopathien, Kreuzschmerzen, Lumboischialgien;
- Schmerzen bei Erkrankungen am Bewegungs- und Stützapparat, z. B. Arthralgien, Periathropathien, Epikondylopathien, Tendopathien, Bursopathien, Tendomyopathien, Myopathien, myofasziale Schmerzsyndrome;
- Neuralgien, Neuritiden, Polyneuropathien, periphere Nervenläsionen, Amputations-, Stumpf-, Phantomschmerzen, Kausalgien, M. Sudeck, Tumorschmerzsyndrome, chron. postoperative Schmerzen, Verbrennungsschmerz, Frakturschmerzen, posttraumatische Schmerzen, Pankreasschmerz.

Besondere TENS-Indikationen (nach *Sjoelund* und *Eriksson*):

TENS-Therapie während der Geburt.

Die beste Analgesie wird erreicht, wenn mit der Stimulation kurz vor Beginn der Eröffnungsphase begonnen wird.

Je ein Paar Elektroden werden symmetrisch über den Querfortsätzen Th_{10}-L_1 und S_2- S_4 befestigt. Geeignet sind Elektroden von 30–50 cm^2. Während der Eröffnungsphase dienen die kranialen Elektroden zur Stimulation. Über das kaudale Elektrodenpaar wird während der Austreibungsphase gereizt *(Abb. 64).*

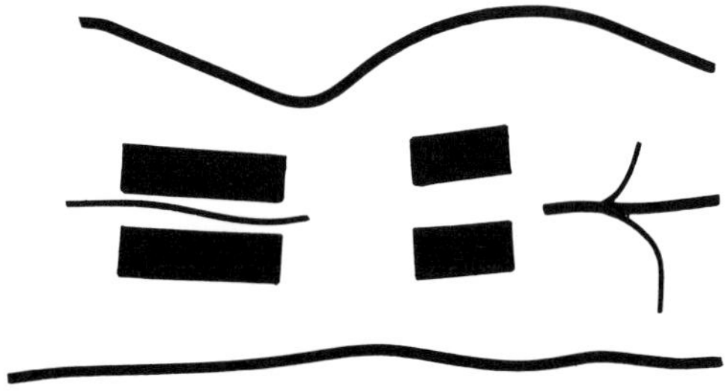

Abb. 64: Elektrodenanlage.

Während der gesamten Zeit wird mit einer niedrigen Dosis (sensible Schwellendosis) im Sinne einer Basisstimulation, kurz vor Eintritt einer Wehe jedoch mit hoher Intensität gereizt. Die Stimulation während der Wehen sollte mindestens 1 min andauern und kann durch die Kreißende selbst gesteuert werden.

Postoperative TENS-Therapie (nach *Ottoson, Lundeberg*)

Nach der Wundnaht werden sterile Elektroden parallel zum Hautschnitt im Abstand von wenigen Zentimetern aufgeklebt, das Stimulationsgerät angeschlossen und auf eine niedrige Intensität eingestellt (Muskelkontraktionen dürfen nicht ausgelöst werden!) *(Abb. 65)*. Wenn der Patient vollständig wach ist, sollte er die Intensität auf das 2–3fache der sensiblen Schwellendosis einregeln. Eine Dauerstimulation bis zum Sistieren des Wundschmerzes ist vorteilhaft.

Die TENS-Behandlung eignet sich nicht, wenn die Wunde mit Metallklammern verschlossen wurde.

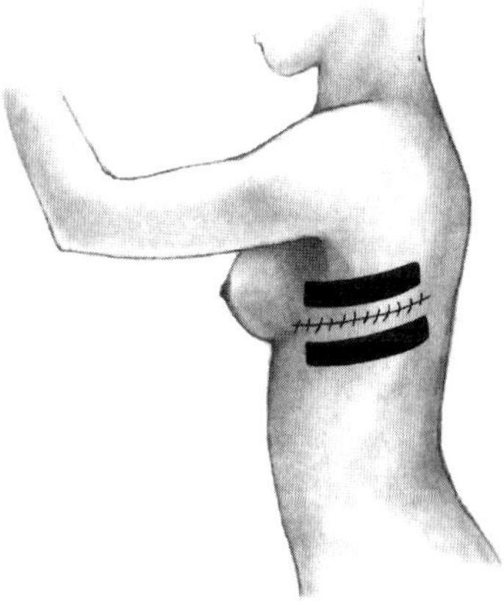

Abb. 65: Elektrodenanlage.

Kontraindikationen (nach *Edel*, 1991)

- Herzschrittmacherträger (trotzdem nicht selten genannte Möglichkeiten sind aus forensischen Gründen kritisch zu betrachten)
- kausal zu behebende Schmerzen
- überwiegend psychogene Schmerzen (die TENS-Therapie ist unwirksam)
- extreme Stromempfindlichkeit der Patienten (außer bei Mikroampèreströmen)
- Reizung über anästhetischen Hautgebieten
- zentrale Schmerzsyndrome, z. B. Thalamus-Schmerzsyndrom, da die Elektrotherapie erfahrungsgemäß hierbei kaum wirksam ist.

5.3.14 Hochvolt-Stimulation

Unter Hochvolt-Stimulation, auch als »high voltage galvanic current stimulation« bekannt, versteht man die Anwendung sehr kurzer, etwa 10–50 µs dauernder Impulse zur neuromuskulären Reizung *(Abb. 66a, b)*. Die Impulse benötigen eine relativ hohe Stromdosis, um während der kurzen Stromflußzeit an Nervenfasern Aktionspotentiale auslösen zu können. Dafür ist nach dem Ohmschen Gesetz auch eine Spannung von mehr als 100 V notwendig, woraus sich der Name »Hochvolt« ableitet (korrekt müßte es »Hochspannung« heißen). Die gemeinsame Eigenschaft der Hochvoltimpulse, von denen eine große, nicht immer therapeutisch begründbare Vielfalt existiert, ist eine angenehme Stimulation.
Die geringe sensible Belästigung ermöglicht eine vorteilhafte Reizung motorischer Nerven bei muskulären Verspannungszuständen sowie von tiefer gelegenen sensiblen Nerven bei umschriebenen Weichteil-Schmerzen. In Anlehnung an die in der Nieder- und Mittelfrequenztherapie bewährten Frequenzen werden entsprechende Wirkungen auch für Hochvolt-Impulse

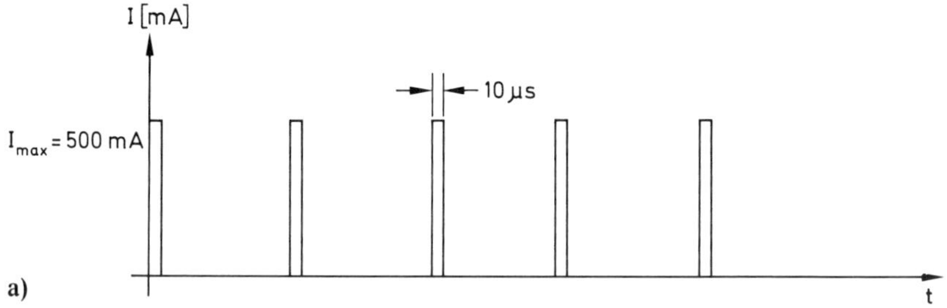

a)

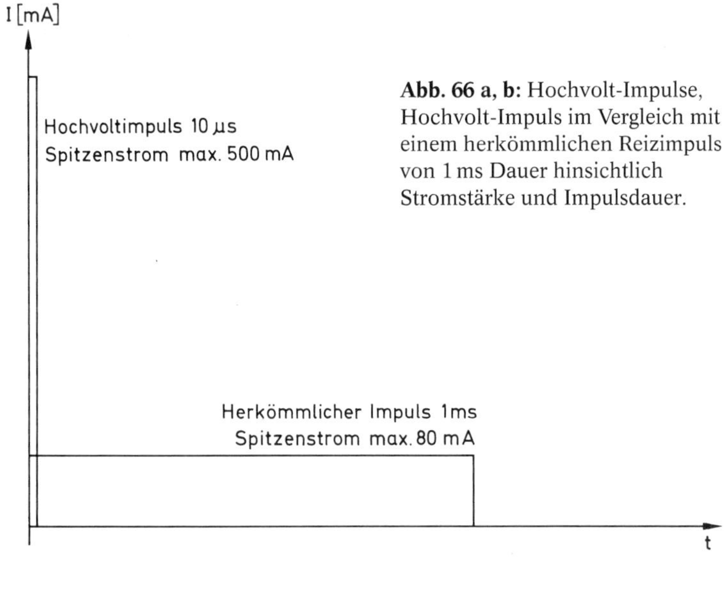

b)

Abb. 66 a, b: Hochvolt-Impulse, Hochvolt-Impuls im Vergleich mit einem herkömmlichen Reizimpuls von 1 ms Dauer hinsichtlich Stromstärke und Impulsdauer.

angenommen. Im Vordergrund stehen aber bei der Therapie mit Hochvolt-Impulsen die Muskeldetonisierung und die damit erzielbare Analgesie, während direkte analgetische oder hyperämisierende Eigenschaften von Hochvolt-Impulsen bisher nicht eindeutig nachgewiesen werden konnten.
Niedrige Frequenzen (bis etwa 10 Hz) wirken in Form einer »Schüttelung« lockernd auf verspannte Muskulatur; mittleren Frequenzen (etwa 20 bis 80 Hz) wird dagegen eine muskeltonisierende Wirkung zugeschrieben. Hohe Frequenzen (ab etwa 100 Hz) gelten als schmerzstillend und werden z. B. zur gezielten Behandlung myofaszialer Triggerpunkte mit dem Simultanverfahren mit Ultraschall empfohlen (s. auch 7.5.4).

5.3.15 Mikroampère-Reizstrom *(Abb. 67)*

Dem Trend zur Entwicklung immer angenehmerer Stromformen folgend wurden in den USA in den letzten Jahren Ströme in Dosierungen unterhalb der Reizschwelle sensibler und motorischer Nervenfasern in die Elektrotherapie eingeführt. Die Intensitäten liegen im Mikroampère-Bereich, woraus sich der Name ableitet. Mikroampère-Reizströme sind auch als Mikroreizströme, Microcurrents, Mikroampèrage TENS und Micro Electrical Neuromuscular Stimulation (MENS) bekannt. Meist werden niedrige Frequenzen von wenigen Hertz in erster Linie zur Behandlung posttraumatischer und entzündlich rheumatischer Schmerzzustände benutzt.
Neue Untersuchungen (*Freund, Edel*) zeigen eine Veränderung von Chronaxiewerten motorischer Nerven unter der Anwendung von Mikroreizströmen, die als »window-effect« bezeichnet wird und an einen bestimmten Dosisbereich (etwa 300–700 μA) gebunden ist.

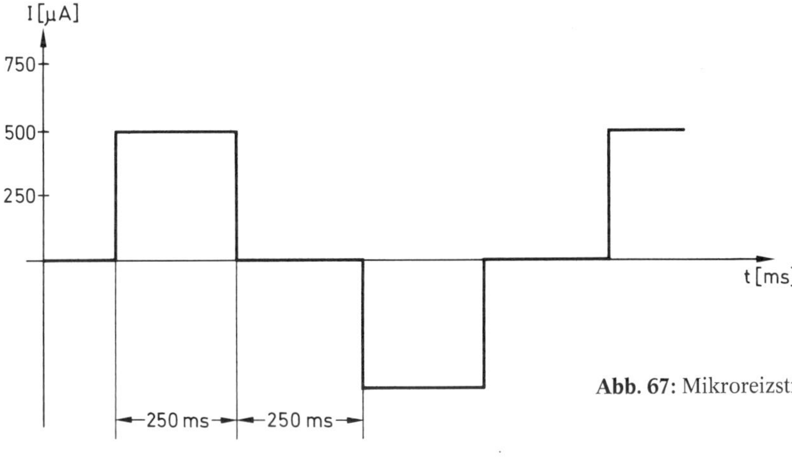

Abb. 67: Mikroreizstrom.

Die bisherigen Ergebnisse lassen eine Beeinflussung zellulärer Stoffwechselmechanismen und unterschwellige Veränderungen des elektrischen Ruhepotentials von Nerven vermuten. Interessante Anwendungsgebiete dieser Ströme werden für Indikationen erwartet, die der Elektrotherapie bisher verschlossen sind, wie beispielsweise Schmerzzustände bei Arthritiden oder entzündlich rheumatischen Erkrankungen.

5.3.16 Mittelfrequente Ströme

Der Bereich mittelfrequenter Ströme zur Elektrotherapie umfaßt nach *Gildemeister* die Frequenzen zwischen 1000 und 100 000 Hz. Im Gegensatz zu den niederfrequenten Impulsströmen können die mittelfrequenten Ströme bei therapeutischen Dosen an Nerven und Muskeln kaum synchrone Reize zu den einzelnen Schwingungsperioden auslösen.
Andererseits ist die Umwandlung der elektrischen Energie in Wärme, zumindest bei den praktisch benutzten Frequenzen bis etwa 8 Hz, viel zu gering, um thermische Wirkungen wie bei der Hochfrequenztherapie erzielen zu können.
Mittelfrequente Ströme im eigentlichen Sinn sind *amplitudenmodulierte Wechselstromimpulse unterschiedlicher Dauer.* Es existieren mehrere Arten der Amplitudenmodulation der Basis- oder Trägerfrequenz, die nachfolgend besprochen werden *(Abb. 68 a–c).*
In den einzelnen Impulsen folgen die sinusförmigen Wechselstromperioden unmittelbar aufeinander. Nur bei sehr hohen Dosen, die oberhalb des therapeutisch genutzten Bereiches liegen, würde die erste Schwingung eines Impulses eine Erregung auslösen können. Die nachfolgenden Schwingungen würden in die Refraktärzeit des Nervs oder des Muskels fallen und wären daher nicht reizwirksam. In der üblichen Dosierung aber wirkt der amplitudenmodulierte Gruppenimpuls in seiner Gesamtheit als Reiz auf erregbare Membranen. Die Membran wird zunächst unterschwellig (tonisch) depolarisiert und schließlich erregt.
Besonders in der Muskulatur tritt dieser Erregungsmechanismus im gesamten Stromfeld auf (*Senn* 1980, 1990). Zur Muskel-Stimulation sollen daher große streifenförmige Elektroden benutzt werden, um möglichst den gesamten Muskel zu erfassen.

Das von *Wyss* und *Senn* beschriebene mittelfrequente Prinzip der muskulären Tonisierung mit langen, oft mehrere Sekunden andauernden mittelfrequenten Stromschwellungen führt an der Muskelfasermembran zu einer reaktiven ansteigenden Depolarisation, die in eine plateauförmige Dauerdepolarisation mündet.

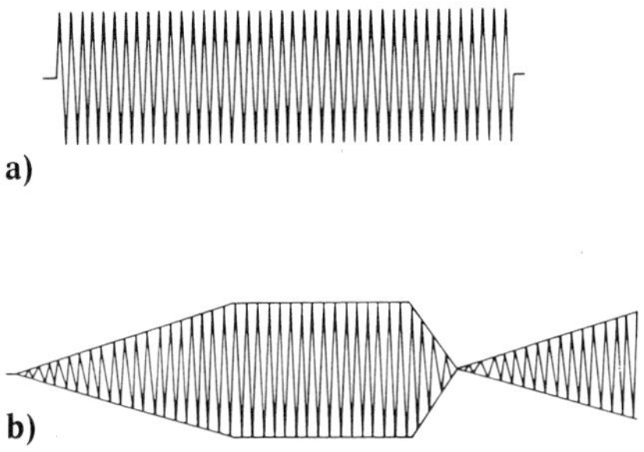

a) Trägerfrequenz, unmoduliert
b) Schwellimpuls (Amplitudenmodulation unter 1 Hz)
c) Amplitudenmodulierte mittelfrequente Ströme.

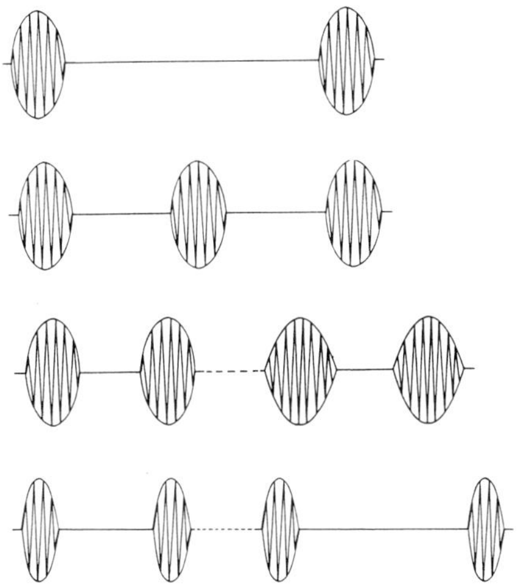

Abb. 68 a–c: Beispiele der Amplitudenmodulation der Basis- oder Trägerfrequenz.

Während der Einschwellphase des Stromes entstehen mehrere Erregungen, die im Plateau sistieren. Der kontraktile Apparat der Muskelfasern reagiert auf diese Aktivierung mit kräftigen lokalen Kontraktionszuständen *(Abb. 69)*.

Nach *Senn* handelt es sich hier um eine den physiologischen Verhältnissen ähnliche Aktivierung der Muskelfasern im Gegensatz zu den impulssynchronen tetanischen Kontraktionen, die die niederfrequenten Ströme oder auch kurzdauernde (unter 100 ms) mittelfrequente Impulse bewirken.

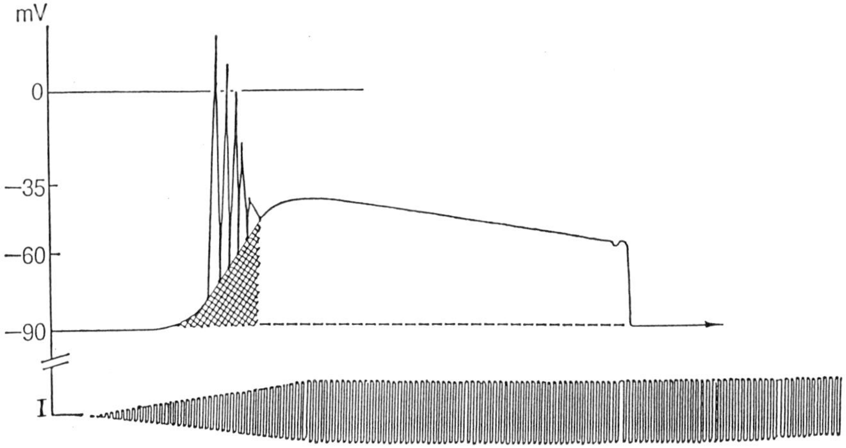

Abb. 69: Mittelfrequenzaktivierung der Muskulatur.

Die physiologische Muskelaktivierung läßt die Mittelfrequenztherapie mit langen an- und abschwellenden Impulsen ideal zur Behandlung bestimmter muskulärer Störungen erscheinen. *Senn* gibt folgende Indikationen an:
- Willkürinnervationsschwäche
- fehlendes Muskelgefühl
- Muskelschwäche
- reflektorische Muskelverspannungen.

Bei diesen Zuständen ist die Elektrotherapie als adjuvantes Verfahren der krankengymnastischen Übungsbehandlung zu betrachten, die der Wiederherstellung verlorengegangener muskulärer Funktionen dient.

Apolarität

Über die Elektroden fließen mittelfrequente Wechselströme in das Gewebe. Dabei bewirken beide Elektroden gleichermaßen lokale Erregungen an den Nerven- oder Muskelzellmembranen, die im Stromflußgebiet liegen. Das Reizprinzip der Niederfrequenz mit den spezifischen Eigenschaften der Kathode und der Anode kommt bei der Mittelfrequenz nicht zum Tragen.
Das apolaritäre (= polunabhängige) Prinzip gilt nur für die sog. reinen Wechselströme (= Null-Linien-symmetrische Sinusschwingungen).
Die Mittelfrequenzströme sind besonders vorteilhaft zur Stimulation der Muskulatur, weil sie dort in Form der physiologischen Tonisierung günstige Wirkungen zeigen. Analgetische und hyperämisierende Eigenschaften pflegen die reinen Mittelfrequenzströme lediglich indirekt über die Detonisierung der Muskulatur zu entfalten.
Direkte analgesierende und hyperämisierende Eigenschaften hingegen erhalten Mittelfrequenzströme dann, wenn ihnen eine galvanische Komponente beigegeben wird (*Schnizer* 1981) *(Abb. 70 a–d)*.
Mit der Kombination mittelfrequenter Ströme mit einer galvanischen Komponente wird das apolare Reizprinzip verlassen. An schmerzleitenden und

Abb. 70 a–d: Mittelfrequenzimpulse mit einer galvanischen Komponente. **a)** 0%, **b)** 20%, **c)** 50%, **d)** 100%.

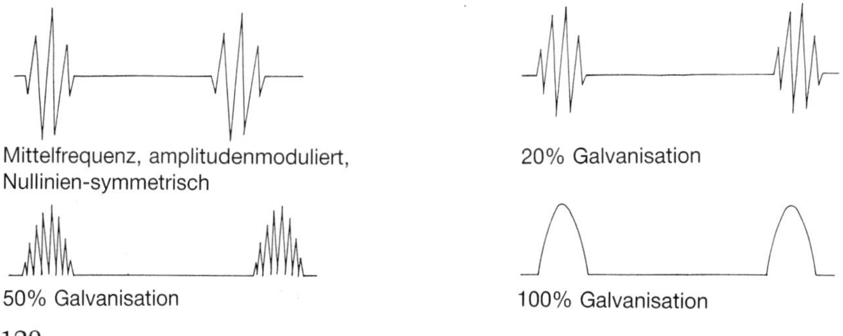

motorischen Nervenfasern werden wie mit niederfrequenten Strömen impuls-synchrone Aktionspotentiale ausgelöst.
Mittelfrequente Impulse mit einer hohen galvanischen Komponente besitzen den diadynamischen Strömen ähnliche Eigenschaften. Wie diese erzeugen sie eine ausgeprägte Hyperämie und Analgesie. Daher werden sie auch bevorzugt zur Behandlung von Beschwerden bei chronisch-degenerativen Erkrankungen am Bewegungsapparat benutzt.
Mittelfrequente Impulse mit einer niedrigen galvanischen Komponente dagegen üben auf die Schmerzfasern der Haut nur einen geringen Reiz aus. Sie eignen sich daher in erster Linie zur Behandlung schmerzhafter Muskelverspannungen.

Amplitudenmodulation

Unmodulierte Mittelfrequenzströme führen zu muskulären Dauerkontraktionen. Dadurch kann aber die Durchblutung der Muskulatur nachhaltig behindert werden; schließlich sind sogar ischämisch bedingte Schmerzzustände der Muskulatur möglich. Andererseits dürfte bei unterschwelliger Dosierung ein Therapieeffekt mangels einer Reizwirkung ausbleiben. Aus diesen Gründen sind unmodulierte mittelfrequente Ströme für die Praxis kaum geeignet. Die therapeutisch erwünschten Wirkungen werden vielmehr mit amplitudenmodulierten Impulsen erzielt.
Kurze Mittelfrequenzimpulse werden auch Summenimpulse genannt, weil sie mehrere Wechselstromperioden enthalten; dauern die Impulse länger als eine Sekunde, bezeichnet man sie auch als Schwellungen.
Im folgenden werden die wichtigsten technischen Verfahren der Amplitudenmodulation dargestellt.
Von praktischer Bedeutung ist die Amplitudenmodulation, bei der die Impulse bereits im Gerät erzeugt werden, das ursprüngliche Amplipulsverfahren nach *Jasnogorodskij,* das in seiner weiterentwickelten und verbesserten Form »Sinus«-Verfahren genannt wird. Eine gewisse Bedeutung hat auch noch ein älteres Verfahren der Amplitudenmodulation, bei dem zwei Stromkreise im Patienten überlagert werden, das sog. Interferenzstromverfahren nach *Nemec*; werden drei Stromkreise benutzt, spricht man von der Stereointerferenz.

Amplitudenmodulation im Gerät

Üblicherweise wird eine Trägerfrequenz von beispielsweise 8 kHz in einem aus der Niederfrequenz abgeleiteten Frequenzspektrum moduliert (s. *Abb. 68*) und über zwei oder vier Elektroden in das Gewebe eingeleitet.

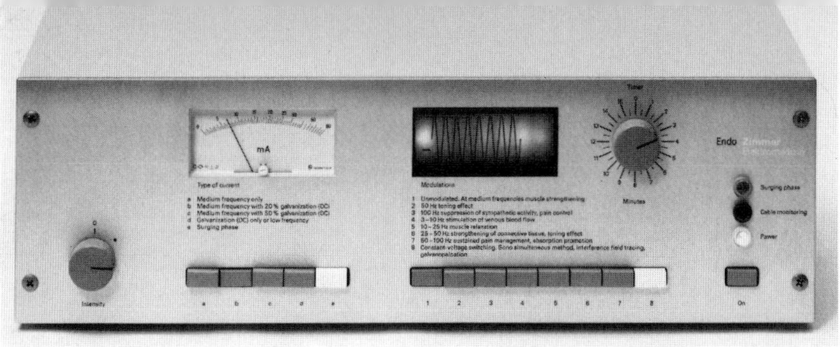

Abb. 71a: Mittelfrequenzgerät mit geräteinterner Amplitudenmodulation. (Werkfoto Zimmer)

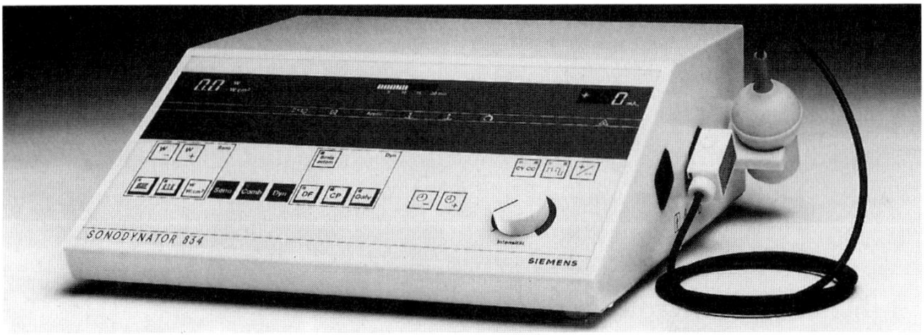

Abb. 71b: Kombinationsgerät zur Therapie mit Interferenzströmen und geräteintern modifizierten Wechselströmen nach dem »Sinus«-Verfahren. (Werkfoto Dimeq)

Mit den kurzen Wechselstromimpulsen wird der ohmsche Hautwiderstand überbrückt und eine Stimulation von Nerven ohne nennenswerte sensible Belästigung erreicht. Dieses Verfahren eignet sich daher zur neuromuskulären Stimulation. Die Impulse können auch, mit einem unterschiedlich hohen Gleichstromanteil ausgestattet, zur Analgesie und Hyperämie genutzt werden (s. o.).

Je nach Größe des Behandlungsgebietes können die Ströme mit einem Elektrodenpaar oder auch mit zwei Elektrodenpaaren verabfolgt werden.

Zwei Elektrodenpaare mit vier Stromkreisen dienen der Behandlung größerer Schmerzgebiete oder mehrerer Muskeln. Besonders vorteilhaft ist die mit dieser Elektrodentechnik verbundene Volumenwirkung zur Muskelaktivierung mit mittelfrequenten Schwellungen. Aus der Abbildung 72 sind verschiedene Orientierungsrichtungen der Stromkreise im Gewebe ersichtlich. Die gekreuzte Applikationstechnik wird meist bevorzugt, weil sie eine günstigere Verteilung des Stromes im Gewebe bietet *(Abb. 72a, b)*.

Die geräteseitige Amplitudenmodulation ist für die Therapie von Vorteil. Im gesamten Behandlungsgebiet fließen gleichförmige Mittelfrequenzimpulse, die über die Elektroden gezielt auf die gewünschten Gewebestrukturen geleitet werden. Auf diese Weise lassen sich zum Beispiel größere Muskeln

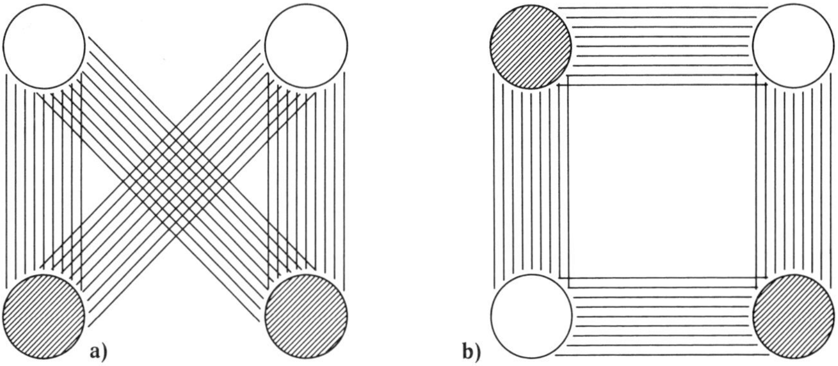

Abb. 72 a, b: Orientierungsrichtungen der Stromkreise mit geräteinterner Amplitudenmodulation: **a)** gekreuzt, **b)** umlaufend.

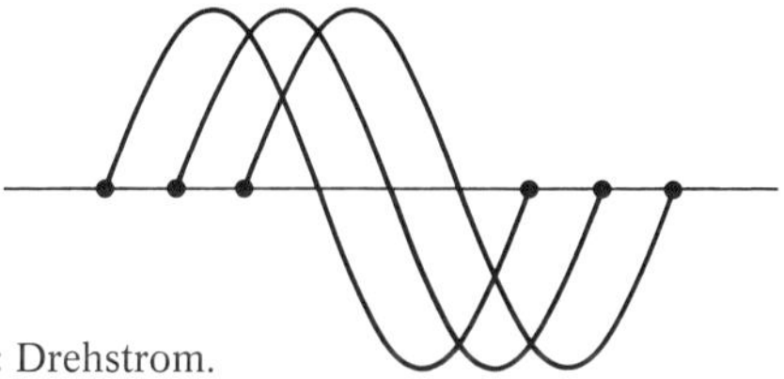

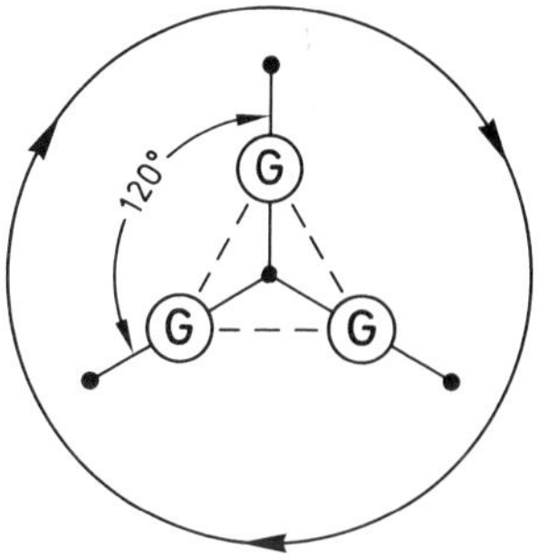

Abb. 73: Drehstrom.

oder Muskelgruppen wirksam stimulieren. Ferner ist es dem Therapeuten möglich, mit einer exakten Plazierung der Elektroden auch an umschriebenen Reizorten die angestrebten therapeutischen Wirkungen zu erreichen.
Ein weiteres Verfahren, das sich der geräteseitigen Amplitudenmodulation bedient, verwendet einen mittelfrequenten dreiphasigen Strom (Drehstrom) *(Abb. 73)*.
Hierbei werden die modulierten Stromimpulse über drei Elektroden in den Körper geführt. Wie beim einkreisigen Verfahren fließt der Strom zwischen jeweils zwei Elektroden. Er wird jedoch von drei Stromkreisen (um jeweils 120 Grad phasenverschoben) abgegeben. Dabei wechselt das aktive Elektrodenpaar fortlaufend *(Abb. 74)*.

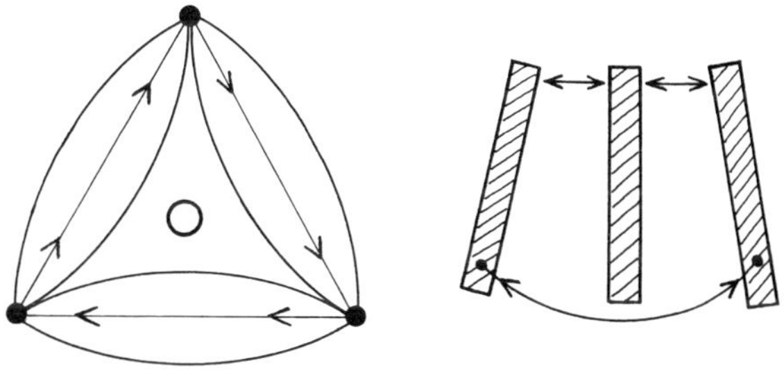

Abb. 74: Stromkreise des Drehstromes.

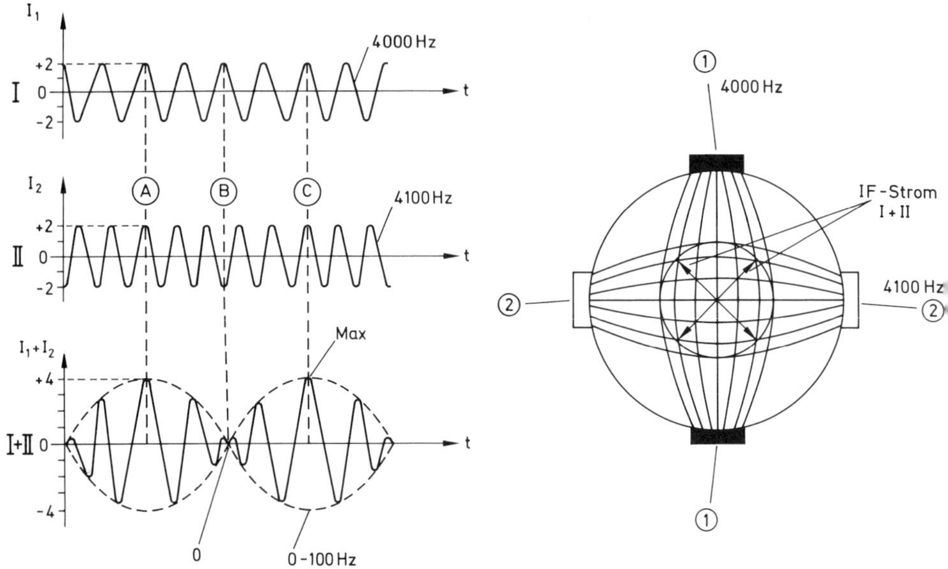

Abb. 75a: Die Theorie der Interferenzstromtherapie besagt, daß die Therapieströme im Kreuzungspunkt der beiden interferierenden Stromkreise entstehen.

Amplitudenmodulation im Gewebe durch Interferenz

Die reizwirksamen Impulse entstehen bei dieser Methode erst im Gewebe mittels Überlagerung zweier (zweidimensionale Interferenz nach *Nemec*) oder dreier (Stereointerferenz) Stromkreise, die entweder mit unterschiedlichen Frequenzen oder phasenverschoben eingespeist werden *(Abb. 75a).*

Die Frequenz der Impulse, die auch Schwebungen genannt werden, entspricht dem Betrag des Phasen- oder Frequenzunterschiedes in den einzelnen Stromkreisen.

Im stromdurchflossenen Gebiet entstehen dabei Impulse unterschiedlichen Modulationsgrades (*Güttler*, 1973, *Abb. 75b*; *Lambert* et al., 1993, *Abb. 75c*).

Unter den Elektroden fehlen reizwirksame Impulse, weil dort ein unmodulierter Strom fließt. Ein wirksamer Reiz ist aber nur mit vollständig modulierten Impulsen, den sog. »echten Schwebungen« möglich, die im Modell von *Güttler* nur in den Diagonalen des von den Elektroden gebildeten Rechtecks auftreten. Nur dort ist die Stromamplitude beider Stromkreise gleich groß. Dort haben auch die Feldlinien einen annähernd parallelen Verlauf, was für eine befriedigende Interferenz notwendig ist.

In der *Abb. 75d* sind die Stromformen dargestellt, die gleichzeitig im Interferenzfeld entstehen. Es fällt auf, daß eine komplette Interferenz im Gegensatz zum Phantomversuch von *Güttler* nicht entsteht. Der Grund hierfür liegt möglicherweise in der elektrischen Inhomogenität der Gewebe.

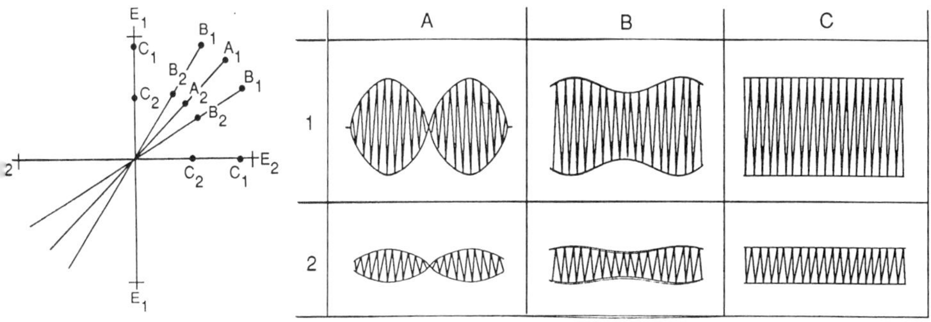

Abb. 75b: Zur Reizung geeignete Interferenzimpulse entstehen hauptsächlich in den Randgebieten des Interferenzstromfeldes. Eine genaue Elektrodenplazierung zur gezielten Behandlung einzelner Punkte im Gewebe ist kaum möglich.

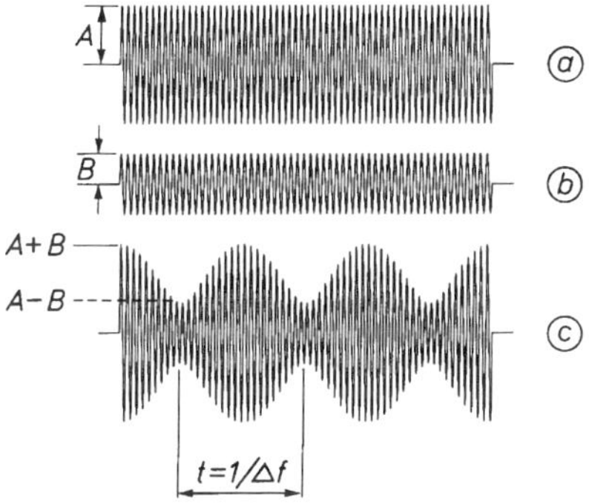

Abb. 75c: Inkomplette Amplitudenmodulation bei der Interferenz zweier Ströme mit unterschiedlichem Schwächungsgrad Der Strom (a) mit der Amplitude A und der Frequenz f_1 interferiert mit dem Strom (b) mit der Amplitude B und der Frequenz f_2 ($f_2 = f_1 + \Delta f$).

Das Resultat ist der amplitudenmodulierte Strom (c), wobei die Amplitude zwischen A+B und A–B variiert. Die Modulationsfrequenz ist df.

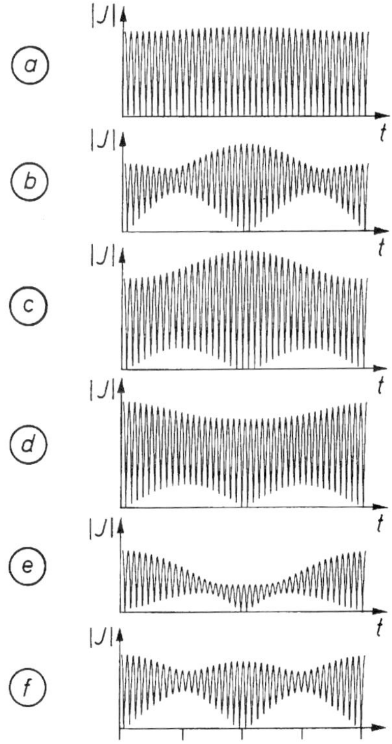

▶

Abb. 75d: Modulationsformen in unterschiedlichen Geweben des Oberschenkels bei der Interferenzstromtherapie.

a) Subcutane Fettschicht (keine Interferenz)

b) Gleitschicht zwischen M. vastus lateralis und M. semimembranosus.

c) An das Femur angrenzende Gewebeschicht.

d) M. rectus femoris.

e) M. vastus medialis.

f) M. vastus lateralis.

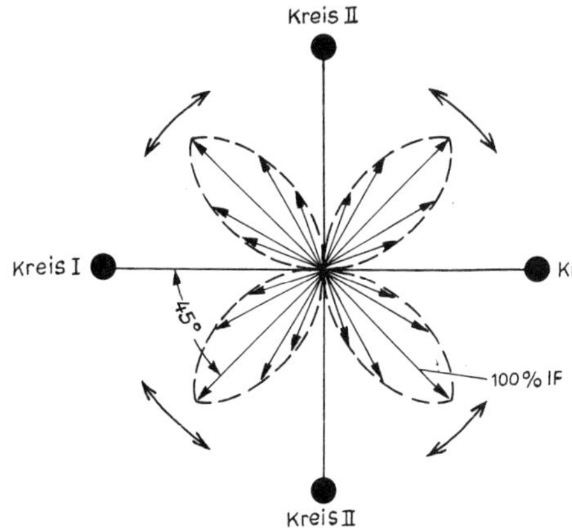

Abb. 76: Das Sweep-Verfahren (Vektortechnik) soll das Therapiegebiet im Interferenzstromfeld vergrößern.

Die Darstellung zeigt ebenfalls die Modulationsvarianten mit jeweils unterschiedlicher Reizcharakteristik. Eine gezielte Reizung zu einem definierten therapeutischen Zweck ist mit diesen gleichzeitig auftretenden vielfältigen Impulsen kaum möglich.
Die inhomogenen elektrischen Eigenschaften der Gewebe dürften darüber hinaus zu Verzerrungen des Stromfeldes im Körper führen. Diesem Umstand versuchen einige Hersteller mit der sog. *Vektortechnik* zu begegnen *(Abb. 76)*. Dabei entstehen die zur Stimulation tauglichen Impulse in einem etwa 30 Grad umfassenden Sektor eines jeden Quadranten des Therapiefeldes.
Außerhalb der Diagonalen oder der 30-Grad-Sektoren fließen nur teilweise modulierte Ströme mit verminderter Reizwirksamkeit.
Innerhalb der 30-Grad-Sektoren ändern sich zudem ständig die Winkel der Feldlinien zueinander. Bei der Vektortechnik können die Interferenzerscheinungen deshalb beeinträchtigt sein.
Das Hauptproblem für den Therapeuten liegt bei der Therapie mit Interferenzströmen in der Elektrodentechnik, da der Reizort nicht mit dem Ort der Elektroden übereinstimmt. Aus diesem Grunde ist ein umfangreiches Elektroden-Zubehör für die Interferenzstromtechnik unabdingbar.

5.3.17 Simultanverfahren mit Ultraschall *(Abb. 77a, b)*

Dieses Verfahren wurde bereits 1949 von *Gierlich* und *Jung* in Deutschland konzipiert. In den sechziger Jahren in den USA wiederentdeckt, hat es dort und später auch in Europa eine rasche Verbreitung gefunden.
Für die Kombination des Reizstroms mit dem Ultraschall im Simultanverfahren stehen mehrere geeignete Stromformen zur Verfügung. Von großem therapeutischen Vorteil ist dabei die Funktion des Schallkopfes als bewegliche Elektrode.

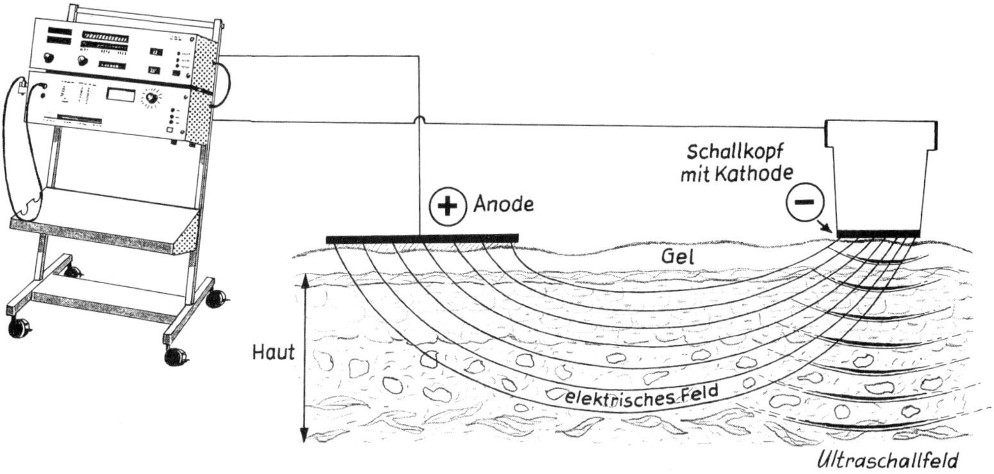

Abb. 77 a: Das Simultanverfahren: Reizstrom + Ultraschall. Der Schallkopf ist gleichzeitig Schallemitter und Kathode.

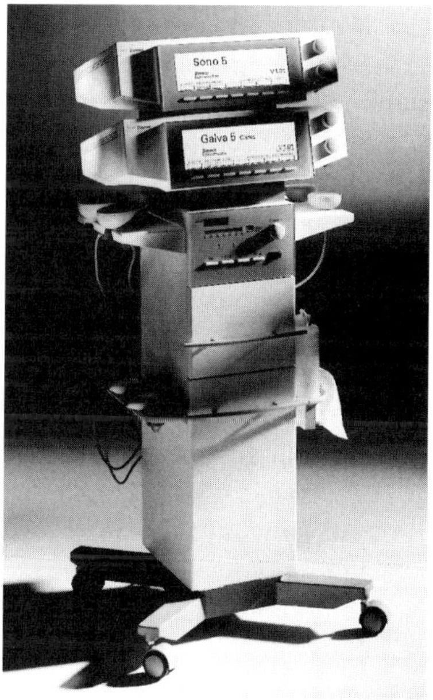

Abb. 77 b: Gerätekombination für das Simultanverfahren mit Ultraschall. (Werkfoto Zimmer, Elektromedizin)

Hochvolt- oder Mittelfrequenzströme in niedriger Dosierung und Mikroreizströme dienen der Simultantherapie akuter, insbesondere traumatischer Erkrankungen. In motorisch eben schwelliger Dosierung werden sie zur gezielten Behandlung von Trigger- und Schmerzpunkten eingesetzt, die mit dem dynamisch geführten Schallkopf gut lokalisiert werden können.

Liegen subakute und chronische, häufig therapierefraktäre Erkrankungen des Bewegungsapparates vor, sind folgende Ströme zur Verabfolgung der Simultantherapie wirksam:

- Rechteckströme (wie sie auch in der TENS Therapie Verwendung finden)
- Ultrareizströme
- Diadynamische Ströme (cave: Verätzungen).

Der Schallkopf ist stets kathodisch gepolt.

Als Ankoppelungsmedium für den Schallkopf muß eine Substanz gewählt werden, die den Ultraschall und den Reizstrom gut in das Gewebe übertreten läßt. Die üblichen Ultraschall-Gele haben sich dabei bewährt. (S. auch 7.6.1).
Der Ultraschallkopf kann auch mittels medikamentenhaltiger Gele angekoppelt werden. Dabei wird allerdings die Eindringtiefe der Schallwellen geringfügig eingeschränkt, da die im Gel gelösten Moleküle einen Teil der Ultraschallenergie absorbieren. Insbesondere in Verbindung mit diadynamischen Strömen und galvanischer Basis entsteht eine zusätzliche iontophoretische Wirkung, die z. B. bei degenerativen Gelenkerkrankungen erwünscht ist.
Neben einer synergistischen Wirkung der beiden als analgetisch, durchblutungsfördernd und muskeldetonisierend bekannten Energieformen hat das Simultanverfahren folgende Vorteile gegenüber einer alleinigen Ultraschall- oder Reizstrombehandlung.
Bei Applikation mit bewegtem Schallkopf gelingt es relativ einfach, die Triggerpunkte bei den häufigen myofaszialen Schmerzsyndromen zu lokalisieren, um sie anschließend gezielt ausschalten zu können.
Diese Triggerpunkte entsprechen häufig klassischen Akupunkturpunkten. Bei Führung des Schallkopfes über diese Punkte werden sie durch eine gegenüber der Umgebung deutlich gesteigerte Empfindlichkeit, durch das Auftreten lokaler Muskelkontraktionen sowie häufig durch eine Hautrötung über den Triggerpunkten erkennbar. Bei vertebragenen Syndromen sind sie im Myotom des betroffenen Segmentes oft mehrfach vorhanden. Ihre gezielte Behandlung ist eine wirkungsvolle und einfach durchzuführende Methode.
Die zugehörige Anode als großflächige indifferente Gegenelektrode wird entfernt vom Behandlungsort paravertebral im Segment der betroffenen Körperregion angebracht.
Die Simultantherapie insbesondere myofaszialer Schmerzsyndrome soll mit Dehnübungen kombiniert werden, um den Funktionszustand der meist verkürzten Muskulatur nachhaltig zu verbessern.

5.4 Ausgewählte Krankheitsbilder

(s. auch Kap. 6.3, 6.4, 6.5, 7.7, 8.7)

Die Elektrotherapie führt nur dann zum Erfolg, wenn sie sinnvoll in ein umfassendes Therapiekonzept eingebunden wird, das neben der medikamentösen und operativen Therapie auch die Methoden der physikalischen Medizin, wie krankengymnastische Übungsverfahren, die Manuelle Thera-

pie zur Behandlung von Gelenksdysfunktionen und andere Maßnahmen im oft langwierigen Verlauf der Erkrankungen berücksichtigt.
Im folgenden wird ein Überblick über die Hauptwirkungen der üblicherweise verwendeten Stromformen und Indikationen zur Elektrotherapie gegeben.
Die Therapiedauer orientiert sich dabei an den im Kapitel (5.2.3) »Dosierung« gegebenen Hinweisen.

Analgetisch wirksame Stromformen

Geeignet zur *Kurzzeit-Stimulation* (bis ca. 20 Min.)
- Galvanischer Strom (für einzelne spezielle Indikationen sind auch längerdauernde Anwendungen möglich).
  Dabei ist auf die Elektrodentechnik ein besonderes Augenmerk zu legen.
- Diadynamische Ströme (DF/CP/LP/Kombinationen)
- Träbert-Strom
- Modifizierter Ultrareizstrom
- Mittelfrequente Impulse mit galvanischer Komponente (50–100 Hz).

Diese Stromformen (außer dem galvanischen Strom) dienen der Stimulation der Hautrezeptoren, um die beschriebenen Schmerzhemmreflexe auszulösen (s. 3.2).
Da die zu behandelnden Schmerzen selten in der Haut entstehen, sondern vielmehr der Muskulatur, den Gelenken und anderen tiefer liegenden Strukturen zuzuordnen sind, müssen bei der Therapie mit diesen Stromformen die segmentalen Innervationswege des Körpers beachtet werden.
Der Behandlungsweg bedingt eine genaue Kenntnis der Dermatome (Segmente der Haut), der Myotome (Segmente der Muskulatur) sowie der Sklerotome (Segmente der Knochen und Gelenke).
Häufig treten Schmerzzustände in einem bestimmten Myotom oder Sklerotom auf. Um eine Analgesie zu erreichen, muß das zugehörige Dermatom gereizt werden. An diesem Prinzip hat sich zwangsläufig die Anlage der Elektroden zu orientieren. Wie bereits dargelegt (5.3.6) plaziert man die Kathode im Schmerzgebiet, die Anode dagegen wirbelsäulennah im entsprechenden Segment.
Zur *Kurz- und Langzeitanwendung (Heimbehandlung)* geeignete analgetische Ströme:
- Stochastische Ströme (5–30 Hz)
- Ströme zur TENS-Therapie
- Apl-TENS Ströme
- Mikroreizströme.

Diese Stromformen dienen vorzugsweise der lokalen Behandlung kleinflächiger Schmerzareale. Neben der Stimulation sensibler Nervenstämme eignen sie sich zur Behandlung von Trigger- und Akupunkturpunkten sowie von Schmerzpunkten an Sehneninsertionen und dergleichen.
Sie können auch zusätzlich zu den oben beschriebenen Stromformen zur Kurzzeitstimulation benutzt werden, wenn in größeren Schmerzgebieten einzelne kleine Areale erhöhter Schmerzhaftigkeit vorhanden sind.
Zur Behandlung großflächiger Schmerzareale insbesondere bei degenerativen Erkrankungen des Bewegungsapparates eignen sich die analgetischen Ströme zur Kurzzeitstimulation, wie die diadynamischen Ströme oder der Träbert-Reizstrom.
Kleinflächige Schmerzareale, wie myofasziale Triggerpunkte werden günstiger mit den Stromformen behandelt, die nur einen geringen Reiz auf die Schmerzfasern der Haut ausüben, wie mittelfrequente oder Hochvoltströme.
Die *Stromformen für das Simultanverfahren* mit Ultraschall werden orientiert am Behandlungsziel ausgewählt.

Durchblutungsfördernde Stromformen

- Galvanischer Strom
- alle diadynamischen Ströme
- Träbert-Strom
- Mittelfrequenzströme mit hoher galvanischer Komponente.

Muskelrelaxierende Stromformen

- Mittelfrequenzströme ohne galvanische Komponente
- Interferenzstrom (Frequenz über 100 Hz)
- Hochvoltströme: unter 10 Hz als Schüttelung; über 100 Hz zur direkten Detonisierung, z. B. der Hochvoltultrareizstrom
- Ultrareizstrom
- Träbert-Strom.

Muskelkräftigende Ströme

Zur neuromuskulären Stimulation:

- Schwellströme mit Impulsfrequenzen von 20–80 Hz und variablen Schwellparametern
- Schwellströme mit faserspezifischen Frequenzen

- Geschwellte amplitudenmodulierte Mittelfrequenzimpulse mit Impulsfrequenzen von 20–80 Hz und variablen Schwellparametern. (Keine Interferenz!).

Zur Muskeltonisierung:

- Lange, geschwellte Mittelfrequenzimpulse. (Keine Interferenz!).

Stimulation schlaff gelähmter Muskulatur

Dreieck-, Exponential- oder Trapezströme. Die notwendigen Impulsparameter werden aus der It-Kurve ermittelt (s. auch Kap. 6.3).

5.4.1 Orthopädie, Chirurgie, Traumatologie, Rheumatologie

Vertebragene Schmerzsyndrome

Zervikalsyndrom

Analgetische Stromformen:

- Diadynamische Ströme: DF + CP/LP
- Träbert-Strom
- TENS-Ströme
- Ultrareizstrom
- Stochastische Ströme.

Sensibel schwellige Dosierung. Anode paravertebral. Kathode(n) ins Schmerzgebiet.

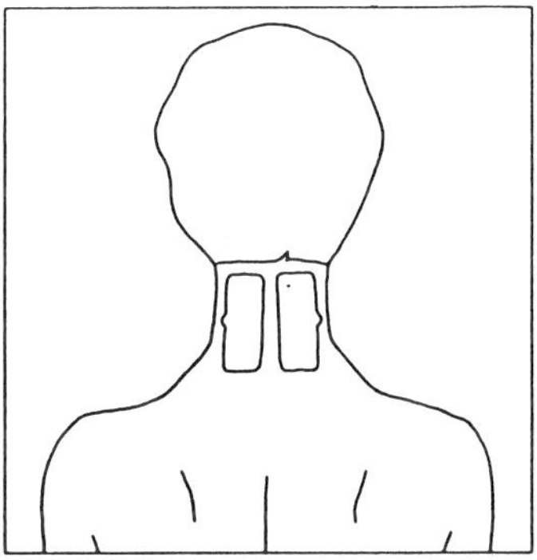

Schulter-Arm-Syndrom

Analgetische Stromformen:

- Diadynamische Ströme: DF + CP/LP
- Träbert-Strom
- TENS-Ströme
- Ultrareizstrom
- Stochastische Ströme.

Sensibel schwellige Dosierung. Anode paravertebral über den Wurzeln der betroffenen Segmente. Kathode in der Supraklavikulargrube (Erb Punkt).

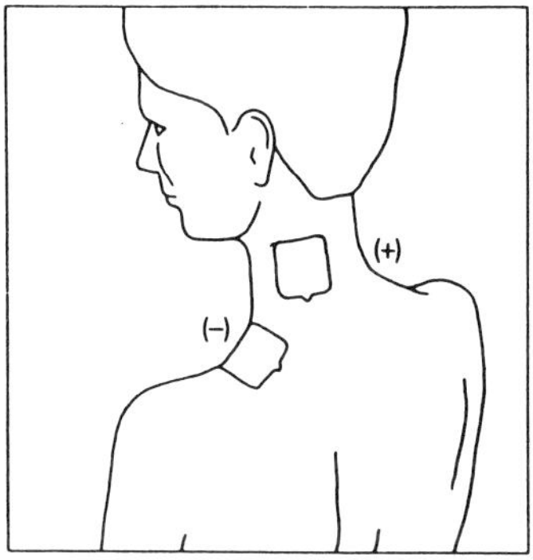

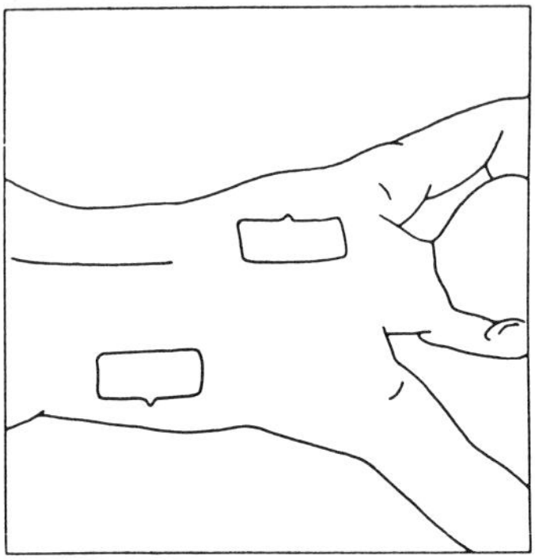

Thorakalsyndrom

Analgetische Stromformen:

- Diadynamische Ströme: DF + CP/LP
- Träbert-Strom
- TENS-Ströme
- Ultrareizstrom
- Stochastische Ströme.

Sensibel schwellige Dosierung. Anode paravertebral im Segment. Kathode über das Schmerzareal.

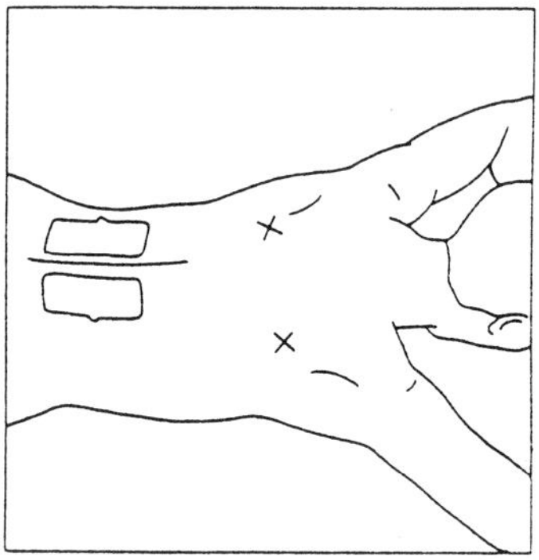

Lumbalsyndrom, Lumbalgie, Lumboischialgie, Ischialgie

Analgetische Stromformen:

- Diadynamische Ströme: DF + CP/LP
- Träbert-Strom
- TENS-Ströme
- Ultrareizstrom
- Stochastische Ströme.

Sensibel schwellige Dosierung. Große Elektroden paravertebral, Anoden kranial.
Bei Schmerzausstrahlung in die Glutäen:
Große Elektroden:

- Anode quer über dem Iliosakralgelenk,
- Kathode über der unteren Glutäusportion.

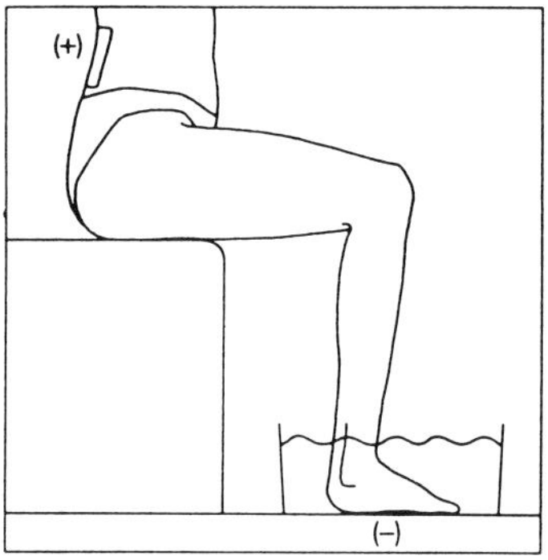

Zusätzlich bei Ischialgie

Quergalvanisation nach *Kowarschik,* dabei die Anode auf die Beugeseite, oder Einzellenbad mit einer lumbalen Plattenelektrode.
Zur Behandlung besonders schmerzhafter Punkte (Valleix-Punkte) mit kleinen Kathoden.
TENS-Ströme.

Pseudoradikulär-, Radikulär-, Kompressionssyndrome

Analgetische Stromformen:

- Diadynamische Ströme: DF + CP/LP
- Träbert-Strom
- TENS-Ströme
- Ultrareizstrom
- Stochastische Ströme.

Sensibel schwellige Dosierung. Anode paravertebral, Kathode im Schmerzgebiet.

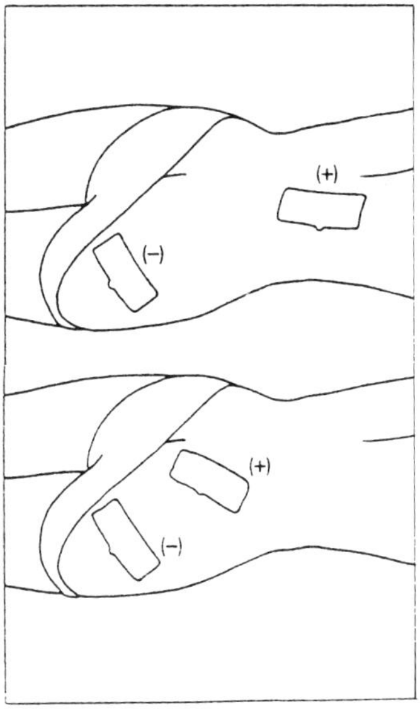

Gelenkerkrankungen

Hüftgelenkarthrose (Coxarthrose)

Zur Schmerzbehandlung analgetische Stromformen:

- Diadynamische Ströme: DF + CP/LP
- Träbert-Strom
- TENS-Ströme
  Ultrareizstrom
- Stochastische Ströme.

Sensibel überschwellige Dosierung (kräftige Vibrationen).

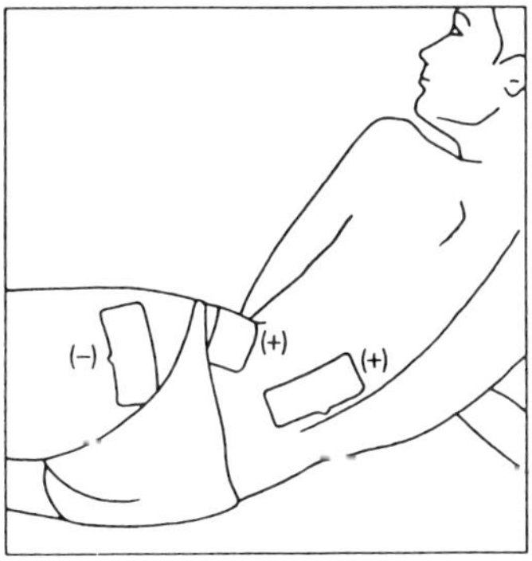

Zur Muskeldetonisierung:

- Mittelfrequenzstrom 100–200 Hz
- Hochvolt, z. B. 10 Hz geschwellt
- motorisch überschwellige Dosierung.

Großflächige Elektroden:

- Anode(n) 2–3 QF unter dem Beckenkamm bzw. paravertebral im Segment (L4/S1).
- Kathode(n) dicht über dem Trochanter major bzw. an der Oberschenkelinnenseite.

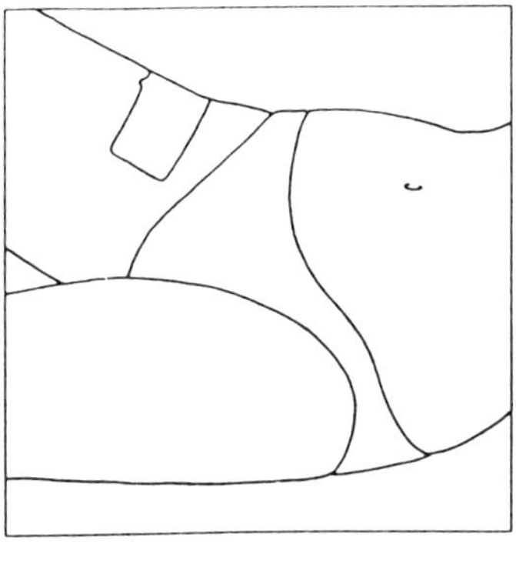

Kniegelenkarthrose (Gonarthrose) (auch bei Erguß, Synovitis, »Reizknie«)

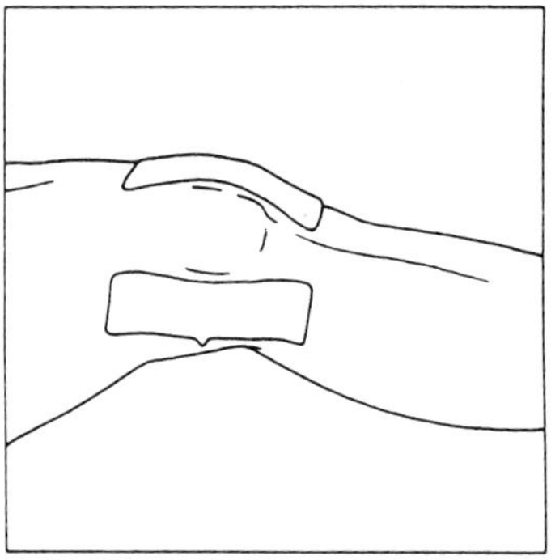

Querdurchflutung mit galv. Strom oder diadynamischem Strom DF + 50% Galvanisation zur Resorption.

Zur Schmerzbehandlung analgetische Stromformen:

- Diadynamische Ströme: DF + CP/LP
- Träbert-Strom
- TENS-Ströme
- Ultrareizstrom
- Stochastische Ströme.

Kathode über dem Hauptschmerzpunkt. Sensibel schwellige Dosierung.

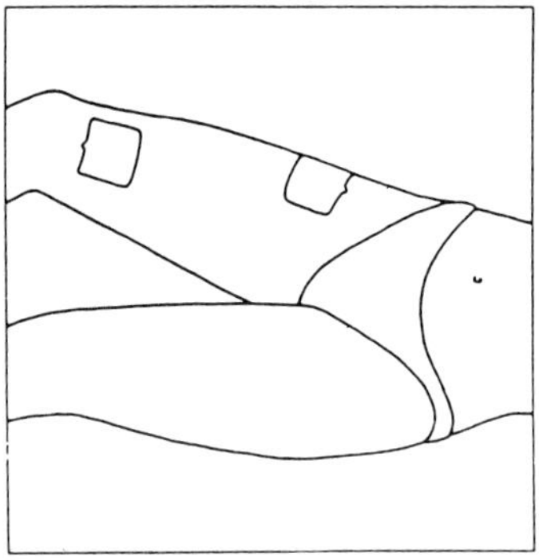

Atrophie des M. quadriceps

Unterstützung des Krafttrainings mit mittelfrequenten oder niederfrequenten geschwellten Impulsen (je nach Zustand des neuromuskulären Systems).

Kathode ca. 10 cm distal der Leistenbeuge, Anode auf den motorischen Reizpunkt des M. vastus medialis, etwa eine Handbreit über dem medialen Gelenkspalt.

Bei Sportlern kann die Elektrodentechnik modifiziert werden, wobei eine differente Kathode in der Leistenbeuge über dem N. femoralis, eine indifferente Anode etwa eine Handbreite proximal der Patella über der Muskulatur angebracht wird.

Kräftige Muskelkontraktionen sind erwünscht. Sie sollen nach Möglichkeit durch isometrische, später auch durch isokinetische Übungen verstärkt werden.

Gelenkkontraktur

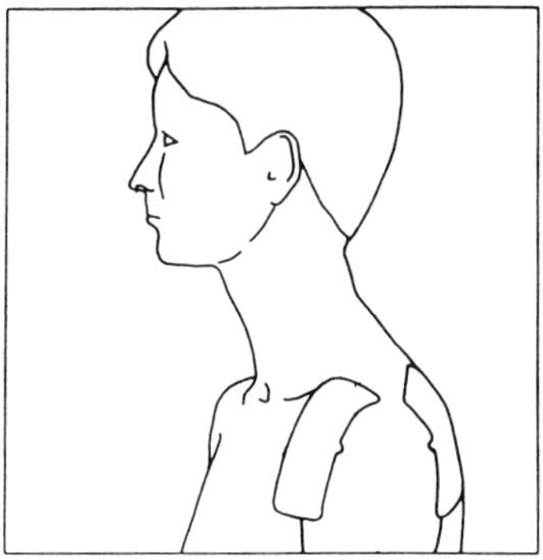

Fibrös: Analgetische Stromformen zur Vorbereitung der Krankengymnastik (Dehnübungen):

- Diadynamische Ströme: DF + CP/LP
- Träbert-Strom
- TENS-Ströme
- Ultrareizstrom
- Stochastische Ströme.

Sensibel schwellige Dosierung. Die Elektroden beidseits am Gelenk.

Muskulär für Antagonisten (z. B. nach längerer Immobilisation):
- Schwellströme, die rhythmische Muskelkontraktionen auslösen.
- Kathode(n) über die entsprechenden Muskelreizpunkte.
- Anode(n) in der Nähe des Muskelursprungs.
- Die Elektrostimulation muß immer mit Krankengymnastik kombiniert werden.

Spondylitis ankylosans (M. Bechterew)

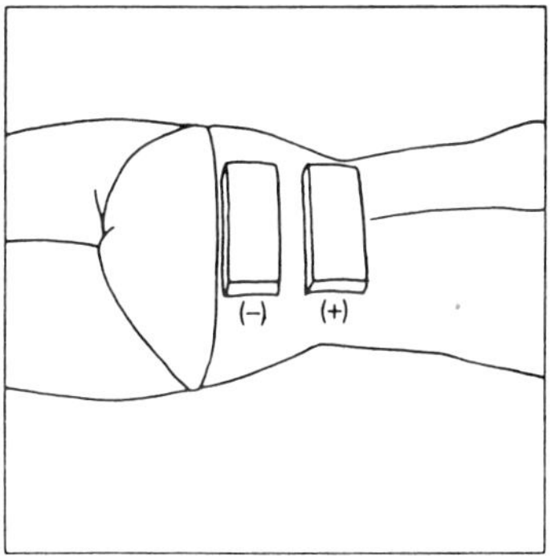

Analgetische und muskelrelaxierende Stromformen, z. B. Ultrareizstrom 182 Hz:
Kathode(n) im Schmerzareal. Anode 5 cm kranial. Motorisch schwellige Dosierung, besonders bei Schmerzen im LWS-Kreuzbein-ISG-Bereich sowie im Gesäß.

Weichteilrheumatische (nicht artikuläre) Erkrankungen

Periarthropathia humeroscapularis (PHS)

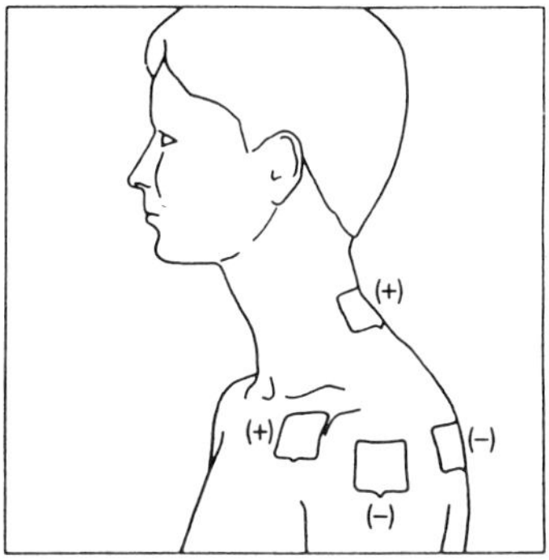

Analgetische Stromformen zur Schmerzbehandlung:

- Diadynamische Ströme: DF + CP/LP
- Träbert-Strom
- TENS-Ströme
- Ultrareizstrom
- Stochastische Ströme.

Sensibel überschwellige Dosierung (deutliche Vibrationen). Eine Anode segmental (C_5–C_6) paravertebral. Eine Kathode auf den M. deltoideus. Der zweite Stromkreis geht durch das Gelenk.
Spezifische Schmerzpunkte (z. B. beim Supraspinatus-Syndrom): Beispielsweise TENS-Ströme oder stochastische Ströme.
Kathode über der Insertion am Tuberculum majus. Anode segmental (C_5–C_6) paravertebral. Sensibel überschwellige bis motorisch schwellige Dosierung.

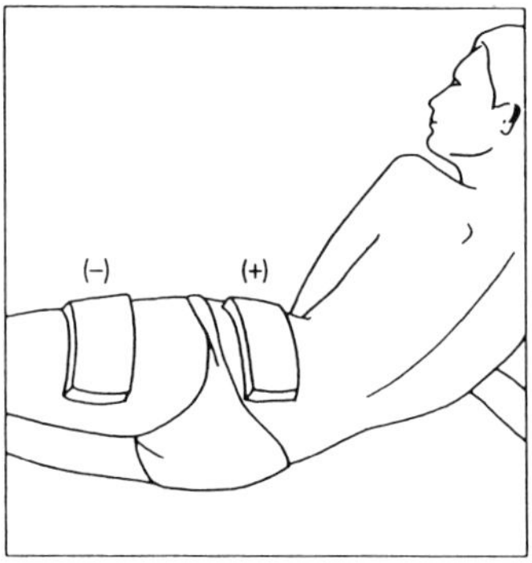

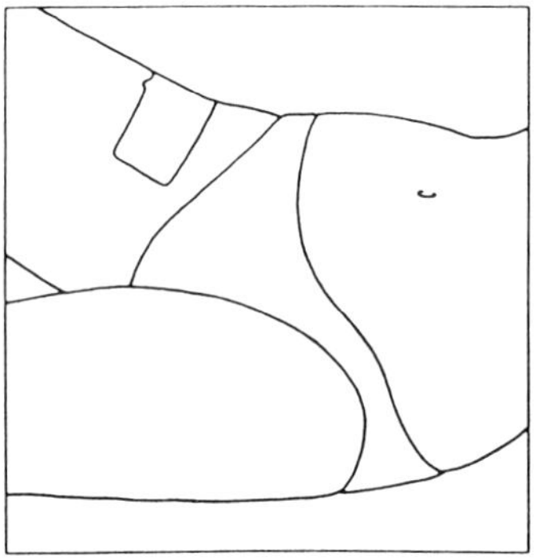

Periarthropathia coxae

Zur Schmerzbehandlung analgetische Stromformen:

- Diadynamische Ströme: DF + CP/LP
- Träbert-Strom
- TENS-Ströme
- Ultrareizstrom
- Stochastische Ströme.

Sensibel überschwellige Dosierung (kräftige Vibrationen).
Großflächige Elektroden:
- Anode(n) 2–3 QF unter dem Beckenkamm bzw. paravertebral im Segment (L4/S1).
- Kathode(n) dicht über dem Trochanter major bzw. an der Oberschenkelinnenseite.

Spezifische Schmerzpunkte z. B. in der peritrochantären Muskulatur können zusätzlich behandelt werden:
- Großflächige Anode segmental paravertebral. Mittelgroße Kathoden über die Schmerzpunkte.
- Hochvolt-Ultrareizstrom oder Mittelfrequenzströme mit Modulationsfrequenzen über 100 Hz in motorisch schwelliger Dosierung.

Myofasziale Schmerzsyndrome, myalgisches Syndrom, Myalgie, Myogelosen, Muskelhartspann

Nach *Simons* und *Travell* handelt es sich um Schmerzen oder autonome Symptome, die von einem aktiven myofaszialen Triggerpunkt (TP) ausgehen und von einer muskulären Dysfunktion begleitet werden.

Die Beschwerden werden durch Störungen in einem Muskel oder einer Muskelgruppe ausgelöst.

Klinische Befunde bei Triggerpunkten

- Passives oder aktives Bewegen erzeugt Schmerzen.
- Fortgeleitete Schmerzen in typische Referenzzonen.
- Mäßiger, anhaltender Druck auf einen TP erzeugt oder verstärkt den Schmerz in der Referenz-Zone.
- Der erhöhte Muskeltonus verhindert eine vollständige Dehnung des Muskels.
- Isometrische Kontraktionen verschlimmern den Schmerz.
- Die maximale Kontraktionskraft ist herabgesetzt.
- Die an einen TP angrenzende Region eines Muskels ist palpabel verhärtet. In diesem palpablen myogelotischen Band liegt der TP als scharf begrenzte schmerzhafte Stelle.
- Schnippende Palpation eines TP erzeugt häufig eine lokale Muskelzukkung.
- Die elektrische Leitfähigkeit der Haut ist über einem TP meist erhöht.
- Der Patient gibt auf Befragen meist den ausstrahlenden Schmerz in der Referenzzone an und nicht die eigentliche Ursache dieser Schmerzen, den myofaszialen Triggerpunkt.

Die Behandlung myofaszialer Schmerzsyndrome erfolgt am besten mit dem Simultanverfahren mit Reizstrom und Ultraschall (s. 5.3.17) unter gleichzeitigem Dehnen der betroffenen Muskeln.
Ein therapeutischer Erfolg wird erzielt, wenn der auslösende Triggerpunkt lokalisiert und anschließend ausgeschaltet wird.

Empfohlene Ultraschall-Dosierung:

- 0,5–0,7 W/cm^2 bei geringer Weichteildeckung, z. B. Ellenbogen-Region, Kniegelenk
- 0,7–1,5 W/cm^2 bei mittlerer Weichteildeckung, z. B. Schulterregion
- 1,0 W/cm^2 und höher bei ausgeprägter Weichteildeckung, z. B. Hüfte, Lumbalregion.

Empfohlene Reizströme: s. auch 5.3.17.

Der Schallkopf wird mit einem Gel angekoppelt und langsam mit kleinflächig kreisenden Bewegungen im Behandlungsgebiet geführt.
Gleichzeitig wird die Stromintensität allmählich erhöht, bis der Patient den Strom deutlich spürt oder an den Triggerpunkten lokale Muskelreaktionen eintreten. Die Triggerpunkte werden sodann mit zunehmendem Druck

gezielt beschallt, während der betroffene Muskel vorsichtig gedehnt wird ohne die Schmerzschwelle zu überschreiten.

Zur *Detonisierung der Muskulatur* dienen muskelrelaxierende Ströme:
- Ultrareizstrom 182 Hz
- Hochvolt Ultrareizstrom
- Mittelfrequenzströme mit Modulationsfrequenzen über 100 Hz.

Die folgende Übersicht (nach *Simons* 1987) betrifft häufige myofasziale Schmerzen, die unter anderslautenden Diagnosen oft nur mit mäßigem Erfolg behandelt werden.

Die Referenzzonen der Triggerpunkte sind in den Tafeln nach *Edel*, bzw. nach *Rienzler* und *Travell* dargestellt.

Triggerpunkte in Muskeln am Kopf *(Abb. 78.1)*

Myofaszialer Gesichtsschmerz, Temporomandibular-Joint-Syndrome (TM-Joint-Syndrome = Kiefergelenkdysfunktion):

- M. temporalis
- M. masseter
- M. pterygoideus lateralis
- M. pterygoideus medialis
- M. sternocleidomastoideus
- oberer M. trapezius.

Spannungskopfschmerz:

- M. sternocleidomastoideus
- M. trapezius pars descendens
- posteriore zervikale Muskeln
- Mm. splenii
- M. temporalis.

Atypische Gesichtsschmerzen:

- Triggerpunkte s. »myofaszialer Gesichtsschmerz«.

Ohrenschmerzen bei unauffälligem HNO-Befund:

- M. masseter;
- klavikulärer Teil des M. sternocleidomastoideus.

Okzipitalneuralgie:

- Mm. splenii
- M. multifidus
- M. semispinalis
- M. suboccipitalis.

Triggerpunkte an Nacken-, Schulter-, Armmuskeln *(Abb. 78.1, 2)*

Akuter Torticollis, Nackensteife:

- M. sternocleidomastoideus
- M. levator scapulae
- M. trapezius pars descendens.

Periarthropathie des Schultergelenkes:

- M. infraspinatus
- M. supraspinatus
- M. deltoideus
- M. subscapularis.

Thoracic-outlet-Syndrom:

- Mm. scaleni
- M. pectoralis major

Epicondylopathia humeri radialis:

- M. supinator
- Mm. extensores carpi
- M. triceps brachii.

Schulter-Arm-Syndrom:

- Mm. scaleni
- M. levator scapulae
- Mm. rhomboidei
- M. latissimus dorsi
- paraspinale Muskulatur
- M. pectoralis major.

Triggerpunkte in Rücken- und Beckenmuskeln *(Abb. 78.3)*

Lumbalgie:

- M. quadratus lumborum
- thorakolumbale paraspinale Muskulatur
- Mm. glutaei (hpts. Gl. maximus und medius)
- M. rectus abdominis
- M. iliopsoas.

Pelvipathie:

- M. levator ani
- M. coccygeus
- M. obturatorius internus.

Periarthropathia coxae:

- M. tensor fasciae latae.

Ischialgie:

- M. glutaeus minimus
- M. piriformis.

Triggerpunkte in Beinmuskeln *(Abb. 78.3, 4)*

Periarthropathie des Kniegelenkes:

- M. rectus femoris
- M. vastus medialis
- M. vastus lateralis
- M. gastrocnemius.

Bursitis trochanterica:

- M. vastus lateralis
- M. tensor fasciae latae
- M. quadratus lumborum.

Achillodynie

- M. soleus.

Tendinosen, Tendomyosen, Insertionstendopathien

Analgetische Stromformen:

- Diadynamische Ströme: DF + CP/LP
- Träbert-Strom
- TENS-Ströme
- Ultrareizstrom
- Stochastische Ströme.

Sensibel schwellige Dosierung. Kathode über das Schmerzareal. Anode proximal davon.

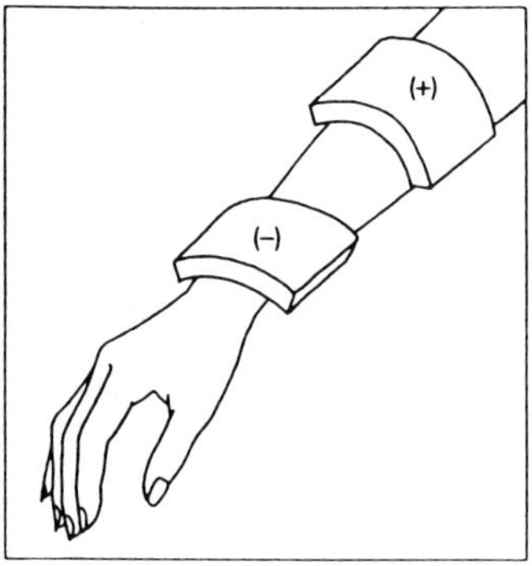

Tendovaginitis

Analgetische Stromformen:

- Diadynamische Ströme: DF + CP/LP
- Träbert-Strom
- TENS-Ströme
- Ultrareizstrom
- Stochastische Ströme.

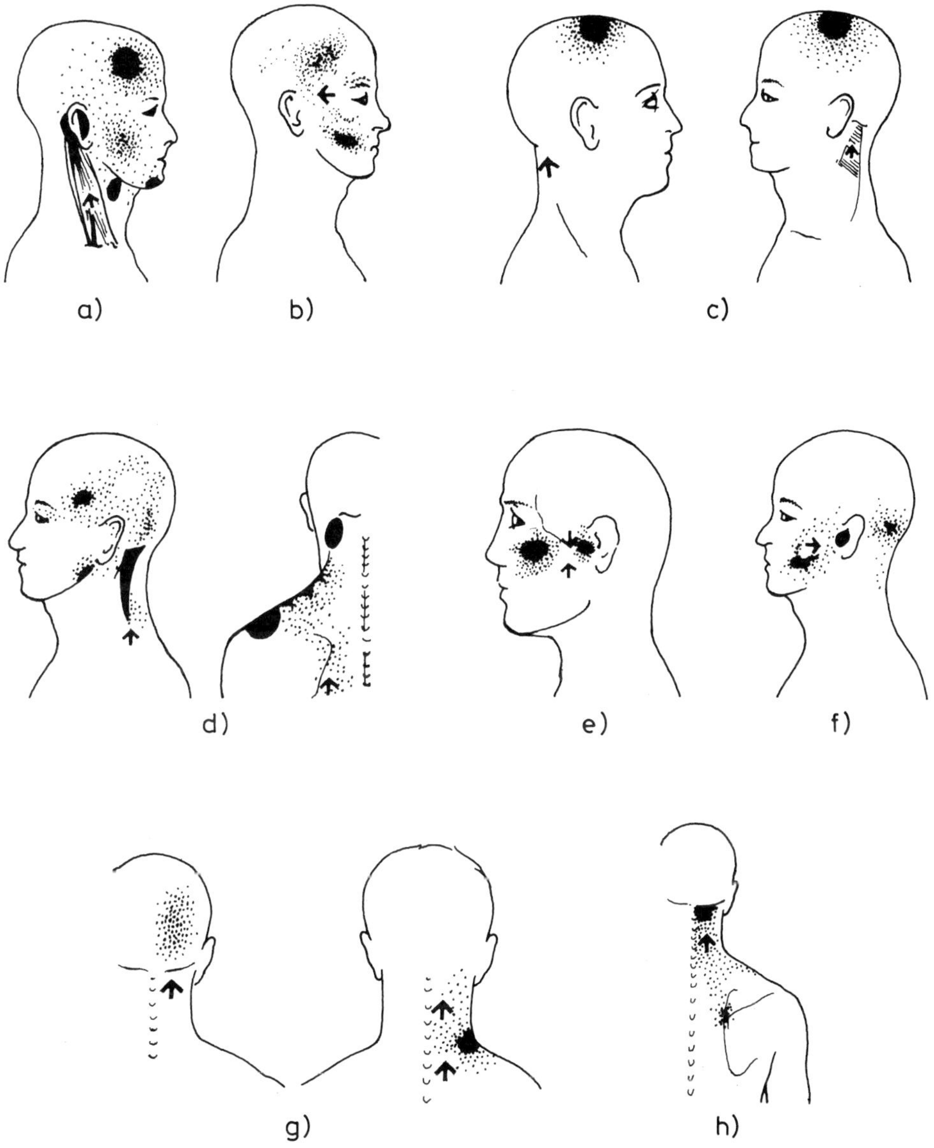

Triggerpunkte Schmerzzonen

Abb. 78.1 a–h: Triggerpunkte und Schmerzzonen der Muskulatur an Kopf, Nacken und Hals.
a) M. sternocleidomastoideus, **b)** M. temporalis, **c)** M. splenius capitis, **d)** M. trapezius, **e)** M. pterygoideus lateralis, **f)** M. masseter, **g)** M. semispinalis cervicis, **h)** M. multifidus cervicis.

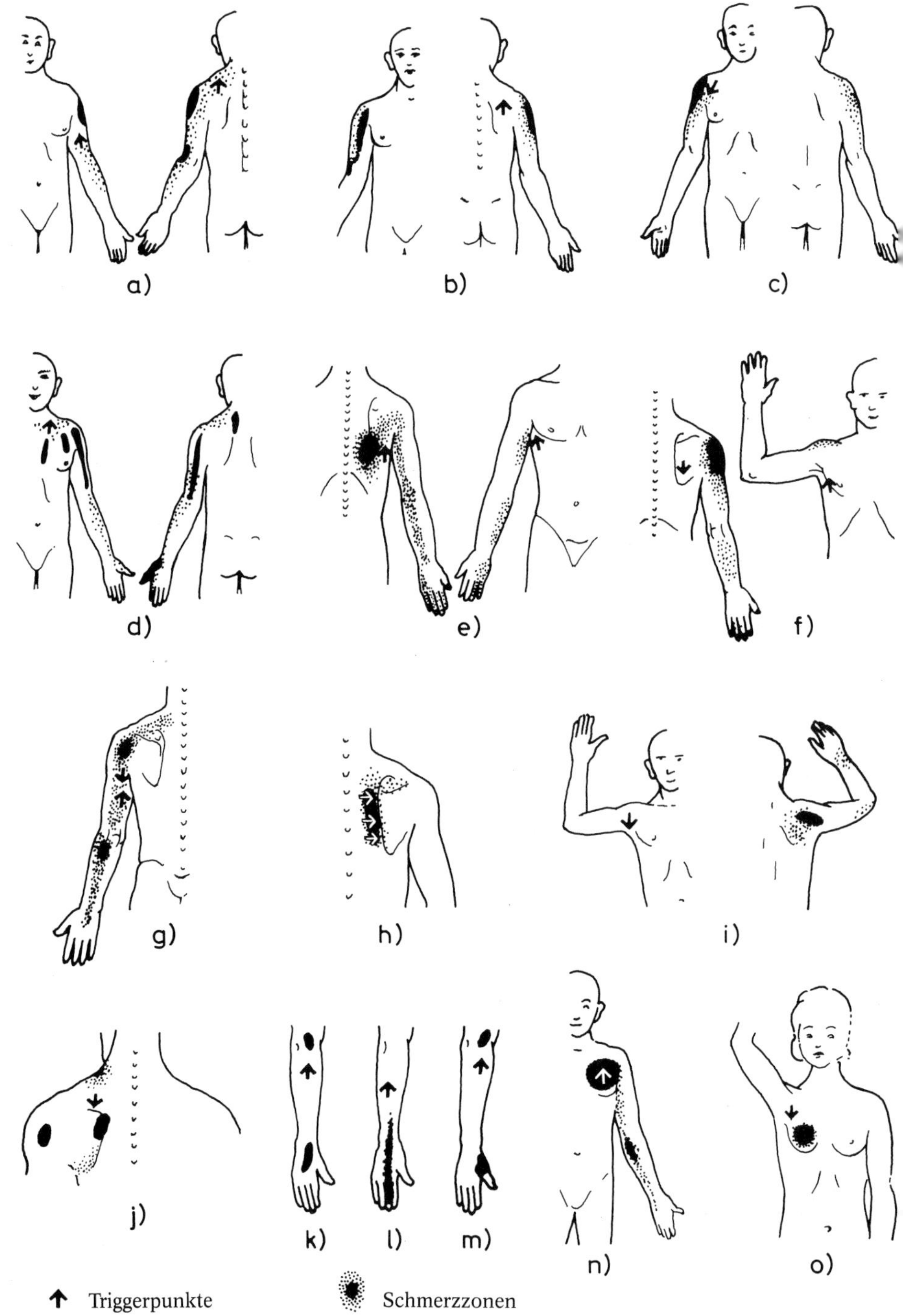
a)
b)
c)
d)
e)
f)
g)
h)
i)
j)
k)
l)
m)
n)
o)
Triggerpunkte
Schmerzzonen

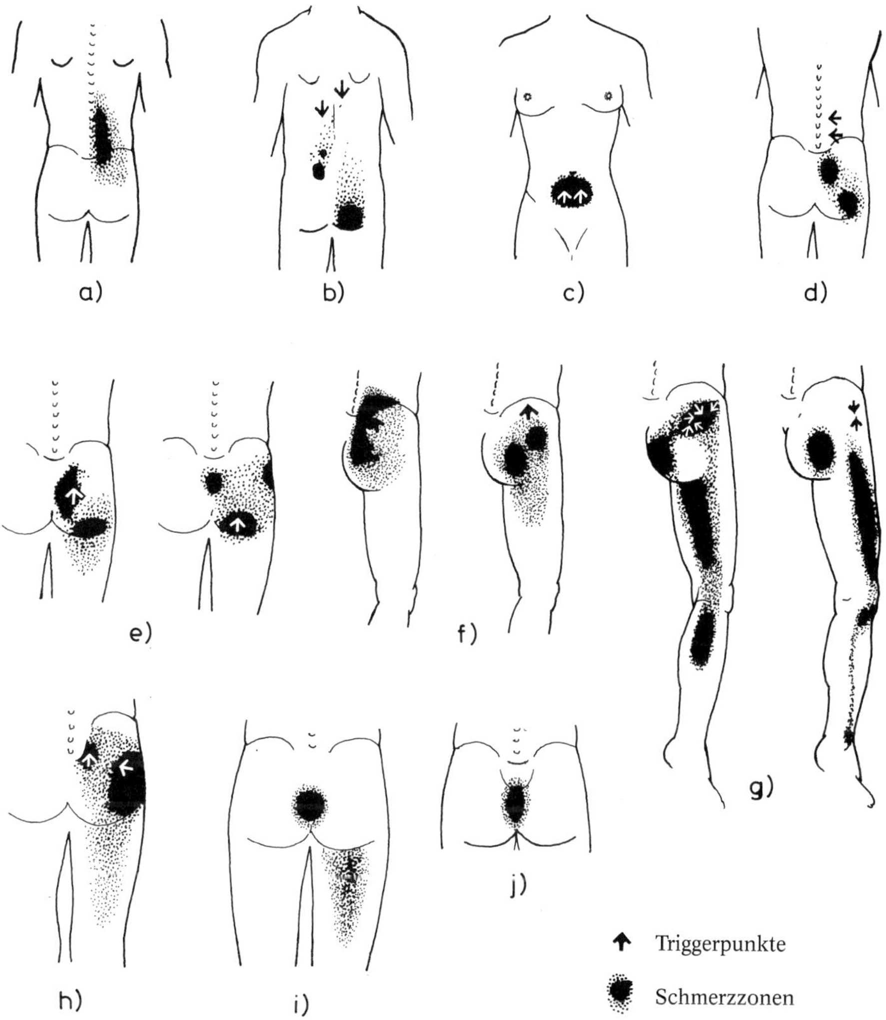

Abb. 78.3 a–j: Triggerpunkte und Schmerzzonen von Muskeln an Rumpf und Becken. **a)** M. iliopsoas, **b)** M. longissimus, **c)** M. rectus abdominis, **d)** M. quadratus lumborum, **e)** M. glutaeus maximus, **f)** M. glutaeus medius, **g)** M. glutaeus minimus, **h)** M. piriformis, **i)** M. obturatorius internus, **j)** M. levator ani und M. coccygeus.

◄

Abb. 78.2 a–o: Triggerpunkte und Schmerzzonen von Muskeln und Schultergürtel und Arme.
a) M. supraspinatus, **b)** M. infraspinatus, **c)** M. deltoideus, **d)** Mm. scaleni, **e)** M. latissimus dorsi, **f)** M. teres major, **g)** M. triceps brachii, **h)** Mm. rhomboidei, **i)** M. subscapularis, **j)** M. levator scapulae, **k)** M. extensor carpi radialis, **l)** M. extensor digitorum longus, **m)** M. supinator, **n)** und **o)** M. pectoralis major.

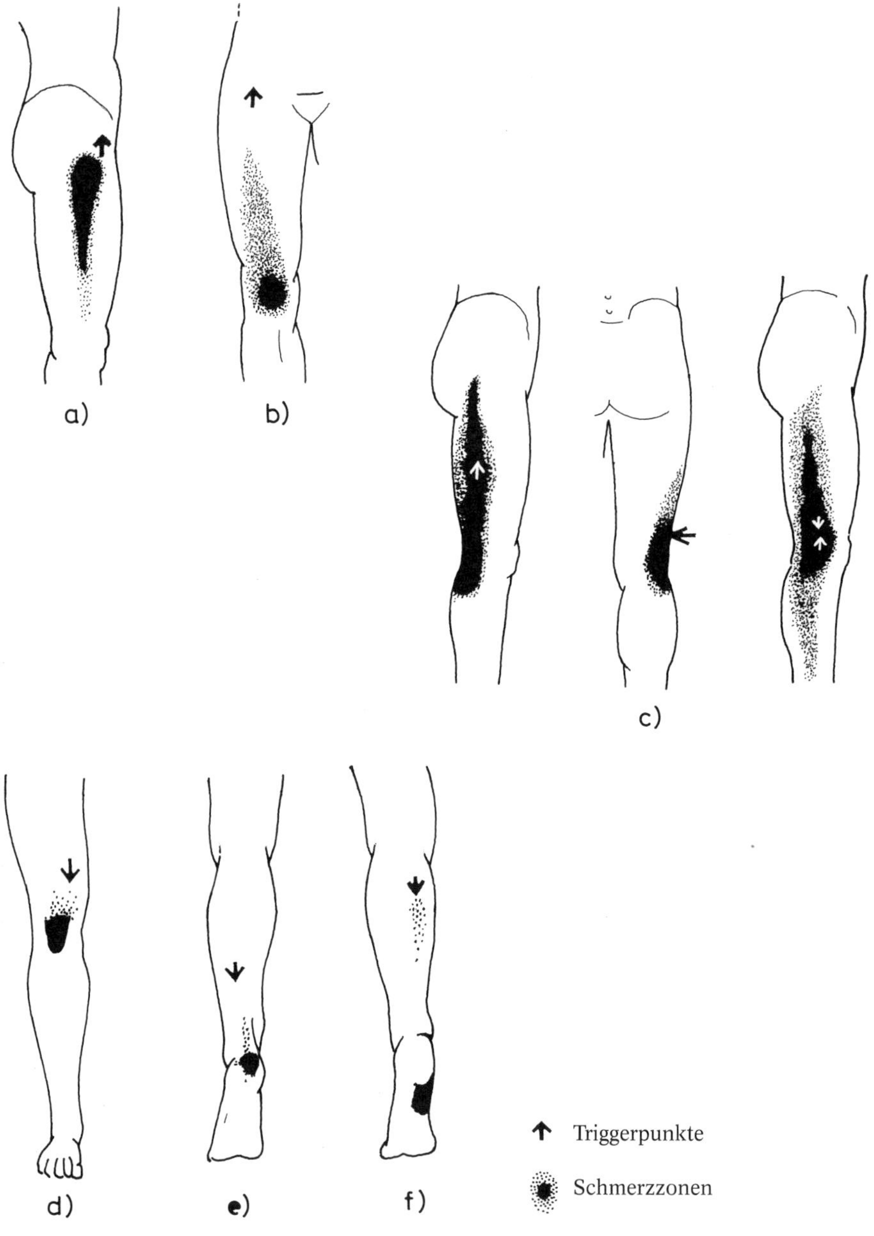

Abb. 78.4 a–f: Triggerpunkte und Schmerzzonen von Muskeln am Bein. **a)** M. tensor fasciae latae, **b)** M. rectus femoris, **c)** M. vastus lateralis, **d)** M. vastus medialis, **e)** M. gastrocnemius, **f)** M. soleus.

Sensibel schwellige Dosierung. Kathode über das Schmerzareal, Anode proximal davon.
Zur Resorptionsförderung eignet sich der galvanische Strom als Vorbehandlung.

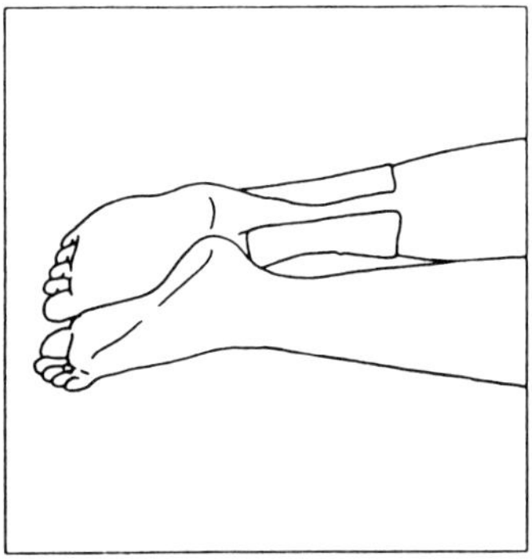

Achillodynie

Träbert-Strom zur Schmerzbehandlung, Hyperämie und Trophikverbesserung.
Sensibel überschwellige Dosierung (deutliche Vibrationen). Große Elektrode beidseits der Achillessehne.

Adduktoren-Insertionstendinose

Zur Schmerzbehandlung: TENS-Ströme.
- Sensibel schwellige Dosierung.

Zur Muskeldetonisierung: muskelrelaxierende Ströme.
- Motorisch schwellige Dosierung.

Mittelgroße Elektroden:
- Anode über der Insertion der Adduktoren unterhalb der Leiste,
- Kathode an der Oberschenkelinnenseite.

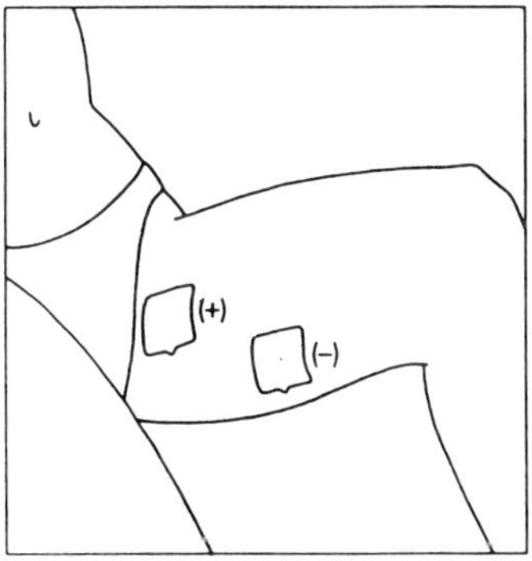

Epicondylopathie

Zur Schmerzbehandlung analgetische Stromformen, z. B. TENS-Ströme. Träbert-Strom nach dem Abklingen der akuten Beschwerden.

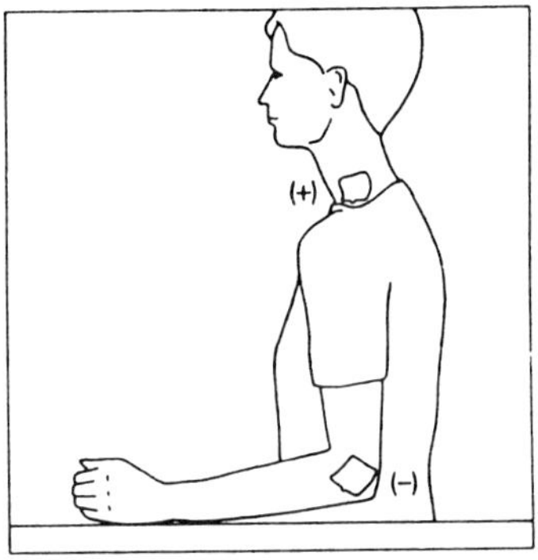

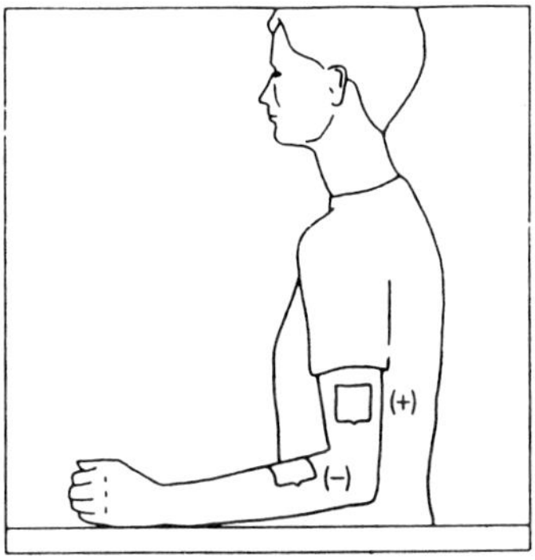

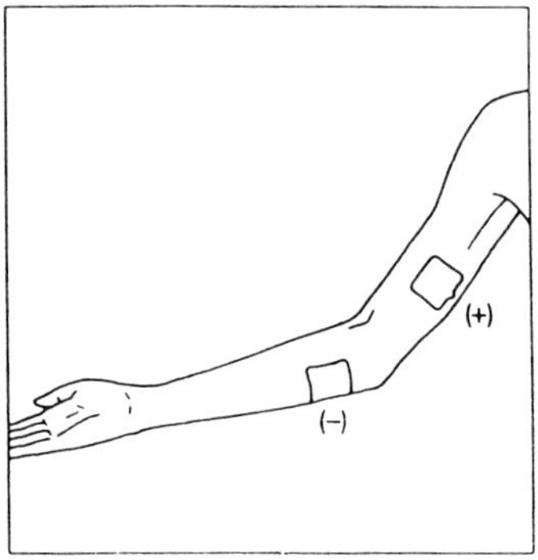

Mittelgroße Elektroden:
- Anode paravertebral segmental C_6–C_8
- Kathode im Schmerzgebiet.

Zur Lockerung der Unterarmmuskulatur kann auch eine Art Schüttelmassage mit einer entsprechenden Stromform durchgeführt werden (z. B. 10 Hz Hochvolt geschwellt).

Bei radialer Epicondylopathie:
- Anode über N. radialis (ca. 1 Handbreit über dem Ellenbogengelenk),
- Kathode über dem M. extensor carpi radialis.

Bei ulnarer Epicodylopathie:
- Anode über N. ulnaris,
- Kathode über den Flexoren an der Ulnarseite des Armes.

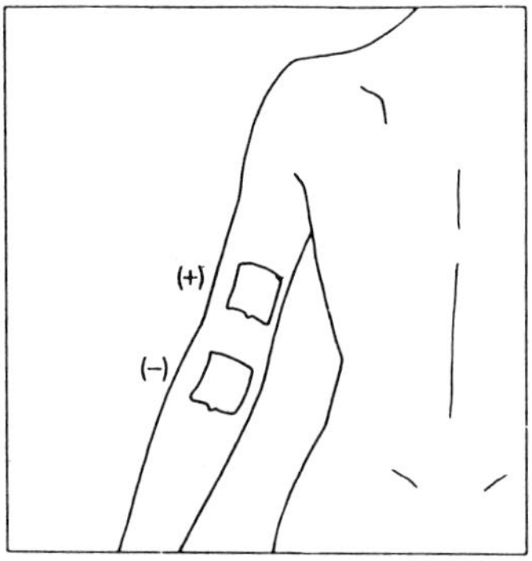

Bursopathien

Zur Schmerzbehandlung analgetische Reizströme, z. B. Träbert-Strom.
Sensibel schwellige Dosierung. Mittelgroße Elektroden:
- Kathode auf das Schmerzgebiet,
- Anode proximal davon.

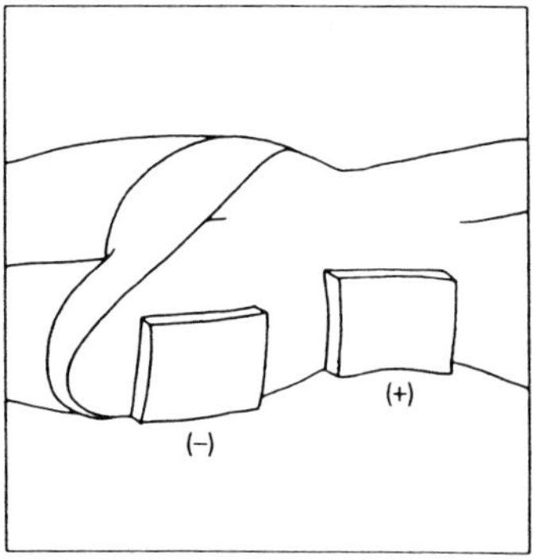

Pannikulose (»Zellulitis«)

Wenn diese nicht entzündliche Erkrankung des subkutanen Fettgewebes mit flächenhaften Verdickungen und Indurationen der Subkutis mit Spontan- sowie Druck-, Kneifschmerz und Schmerzen bei Rollen der Haut einhergeht, kommen analgetische Elektrotherapieverfahren in großflächigen Applikationen an besonders betroffenen Körperpartien, z. B. Nacken-, Schulter- oder Beckenregion in Frage.

Diadynamische Ströme: DF + CP oder
Träbert-Strom.
Sensibel schwellige Dosierung.
Großflächige Elektroden:
- Kathode(n) über dem Schmerzgebiet,
- Anode(n) etwa eine Handbreit proximal davon.

Sonstige orthopädische, chirurgische, traumatologische Krankheitsbilder

Postcommotionelle Kopfschmerzen

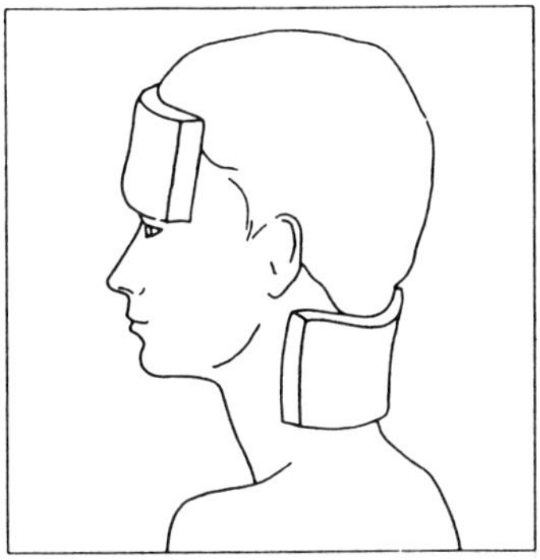

Transkraniale Längsdurchflutung zur Analgesie:
- Galvanischer Strom, sensibel schwellige Dosierung
- Großflächige Elektroden an Stirn und Hinterkopf.

Schmerzen im Hinterkopfbereich

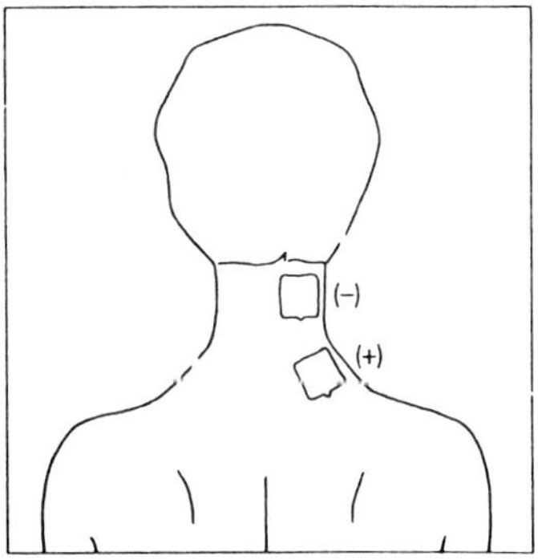

Analgetisch wirksame Stromformen:
- Träbert-Strom
- TENS-Ströme.

Sensibel schwellige Dosierung. Kleinflächige Elektroden:
- Kathode subokzipital über bestehenden Schmerzpunkten
- Anode einige Zentimeter kaudalwärts.

Distorsion, Kontusion

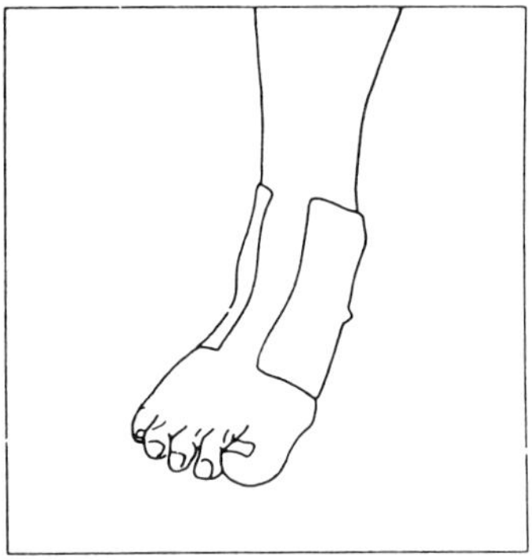

Querdurchflutung zur Analgesie, z. B. mit TENS-Strömen.
Sensibel schwellige Dosierung.
Zur Unterstützung der Ödemresorption ist der
- Träbert-Strom oder der
- modifizierte Ultrareizstrom geeignet.

Sensibel schwellige Dosierung.

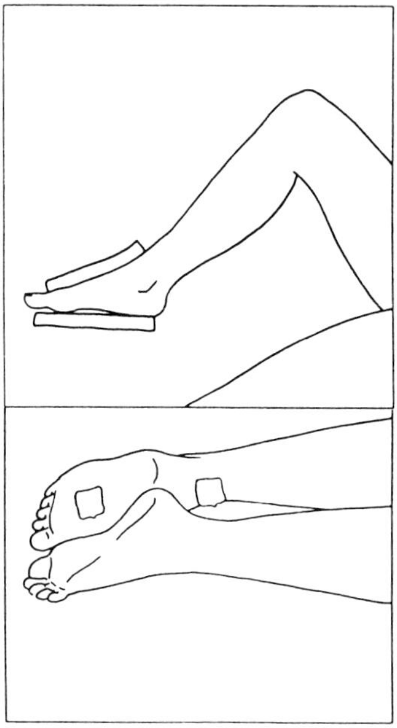

Überlastungsbeschwerden am Fuß, Tarsalgie, Metatarsalgie

Zur Analgesie, Hyperämie und Trophikverbesserung:

- Längsdurchflutung mit galvanischem Strom.

Sensibel schwellige Dosierung. Kathode unter der Fußsohle, Anode knapp oberhalb der Kniekehle, oder

- Querdurchflutung des Fußes zur Analgesie mit TENS-Strömen.

Sensibel schwellige Dosierung. Kleinflächige Kathode(n) über die Schmerzpunkte, Anode proximal davon.

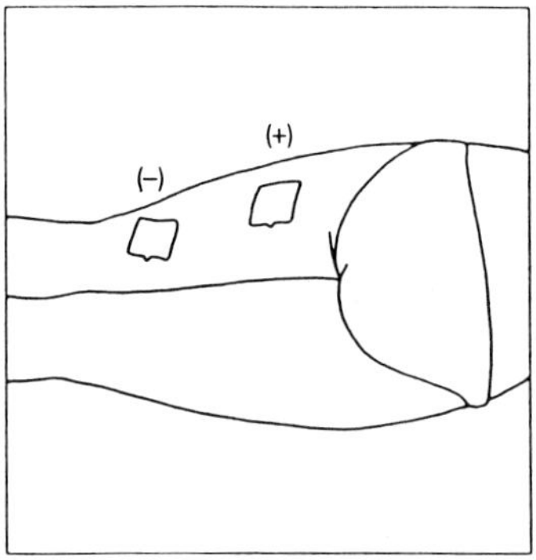

Muskelzerrung, Muskelfaserriß

Beginn frühestens 1 Tag nach dem Trauma!

Ultrareizstrom, motorisch schwellig bis überschwellig dosiert. Mittelgroße Elektroden proximal und distal der betroffenen Stelle.

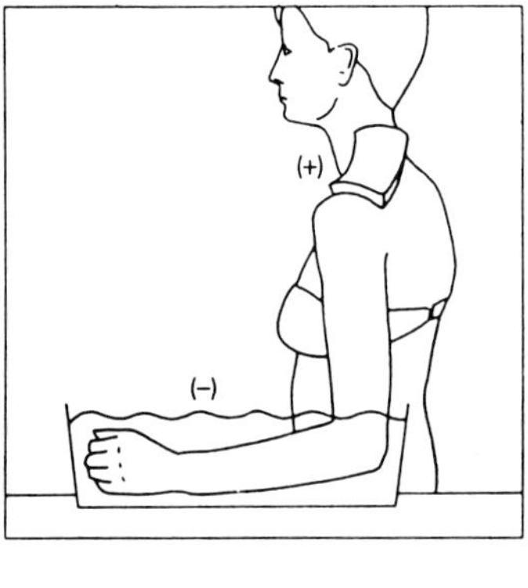

M. Sudeck (= Reflexdystrophie)

Im Stadium II galvanische Längsdurchflutung in niedriger Dosierung, sensibel gerade eben schwellig zur Unterstützung der Resorption.

- Großflächige Anode im Nacken bzw. lumbal
- Unterarm bzw. Fuß/Unterschenkel im kathodisch gepolten Wasserbad (kühles Wasser).

Zur Schmerzreduktion können auch TENS-Ströme dienlich sein.
Kleine Kathoden über den regionalen Nervenstämmen proximal vom Schmerzgebiet. Eine großflächige Anode paravertebral an der HWS. Intensität bis zum Auftreten von Parästhesien im Schmerzgebiet.

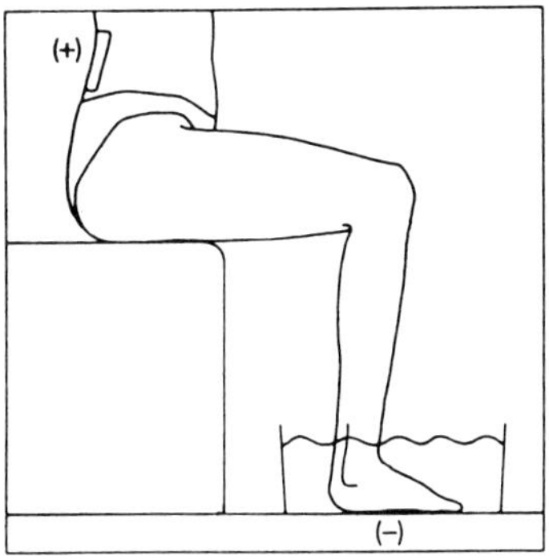

Torticollis spasticus

Am häufigsten sind folgende Muskeln betroffen:
- M. sternocleidomastoideus ipsilateral,
- Halsmuskeln,
- M. trapezius kontralateral.

Schüttelungen der Muskulatur, z. B. mit Hochvolt-Strom 10 Hz, geschwellt.
Motorisch schwellige Dosierung. Mittlere Elektroden über Ansatz und Ursprung des M. sternocleidomastoideus und bei Mitbeteiligung auch über der Trapezius-Muskulatur.

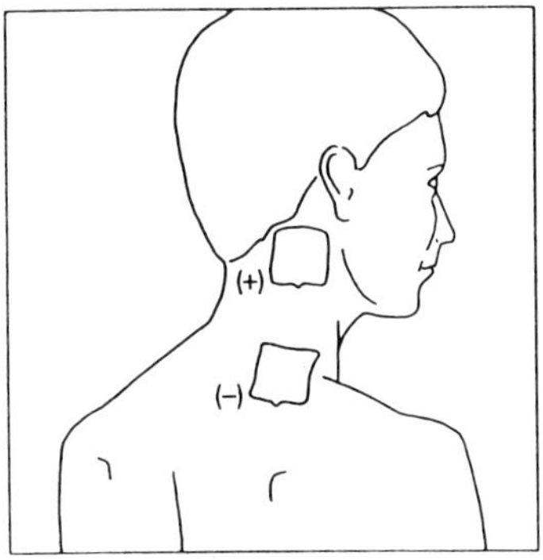

Tietze-Syndrom (= Chondropathia tuberosa)

Schmerzhafte Anschwellungen eines oder mehrerer Rippenknorpel (2., 3. und / oder 4. Rippe) unmittelbar am gelenkigen Ansatz am Brustbein.
Analgetische Ströme, z. B. Träbert-Strom. Sensibel überschwellig dosiert. Kleinflächige Elektroden. Kathode über dem Schmerzgebiet, Anode paravertebral, segmental.

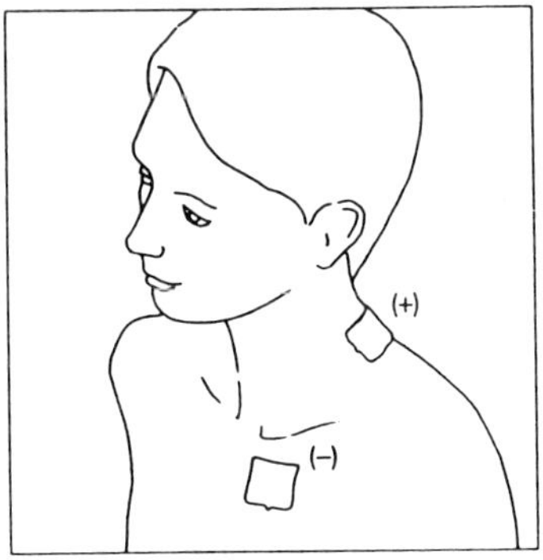

Muskelaktivierung mit Mittelfrequenzimpulsen (nach *Senn* 1990)

Die rhythmische Aktivierung der Muskulatur dient der Prophylaxe, Therapie und Rehabilitation gestörter muskulärer Funktionen.
Die Therapie mit langen, geschwellten Mittelfrequenzimpulsen läßt sich auf folgende Muskelstörungen eingrenzen:

- Willkürinnervationsschwäche bei
  - fehlerhaftem Bewegungsmuster
  - Gelenkbeschwerden
  - Immobilisation.
- Fehlendes Muskelgefühl bei gestörtem Willkürinnervationsmuster
  - Muskelschwäche bei untrainierter Muskulatur
  - reflektorische Muskelverspannungen
  - teilweise de-, bzw. reinnervierte Muskulatur bei Paresen.

Die Muskelaktivierung mit Mittelfrequenzströmen kann die Entwicklung der Muskelatrophie bei Immobilisation von Gelenken deutlich abschwächen.
Bei degenerativen Erkrankungen oder traumatischen Folgezuständen an Gelenken, ferner bei der chronischen Polyarthritis dient die Mittelfrequenz-Stimulation der Wiederherstellung verlorengegangener Muskelfunktionen begleitend zur Krankengymnastik.
Als unterstützende Maßnahme zur Schmerztherapie kommt die Mittelfrequenzaktivierung (nach *Senn*) bei folgenden Krankheitsbildern in Frage, sofern die erwähnten Muskelstörungen vorliegen:

- Periarthropathien, z. B. Stimulation des M. deltoideus bei der Periarthropathie des Schultergelenkes oder des M. quadriceps bei der Periarthropathie des Hüft- oder Kniegelenkes
- Lumbago
- periphere Neuropathien
- Unterstützung des Ausdauertrainings bei primären Myopathien.

Senn weist auch auf die Kombination der Mittelfrequenzaktivierung mit einem Myobiofeedback zur Unterstützung der krankengymnastischen Übungstherapie hin.
Die betroffenen Muskeln werden mit großflächigen Elektroden möglichst quer durchflutet; der Strom soll dabei kräftige Muskelkontraktionen bewirken.
Ein herabgesetzter Funktionszustand des neuromuskulären Systems läßt insbesondere im Fall von Paresen eine effiziente Stimulation mit mittelfrequenten Strömen nicht immer zu.

In diesem Falle sollen niederfrequente Schwellströme mit variierbaren Impuls- und Pausenzeiten verwendet werden.
Der gestörte Funktionszustand kann nicht durch die Elektrostimulation behoben werden. Die Elektrotherapie ermöglicht aber in vielen Fällen erst den wirksamen Einsatz der Übungsverfahren.
Der stimulierte Muskel wird motorisch und sensibel gereizt, so daß es dem Patienten leichter fällt, eine »vergessene« Bewegung unter Anleitung auszuführen.
In Tabelle 9 werden einige Übungsverfahren aufgeführt, die sich mit der Elektrotherapie kombinieren lassen.

Tab. 9: Funktionelle Muskeltherapie (Elektrotherapie und Krankengymnastik)

Muskeldetonisierung	Stromformen
Muskeldehntechniken Postisometrische Relaxation Massagetechniken	Muskelrelaxierende Stromformen (z. B. Mittelfrequenz, Hochvolt).
Muskelkräftigung	
Isometrisches Training Isokinetisches Training Exzentrisches Muskeltraining	Muskelkräftigende Stromformen (mittelfrequente Schwellströme).
Rehabilitation bei muskulären Funktionsstörungen	
Intentionsübungen Muskel-Energie-Techniken Geführte Bewegungen PNF-Techniken	Muskelkräftigende Stromformen (mittelfrequente und niederfrequente Schwellströme) sowie muskelrelaxierende Stromformen.
Myofasziale Schmerzsyndrome	
Muskeldehntechniken	Simultanverfahren mit Ultraschall und muskeldetonisierenden Strömen.

5.4.2 Innere Medizin

Arterielle Verschlußkrankheit, periphere arterielle Durchblutungsstörungen (Stadium I/II nach Fontaine – Angioneuropathien, Claudicatio intermittens), Funktionelle Durchblutungsstörungen (M. Raynaud u. a. Angioneuropathien)

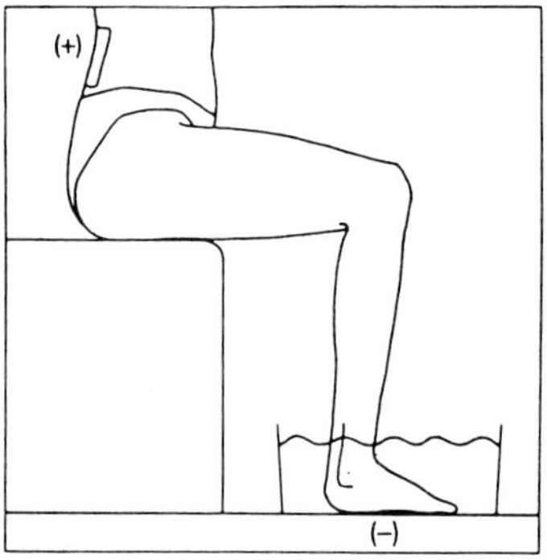

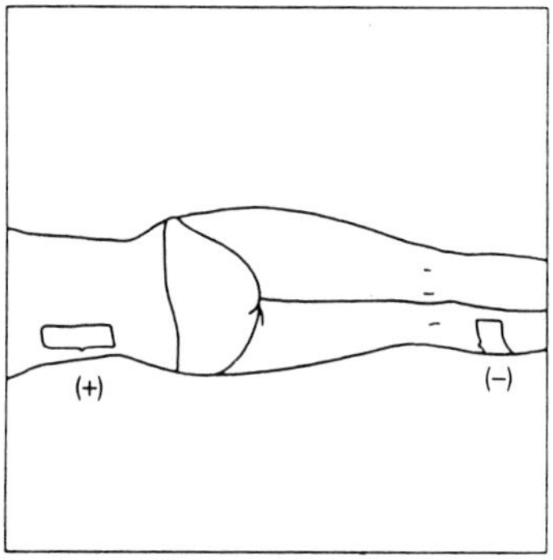

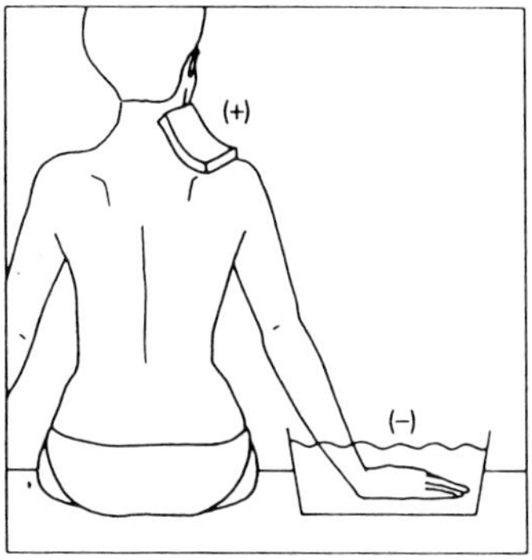

Galvanische Längsdurchflutung der erkrankten Extremität.
Kathode (100–200 cm^2) segmental, paravertebral. Anode als Zellenbad oder großflächige Elektrode an der Fußsohle. Sensibel schwellige Dosierung.
Elektrogymnastik der Wadenmuskulatur (nach *Edel*) im Sinne eines krankengymnastischen Intervalltrainings (Simulation von Zehenstandsübungen) bei claudicatio intermittens.
Geeignet sind nieder- oder mittelfrequente Schwellströme (1s Impuls; 1s Pause). Großflächige Elektroden. Kathode über der Wade, Anode segmental, lumbal.
Zur analgetischen Behandlung dienen TENS-Ströme. Damit sollen bestehende Triggerpunkte gezielt ausgeschaltet werden.
Meist befinden sie sich in folgenden Muskeln:

- M. soleus
- M. gastrocnemius
- M. tibialis anterior.

Die TENS-Therapie dient der Anhebung der Schmerzschwelle in der Vorstellung, auf diese Weise die Gehstrecke verlängern zu können.

Elektrische Ggl. stellatum »Blockade«

Behandlung durch den Arzt!
- 100 Hz Rechteckstrom
- Diadynamischer Strom DF.

Kleine Kathode über das Ggl. stellatum, mittelgroße Anode paravertebral über der HWS. Intensität an der Toleranzschwelle.

Die Behandlung ist erfolgreich, wenn die Horner-Symptomentrias ausgelöst wird (Miosis, Ptosis, Enophthalmus), was allerdings selten gelingt.

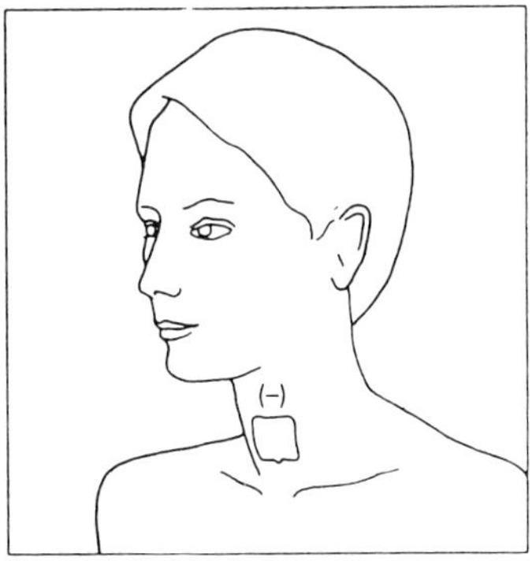

Schlafstörungen, Elektroschlaftherapie (nach Edel)

Die sog. Elektroschlaf-, Elektroheilschlaf-, Elektrorelaxationstherapie wird auch bei anderen vegetativen Störungen wie funktionellen Herz-Kreislaufbeschwerden, Darmstörungen etc. im Sinne einer vegetativen Umstimmung empfohlen.

Die Therapie muß in einem ruhigen Raum bei angenehmer Temperatur erfolgen!
- 100 Hz Rechteckströme.

Sensibel schwellige Dosierung. Transkranielle Durchflutung. 4polig mit mittelgroßen Elektroden. Anoden an den Schläfen, Kathoden im Nacken subokzipital.

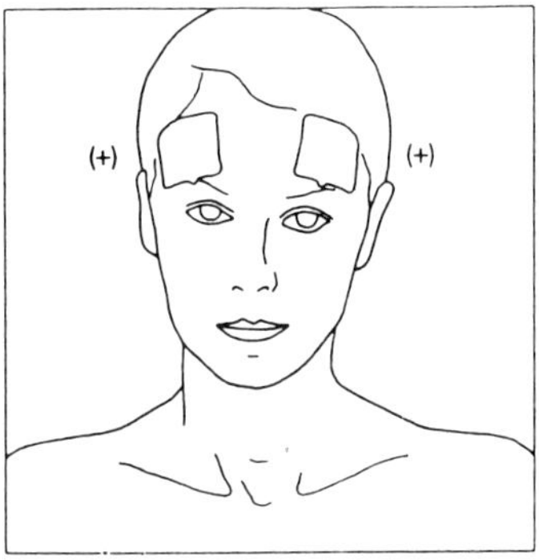

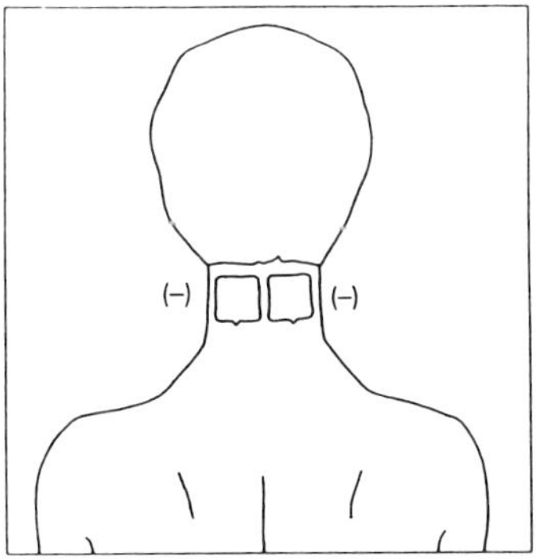

5.4.3. Dermatologie

Varicosis

Vor der Behandlung ist eine Thrombophlebitis bzw. eine Phlebothrombose auszuschließen.

Behandlung in entstauender Lagerung der Beine.

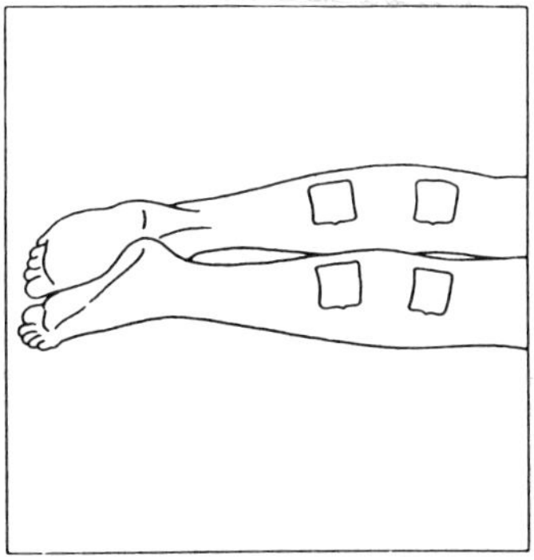

Aktivierung der Muskelpumpe zur Beseitigung der venösen Stase. Schüttelung der Wadenmuskulatur z. B. mit Hochvolt 10 Hz geschwellt. Höhere Frequenzen sind nicht geeignet, da damit leicht Wadenkrämpfe ausgelöst werden. Motorisch überschwellige Dosierung. Mittlere Elektroden über Ursprung und Ansatz des M. triceps surae.
Die Behandlung kann ein- oder beidseitig erfolgen.

Ulcus cruris varicosum, chronische Hautulzera anderer Genese, Dekubitalgeschwüre, verzögerte Wundheilung
(nach *Wolkott, Wheeler; Edel* und *Freund*)

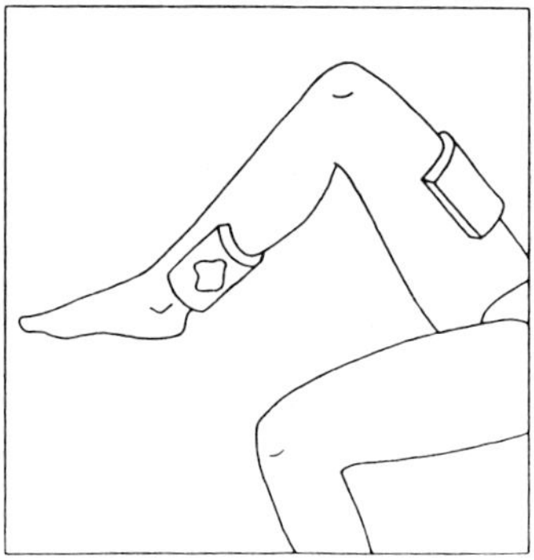

Vor der Elektrotherapie sind der Ulkusgrund und der Rand zu reinigen. Der Ulkusrand ist mit Zinkpaste abzudekken.
Das Ulkus wird von einer mit physiologischer Kochsalzlösung gut durchfeuchteter, den Ulkusrand überragender Kompresse von ca. 2 cm Dicke bedeckt, darauf eine etwas kleinere Plattenelektrode plaziert.
Diese wird in den ersten Tagen bis zur Reinigung des Ulkus und Entstehung frischer Granulationen zunächst kathodisch gepolt. Die Anode wird proximal davon am Oberschenkel angebracht. Nach einigen Tagen wird umgepolt. Sehr niedrig dosierter Gleichstrom (subjektiv sensibel gerade eben schwellige Dosierung; keinesfalls höher als 0,01 mA/cm^2 der aktiven Elektrodenfläche über dem Ulkus).
Tägliche Behandlung, möglichst lange, mind. 30 Min., besser 1–2 Stunden. Wo dies möglich ist 2–3mal täglich im Abstand von 2–3 Stunden.

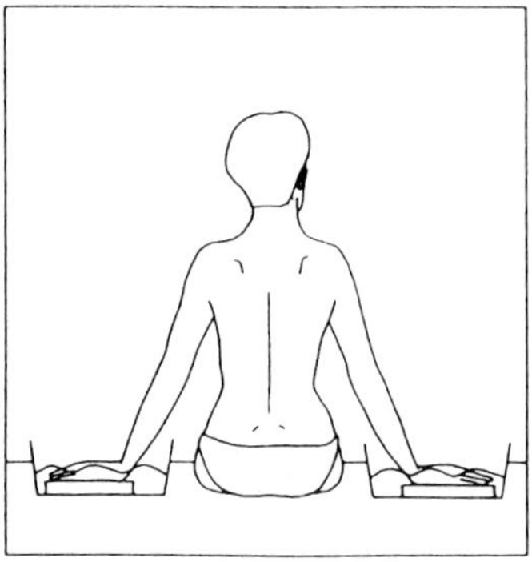

Hyperhidrosis palmarum et plantarum (nach *Raulin*)

Galvanischer Strom. Sensibel schwellige Dosierung.
Die Behandlung findet im Wasserbad statt, wobei nur die Handflächen oder die Fußsohlen in das Wasser eintauchen sollten. Sie ruhen dabei auf einer großflächi-

gen Schwammelektrode. Tägliche Behandlung etwa 20 Min.
Zur Erhaltung des Therapieerfolges einer längeren Behandlungsserie wird die Galvanisation in 4wöchigen Intervallen fortgesetzt. Rezidive verlangen eine erneute Behandlungsserie.

5.4.4 Gynäkologie, Urologie

Pelvipathien

Schmerzzustände bei subakuter und chronischer Zystitis, Adnexitis, Adhäsionen nach Entzündungen im kleinen Bekken oder nach Operationen (»Verwachsungsbauch«), Dysmenorrhoe, dem sog. vegetativen Uro-Genital-Syndrom, chronischer Prostatitis.
Analgetisch-hyperämisierende Stromformen.

Subakut: Diadynamik DF, sensibel schwellig dosiert.

Chronisch: Träbert-Strom bis zu einem deutlichen Vibrieren (sensibel überschwellig); auch TENS-Ströme in sensibel schwelliger Dosierung (Kribbeln).

Großflächige Elektroden.
Kathode knapp über der Symphyse, Anode quer über dem lumbosakralen Übergang.

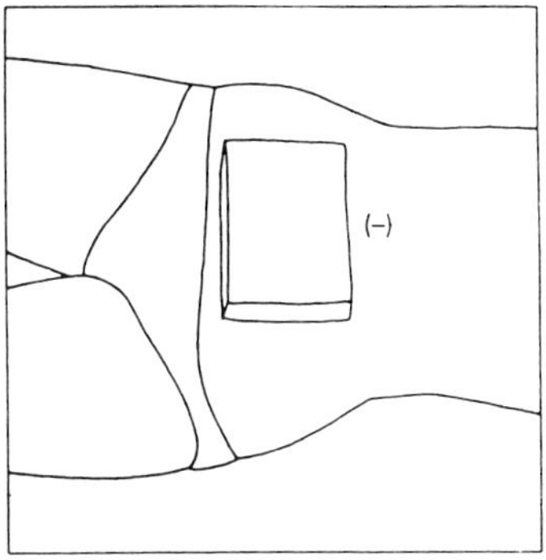

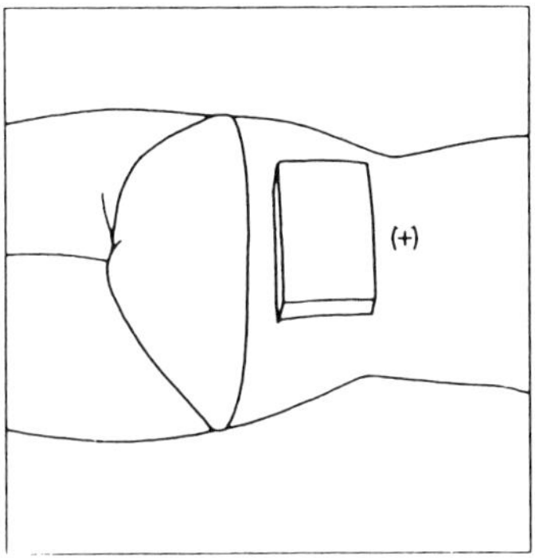

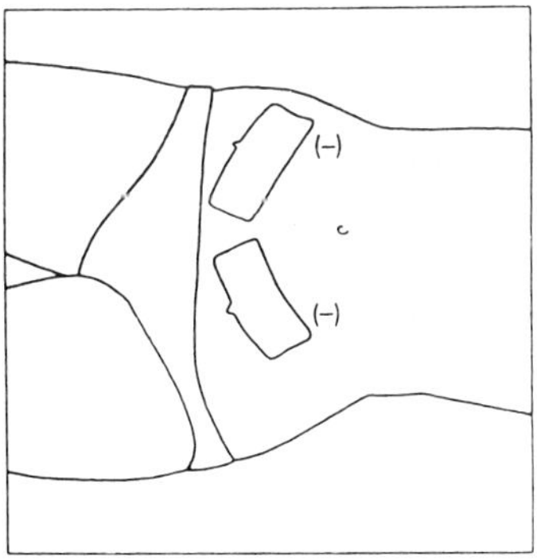

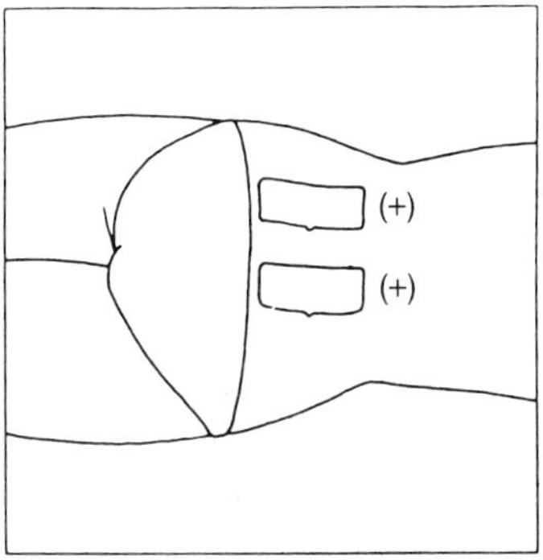

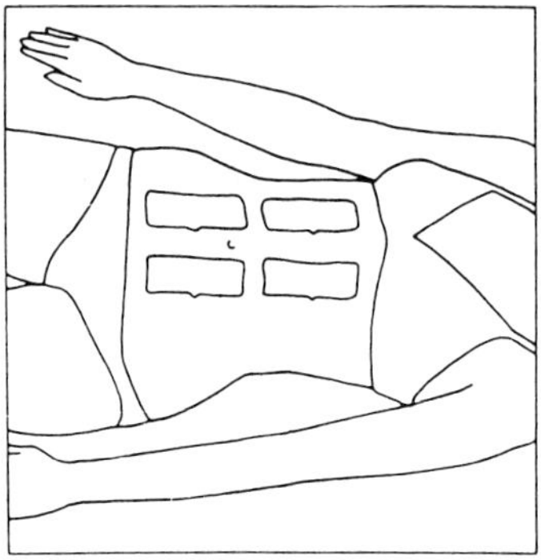

Straffung der Bauchmuskulatur

Elektrogymnastik schlaffer Bauchmuskeln besonders post partum zum Bauchmuskeltraining, ferner zur Unterstützung der Rückbildungsgymnastik.
Niederfrequente Schwellströme oder Mittelfrequenz-Schwellungen. Motorisch überschwellige Dosierung (Kontraktionen sollen ausgelöst werden).
Großflächige Elektroden längs über die Mm. recti abdominis, 4polig. Anoden proximal, Kathoden distal.

Harninkontinenz

Die Elektrostimulation dient in erster Linie zur Kräftigung der Beckenbodenmuskulatur.
Indikationen sind Streßinkontinenz 1. und 2. Grades, ferner Inkontinenz nach Prostataresektion, seltener Drang (= Urge-)inkontinenz.
Rhythmisch ein- und ausgeschaltete tetanisierende Impulse (= Schwellströme) bei Streßinkontinenz. Geschwellter Mittelfrequenzstrom 50 Hz moduliert. Die Behandlung der *Streßinkontinenz* geschieht mit großflächigen indifferenten Elektroden auf der Haut (suprasymphysär oder über dem Kreuzbein) und einer differenten rektal oder anal liegenden Stimulationselektrode.
Mit der Stimulation sollen Kontraktionen des muskulären Beckenbodens erzeugt werden.
Von großer Bedeutung ist weiterhin das krankengymnastische Beckenbodentraining, am besten zunächst simultan mit der Elektrostimulation.
Bei *Dranginkontinenz* werden spezielle intravesikale Elektroden kathodisch gepolt benutzt. Die indifferente Anode wird über der Symphyse plaziert.
Geschwellte niederfrequente Rechteckimpulse unter 20 Hz mit variabler Impulsbreite.
Tägliche Behandlung, ca. 20 Min. bis zur Besserung, dann evtl. Wiederholungen in größeren Abständen zur Erhaltung des Therapieerfolges.
Es ist zweckmäßig, während der Stimulation eine Blasendruckmessung durchzuführen.

5.4.5 Hals-, Nasen-, Ohrenheilkunde

Idiopathische Fazialislähmung

Zur Förderung der Trophik und der Durchblutung: Galvanisation.

Sensibel schwellige Dosierung.

Großflächige, gut (ca. 2 cm) unterpolsterte einseitige Gesichtselektrode (sog. Bergonie-Maske), anodisch gepolt. Großflächige Kathode paravertebral im Nacken.

Tägliche Behandlung zu Beginn der Lähmung etwa 20 Min.

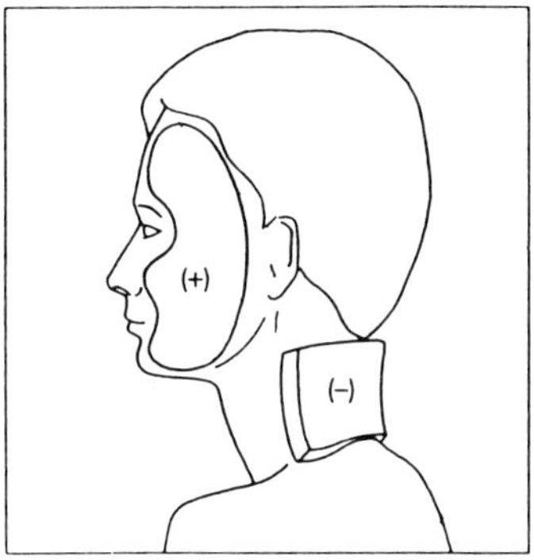

Otalgie

Elektrotherapie zur Analgesie nur nach Indikationsstellung durch den HNO-Arzt.

Kontraindikationen: akute und chronische Otitis media, Cholesteatom.

Analgetische Stromformen, z. B. TENS-Ströme.

Sensibel schwellige Dosierung (bis zum Auftreten von Kribbelparästhesien). Kleine Elektroden vor dem Ohr und auf dem Warzenfortsatz.

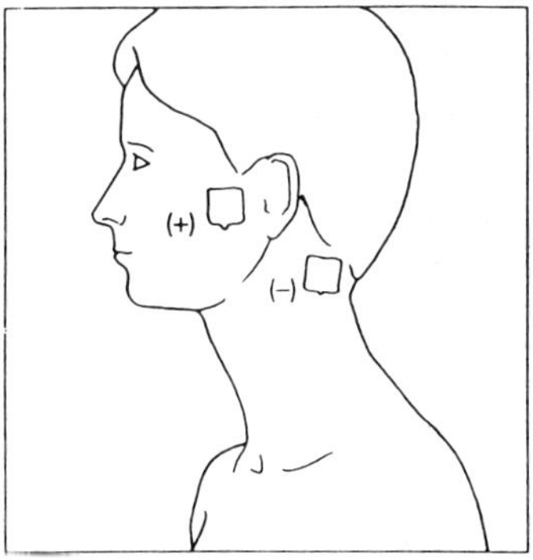

Recurrens-Parese

Je nach Ansprechen der gelähmten Kehlkopfmuskulatur kommen Dreieckströme oder faradische Gruppenimpulse infrage (s. Lähmungstherapie).

Kleine Elektroden neben dem Kehlkopf auf der betroffenen Seite. Behandlungsdauer ca. 10 Min. Die Elektrostimulation sollte mit Vokalisationsübungen in der logopädischen Behandlung verbunden werden. Dabei werden die Stromimpulse zur Stimulation der paretischen Muskulatur über ein Mikrophon ausgelöst, das über eine Regelelektronik mit dem Stimulationsgerät verbunden ist.

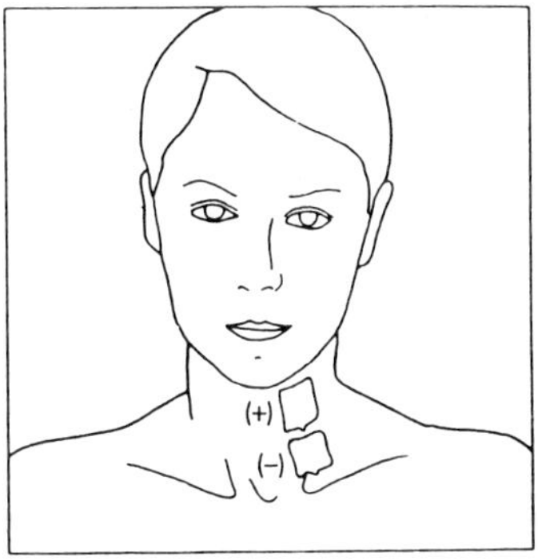

Tinnitus (störende Ohrgeräusche)

Nach vorherigem positiven intravenösen Lidocain-Test.

Lokalanästhesie-Iontophorese mit Lidocain 2% + Adrenalin (1 : 100 000).
Galvanischer Strom.
Die Stromintensität darf 0,5 mA nicht überschreiten!
Spezielle Ohrelektrode als Anode im Gehörgang. Kathode am kontralateralen Arm.
Tägliche Behandlung.

Apl-TENS am Ohr mit Mikroreizströmen

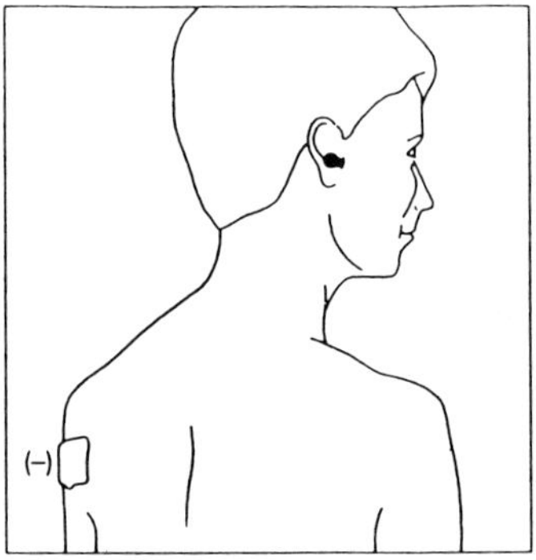

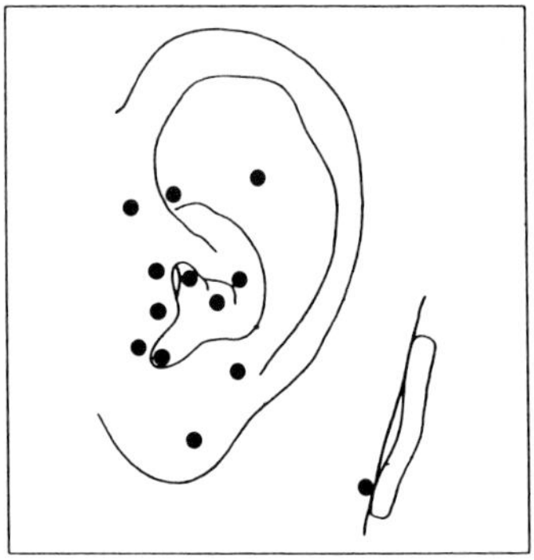

Nach vorheriger Testung an 13 Punkten am Ohr mit niedrigem Hautwiderstand werden diese mit Mikroampèrereizströmen mittels einer kathodisch gepolten Punktelektrode je 12 s (bei einseitigem Tinnitus) transkutan stimuliert. Anode als Handelektrode ipsilateral.
Behandlung 3mal wöchentlich.
Mit diesen Methoden ist ein Erfolg bei etwa 20% der Patienten zu erwarten, was der üblichen Plazeborate entspricht. Dennoch lohnt ein Versuch, die Elektrotherapie bei dieser auch mit herkömmlichen Methoden nur schwer zu beherrschenden Störung einzusetzen.

5.4.6 Neurologie

Kopfschmerzen

Analgetische Reizströme
- TENS-Ströme
- Träbert-Strom.

Kathode über Schmerzareal. Anode im Nacken.
Aktive Triggerpunkte müssen gezielt aus-

geschaltet werden, wenn diese zu Schmerzen in Referenz-Zonen am Kopf führen (s. myofasziale Schmerzsyndrome).

Bei *Migräne* dient die analgetische Elektrotherapie weniger der Kupierung von Migräneanfällen als der Herabsetzung der Häufigkeit und Schwere der Migräneattacken, wobei eine längere Behandlungsserie durchgeführt werden muß.

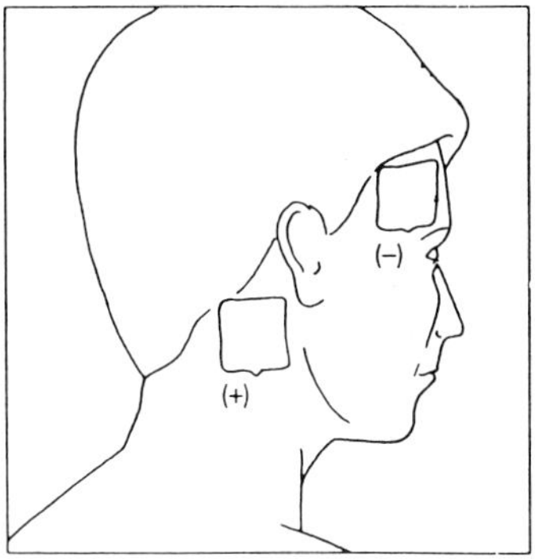

Lumbalgie, Lumboischialgie, Ischialgie

S. Orthopädie (5.4.1).

Neuralgien, Neuritiden, hyperalgetische Zonen

Galvanisation.

Anode über die hyperalgetische Zone, Kathode gegenüber oder distal davon. Sensibel schwellige Dosierung.

Analgetische Reizströme:

- Diadynamik DF
- Träbert-Strom
- TENS-Ströme
- Ultrareizstrom.

Kathode in das Schmerzgebiet oder über den versorgenden Nervenstamm, sofern dieser oberflächlich liegt; Anode proximal. Die Intensität bis zum Auftreten von Kribbelparästhesien einstellen.

Zosterneuralgie

TENS-Ströme zur Analgesie.

Das Schmerzgebiet mit langen, streifenförmigen Flächenelektroden einkreisen.

Die Intensität bis zum Auftreten von Parästhesien einstellen.

Polyneuropathien

Zur Schmerzbehandlung:

- Längsdurchflutung der Extremitäten mit Gleichstrom sensibel schwellig dosiert in absteigender Polung.

Kathode als Zellenbad. Anode als Plattenelektrode von 100–200 cm^2 segmental, paravertebral;

- obere Extremität: an der HWS.
- untere Extremität: lumbosakral.

Analgetische Stromformen:
- Diadynamische Ströme
- Träbert-Strom
- TENS-Ströme
- Ultrareizstrom.

Sensibel schwellige Dosierung.
Eine Kathode entsprechender Größe liegt im Schmerzgebiet, die Anode segmental, paravertebral.
Sollen motorische Ausfälle (Paresen) bei einer Polyneuropathie mit der Elektrotherapie behandelt werden, so kann eine galvanische Längsdurchflutung zur Steigerung der muskulären Erregbarkeit vor einer selektiven Lähmungsbehandlung mit Dreieckimpulsen erfolgen. Dabei wird eine aufsteigende Polung (Kathode proximal) empfohlen. Behandlungstechnik s. 6.3.

Paresen, Paralysen

S. Lähmungsbehandlung, Kap. 6.

5.5 Kontraindikationen der Reizstromtherapie

(nach *Edel* 1991, *Senn* 1990)

Allgemeine Gegenanzeigen

- Herzschrittmacher und sonstige implantierte elektronische Vorrichtungen
- transcardialer Stromfluß
- entzündete, geschädigte, dystrophe Hautstellen
- Thrombophlebitis, Phlebothrombose
- Infektionskrankheiten
- Tumore
- Psychosen.

Zusätzlich zu beachtende Gegenanzeigen

Muskelbehandlung mit geschwellten Gruppenimpulsen:
- Bewußtlosigkeit, Bewußtseinstrübungen
- reflektorische Hemmung (z. B. bei Frakturen)
- Muskelentzündungen
- mimische Gesichtsmuskulatur.

Behandlung teilweise oder gänzlich denervierter Muskulatur (nur bei krankengymnastischer Basistherapie):

- wenn die Reizstromtherapie anhaltende Schmerzen auslöst
- Fazialisparese
- Säuglinge, Kleinkinder.

Behandlung spastischer Muskulatur (nur bei krankengymnastischer Basistherapie)

- wenn die Spastik zunimmt.

Vorsichtsmaßnahmen für bestimmte Stromformen

Diadynamische Ströme, Träbert-Strom:

- Vorsichtige Dosierung bei Sensibilitätsstörungen.

Mittelfrequenz-Ströme, Interferenzstrom:

- Nur niedrige Dosis bei zementierten Endoprothesen.

Elektroakupunktur:

- Keine Nadelakupunktur bei Blutgerinnungsstörungen.

6 Lähmungsbehandlung

6.1 Reaktionen eines gestörten Nerv-Muskel-Systems auf Reizstromimpulse

Im Gegensatz zu dem in Abschnitt 5 beschriebenen Reaktionsmuster des intakten Skelettmuskels auf elektrische Reizung verändern sich diese Reaktionen bei manchen Erkrankungen der Muskeln sowie bei Erkrankung oder Verletzungen des peripheren Nervensystems (ab Vorderhornzelle) in typischer Weise. Wir erkennen dann *pathologische Reaktionen.* Bei diesen Veränderungen kann die Reizschwelle erhöht oder erniedrigt sein, d. h. die Erregbarkeit des Muskels erscheint herab- oder heraufgesetzt. Ist die Reizschwelle erhöht, benötigt man höhere Stromstärken, um eine Reaktion auszulösen; ist sie erniedrigt, so ist der Muskel leichter erregbar. Es kann aber auch die Erregbarkeit des Muskels völlig erlöschen. In diesen Fällen, in denen sich die Stromstärke (= Quantität), die zur Auslösung einer Muskelzuckung führt, ändert, spricht man von *quantitativen Veränderungen.* Nicht selten beobachtet man aber auch, daß der normalerweise blitzartige Zuckungsablauf sich dahingehend verändert, daß er träge und wie ein Wurm dahinkriechend (wurmförmig) über den Muskel verläuft. Die Zukkung kann auch nach Beendigung der Reizung noch anhalten oder nach mehreren einander folgenden Reizungen immer schwächer werden und schließlich ausbleiben (sich erschöpfen). Wir sprechen dann von *qualitativen Veränderungen.* Beide Erscheinungen können gelegentlich auch gleichzeitig auftreten: *Quantitativ-qualitative Veränderungen.*

6.1.1 Die Entartungsreaktion (EAR)

Für die Praxis am bedeutsamsten sind diejenigen Veränderungen quantitativer und qualitativer Art, die unter dem Begriff Entartungsreaktion zusammengefaßt werden. Eine Entartungsreaktion tritt auf bei Erkrankungen oder Schädigungen des peripheren motorischen Neurons, also desjenigen Teiles der motorischen Nervenleitung, der aus Vorderhornzelle des Rükkenmarks, der vorderen Wurzel und dem peripheren Nerven einschließlich der motorischen Endplatte besteht. Man spricht in diesem Zusammenhang von einer *Denervation.* Diese führt je nach Ausmaß der Schwere der Schädigung zu morphologischen Veränderungen (Atrophie) und Störungen in funktioneller Hinsicht (Tonusverlust der Muskulatur, Abschwächung oder Ausfall der Reflexe, schlaffe Lähmung). Die funktionellen Einbußen lassen sich anhand der Entartungsreaktion erkennen.

Man unterscheidet eine *komplette Entartungsreaktion* (EAR) als Zeichen einer schweren, d. h. vollständigen Denervation (z. B. bei Durchtrennung des Nerven, Unterbrechung der Nervenleitung durch Zerreißung etc.) von einer *partiellen* EAR, die Ausdruck einer geringergradigen Schädigung bzw. unvollständigen Denervation ist.

Bei einer schweren Schädigung, die letztlich mit einer vollständigen Denervation einhergeht, beobachtet man:

a) nach Ablauf von 3–4 Tagen den Verlust der direkten und indirekten faradischen Erregbarkeit,
b) nach etwa 14 Tagen den Verlust der indirekten galvanischen Erregbarkeit und
c) eine Änderung des Zuckungsablaufes bei direkter galvanischer Reizung des Muskels; die Zuckung ist nicht mehr blitzartig, sondern wurmförmig und träge.

Liegt nur eine Nervenquetschung vor, d. h. keine Leitungsunterbrechung, so kann es zwar zum vollständigen Funktionsausfall der Muskulatur kommen, sie bleibt aber faradisch erregbar, trotz weiter bestehender Lähmung. Man stellt eine partielle EAR fest, die zumeist einer unvollständigen Denervation entspricht.

Die partielle EAR ergibt sich aus folgenden Befunden:

a) Die faradische Erregbarkeit ist noch erhalten.
b) Bei galvanischer Reizung ist die Zuckung anfangs nicht träge, wird aber nach einer Reihe von Impulsen träge und wurmförmig.
c) Die sog. (Pflüger-)Zuckungsformel *kann* sich umkehren, d. h. die ASZ > KSZ.

Diese Zuckungsformel, die man mit dem galvanisch-faradischen Test bestimmen kann, lautet für einen gesunden, normal innervierten Muskel

KSZ < ASZ < AÖZ < KÖZ.

Das bedeutet, daß der intakte Muskel mit niedriger Reizintensität zur Zuckung gebracht werden kann, wenn der Stromkreis geschlossen wird und die Reizelektrode kathodisch gepolt ist (Kathodenschließungszuckung = KSZ). Die Anodenschließungszuckung (ASZ) verlangt schon höhere Stromstärken, noch höhere dann die Anodenöffnungszuckung (AÖZ) und die Kathodenöffnungszuckung (KÖZ), d. h. bei Unterbrechung des Stromflusses.

Die oben erwähnte Umkehr der Zuckungsformel, daß also der Stromfluß von der Anode ausgehend eine Kontraktion auslöst (Anodenschließungszuckung) bevor bei höherer Reizintensität ein Reizerfolg mit der Kathodenschließungszuckung ausgelöst werden kann, ist jedoch keinesfalls obligatorisch bei partieller Denervation. Auf jeden Fall läßt sich aber mit diesem Test die günstigste Polung der Reizelektrode ermitteln, was für die Reizstromtherapie der Lähmung eine praktische Bedeutung hat.

Der Unterschied zwischen partieller und kompletter EAR ist nur graduell. Bei Verschlechterung des Zustandes kann aus einer partiellen eine komplette EAR werden, und umgekehrt kann bei zunehmender Besserung eine komplette EAR in eine partielle übergehen. Im allgemeinen liegt der Zeitpunkt für eine diagnostisch/prognostische Beurteilung mit dem galvanisch-faradischen Test ungefähr bei 3 Wochen nach der Läsion. Für die Beantwortung weitergehender Fragen wird man auch in dieser Zeit auf andere spezielle neurologische Untersuchungen, insbesondere auf die Elektromyographie (EMG) zurückgreifen.

Nachstehend eine Übersicht über die Erregbarkeitsveränderungen.

Art der Reizung	partielle EAR partielle Denervation	komplette EAR komplette Denervation
Faradisch indirekt Galvanisch indirekt Faradisch direkt	Erregbarkeit herabgesetzt	Erregbarkeit erloschen
Galvanisch direkt	Erregbarkeit herabgesetzt	erregbar*, Zuckung träge wurmförmig

* Bei langdauernder Denervation kommt es zur bindegewebigen Degeneration der Muskulatur, dann erlischt auch die direkte galvanische Erregbarkeit.

Die Reizung mit galvanischem und faradischem Strom wird auch als »konventionelle« Untersuchungs- bzw. Behandlungsmethode bezeichnet. Sie reicht diagnostisch zumeist völlig aus, wenn man sich einen raschen Überblick über ein Lähmungsbild verschaffen will. Therapeutisch ist sie jedoch in mancher Hinsicht unbefriedigend. Weitaus größere Möglichkeiten bietet der in seiner Impulsdauer regelbare Rechteckstrom und der ebenfalls regelbare *Exponentialstrom,* den man auch als *Dreieckstrom* bezeichnet, um ein bildhaftes Gegenstück zum Rechteckstrom zu haben.

Zum besseren Verständnis sei kurz rekapituliert:

1. Rechteckimpulse erzeugen beim gesunden Muskel eine einmalige blitzartige Zuckung, wobei die KSZ > ASZ.
2. Dreieckimpulse haben einen mehr oder weniger verzögerten Anstieg. Der gesunde Muskel kann sich dem verzögerten (einschleichenden) Anstieg in gewissen Grenzen anpassen und reagiert erst bei deutlicher Erhöhung der Schwellenstromstärke mit einer Kontraktion. Diese erfolgt umso langsamer, je flacher der Anstieg ist; sie wird mit Steilerwerden des Anstiegs schneller und deutlicher wahrnehmbar.

Der *gesunde* Muskel reagiert also auf Rechteckimpulse bei niedrigerer Stromstärke, während er auf Dreieckimpulse erst nach mehrfacher Erhöhung der Schwellenstromstärke anspricht, d. h. er paßt sich dem schrägen Anstieg an. Diese Anpassungsfähigkeit nennt man *Akkommodabilität,* den Vorgang selber *Akkommodation.*

Der *paretische* Muskel hat dagegen – je nach Entartungsgrad – diese Anpassungsfähigkeit eingebüßt. Er reagiert deshalb auf Dreieckimpulse mit weit geringerer Stromstärke als ein gesunder Muskel.

Reizt man beispielsweise einen geschädigten Muskel in einer gesunden Umgebung mit Rechteckimpulsen, so kann man häufig beobachten, daß die gesunden Antagonisten (oder Nachbarn) rascher und kräftiger reagieren als der kranke Muskel, dem die eigentliche Behandlung gelten soll. Man spricht dann vom *Durchschlagen der Antagonisten.*

Reizt man jedoch den geschädigten Muskel mit Dreieck- bzw. Exponentialstromimpulsen, so kann er sich dem Kontraktionsreiz nicht entziehen, während sich die gesunden Antagonisten aufgrund ihrer Akkommodationsfähigkeit von selber »ausschalten«. Man spricht dann von der *selektiven Reizung* des geschädigten Muskels.

Bei der Behandlung schlaffer Lähmungen ist die *selektive* Reizung von großer Bedeutung. Dafür muß man den Reizbedarf des geschädigten Muskels möglichst genau feststellen.

6.2 Ermittlung der Erregbarkeitsverhältnisse – Elektrodiagnostik

Die Kenntnis der vorliegenden elektrophysiologischen Funktionsstörungen ist nicht nur entscheidend für die Form der anzuwendenden Elektrotherapie, sondern auch zur Beurteilung der Verlaufskontrollen und zur Anpassung der jeweils notwendigen therapeutischen Maßnahmen.
Wenn auch ärztlicherseits noch weitergehende Fragestellungen durch spezielle diagnostische Verfahren, wie die Elektromyographie (EMG) oder durch die Bestimmung der motorischen Nervenleitgeschwindigkeit etc. abgeklärt werden können, lassen sich für die Alltagspraxis viele Fragen zum Erfordernis dieses oder jenes therapeutischen Vorgehens schon nach Prüfung der faradischen bzw. der galvanischen Erregbarkeit, zumindest aber nach Erstellen einer *Reizstärke – Reizzeit – Kurve* (It-Kurve; I = Intensität, t = tempus, lat. Zeit) ausreichend beantworten.
Zunächst prüft man monopolar nach der konventionellen Methode, welche Muskeln *noch* faradisch erregbar sind, bzw. wie groß die Herabsetzung dieser Erregbarkeit ist. Oder ist die faradische Erregbarkeit völlig erloschen, läßt sich nur noch bei direkter galvanischer Reizung eine wurmförmige Zuckung als Ausdruck einer kompletten Entartungsreaktion / Denervation erkennen? Durch dieses Vorgehen verschafft man sich einen Überblick über die Ausbreitung eines Lähmungsgebietes und das Ausmaß der Lähmung.
Eine wesentlich genauere Information über den Reizbedarf eines Muskels erhält man durch die Ermittlung einer It-Kurve, wozu man allerdings ein hochwertiges Exponentialstromgerät benötigt (s. *Abb. 85a*).
Man prüft den Muskel oder die Muskelgruppe *direkt* mit rechteckigen und dreieckigen Impulsen und trägt die ermittelten Werte in ein vorgedrucktes Formblatt ein. Wenn es die Größe des Muskels zuläßt, prüft man gewöhnlich *bipolar,* das heißt man setzt beide Elektroden am Muskel an: die Anode proximal, die Kathode distal. Diese Methode hat den Vorteil, daß sich der Stromfluß mehr auf den zu prüfenden Muskel konzentriert. Ist der Muskel für die bipolare Technik zu klein, so prüft man ihn *monopolar* (unipolar), wobei man die Kathode z. B. als differente Knopfelektrode am Muskelreizpunkt aufsetzt. Eine größere indifferente, anodisch gepolte Elektrode wird proximal des zu behandelnden bzw. zu prüfenden Muskels angebracht (vergl. 6.3.1). Dieses Vorgehen gilt sowohl für die Prüfung der galvanischen und faradischen Erregbarkeit als auch für die Erstellung einer It-Kurve. Letztere läßt sich ebenfalls monopolar ermitteln, doch ist dies ungleich

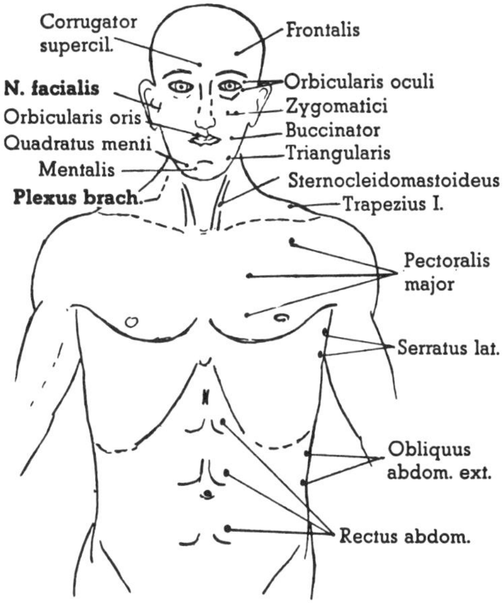

Abb. 79: Übersicht über die wichtigsten Muskel- und Nervenreizpunkte am Rumpf (Vorderseite) für monopolare Reizung.

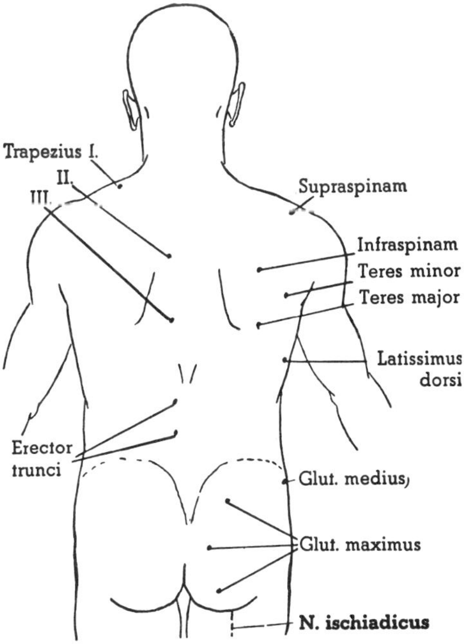

Abb. 80: Übersicht über die wichtigsten Muskel- und Nervenreizpunkte am Rumpf (Rückseite) für monopolare Reizung.

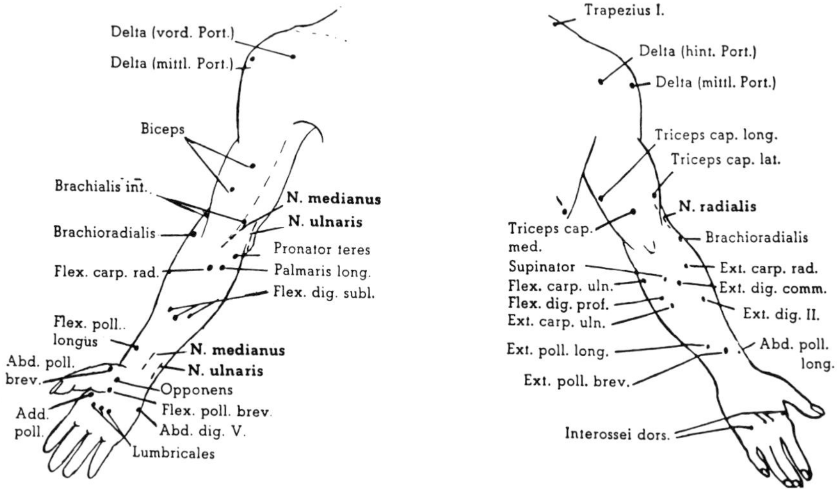

Abb. 81: Übersicht über die wichtigsten Muskel- und Nervenreizpunkte am Arm für monopolare Reizung.

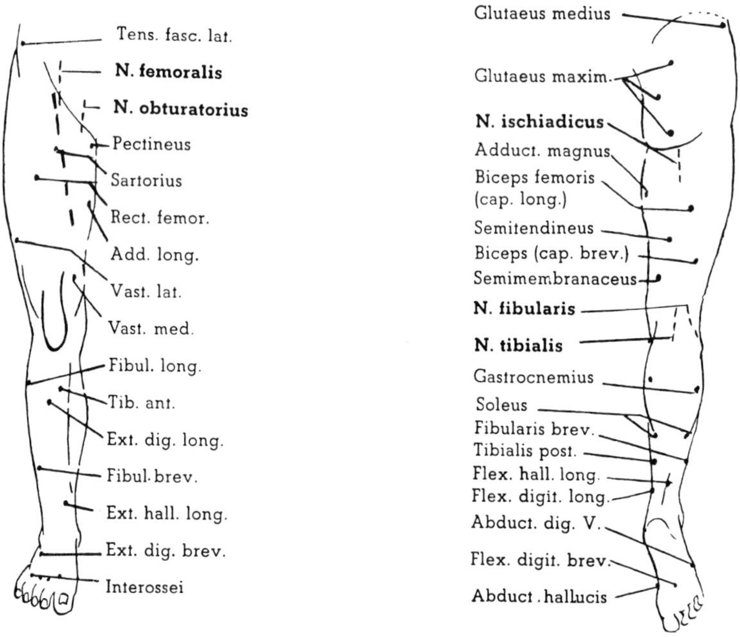

Abb. 82: Übersicht über die wichtigsten Muskel- und Nervenreizpunkte am Bein für monopolare Reizung.

schwieriger als bipolar, weil man so die Elektroden mit Lochgummibändern fixieren kann und dadurch eine Hand freibehält.
Eine Übersicht über die *Reizpunkte* der wichtigsten, einer gezielten Elektrotherapie zugänglichen Muskeln geben die *Abb. 79–82* (vergl. auch *Abb. 63 a–l*).
Die nachfolgend gezeigten It-Kurven *(Abb. 83 a–d)* wurden in bipolarer Technik (s. d.) erstellt. Dabei wurde folgendermaßen vorgegangen:
Zunächst Erstellen einer *Rechteckimpulscharakteristik* (RIC).
Bei einer Impulsdauer von 1000 ms und einer Pausendauer von 2000 ms wurde zunächst die *Rheobase,* d. h. der sogenannte *Grundschwellenwert* ermittelt. Gemessen wurde dabei diejenige Stromstärke (eines Gleichstromes), mit der eine *eben tastbare* Zuckung auszulösen war. Die Zuckungsstärke entspricht etwa der Stärke eines kräftigen Radialispulses. Von der früher geübten »eben sichtbaren« Zuckung sollte Abstand genommen werden, weil beispielsweise bei stärkerem Hautpolster keine einwandfreien Resultate zu ermitteln sind.
In das vorgedruckte Formblatt wurde das Ergebnis auf der Ordinate (bei 1000 ms) eingetragen *(Abb. 83 a)*. Bei gleichbleibender Stromstärke verkürzte man die Impulsdauer, wobei man sich nach den auf dem Formblatt vorgegebenen Zeiten richtete (400, 200, 100, 50 ms usw.). Trotz Verkürzung der Impulsdauer verlief die Rheobasenstärke zunächst unvermindert auf gleicher Höhe. Bei weiterer Verkürzung kam man an einen Punkt (im Beispiel 5 ms), an dem die Rheobasenstärke nicht mehr ausreichte, um eine Schwellenzuckung auszulösen. Der Strombedarf und somit die Kurve stieg an.
Die Zeit, die *eben noch* ausreicht, um eine Zuckung auszulösen, wird als *Nutzzeit (Gildemeister)* bezeichnet. Diese »Mindestzeit an erforderlicher Impulsdauer« ist aber sehr von der Elektrodenlage abhängig. Um genauere Meßwerte zu erzielen, wird bei »doppelter« Rheobase die sogenannte *Chronaxie* ermittelt (im Beispiel der Abb. 83 a bei 24 mA = 0,05 ms).
Dabei wird nicht die Stromstärke, sondern die *Impulszeit* (Mindestflußzeit eines Stromes bestimmter Stärke) gemessen. Die Chronaxie gibt uns also die Zeit an, bei der durch einen doppelten galvanischen Schwellenreiz (also bei doppelter Rheobasenstromstärke) eine eben tastbare Muskelzuckung ausgelöst werden kann.
Die It-Kurve für Rechteckimpulse (RIC) gibt demnach folgende Anhaltspunkte: die Rheobase (mA), die Nutzzeit und die Chronaxie (ms).
Es schließt sich in gleicher Weise die Ermittlung der *Dreieckimpulscharakteristik* (DIC) an.

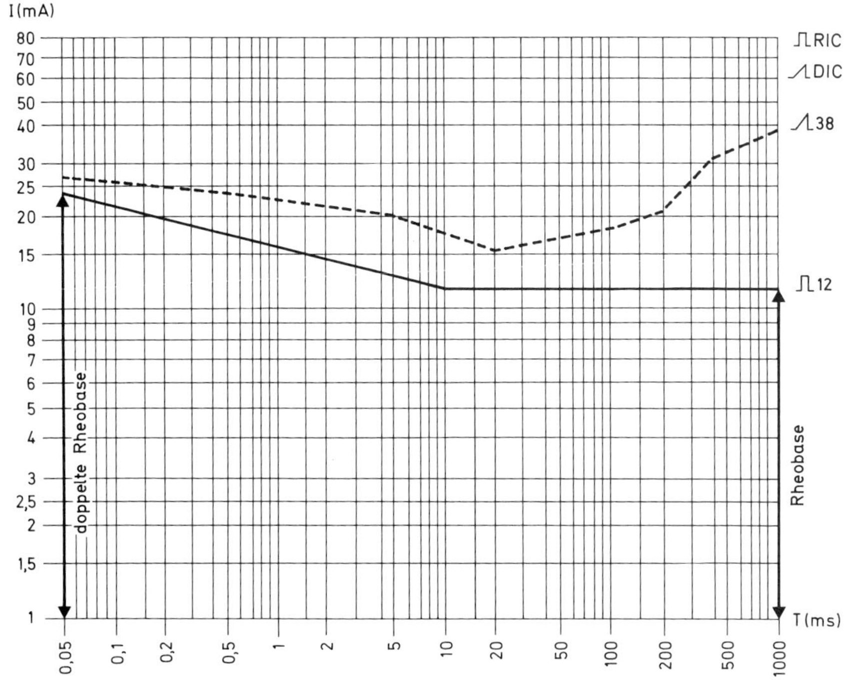

Abb. 83a: Ermittlung von Rechteckimpulscharakteristik (RIC) und Dreieckimpulscharakteristik (DIC) am M. quadriceps.
Kathode 5 cm^2 distal, Anode 8 cm^2 proximal. Rheobase = 12 mA, Chronaxie = 0,05 ms. Akkommodabilität = 3,16. Normaler Kurvenverlauf.

Das unterschiedliche Reaktionsvermögen zwischen gesunder und geschädigter Muskulatur kommt am deutlichsten zum Ausdruck, wenn man außer der RIC auch die DIC aufnimmt.

Analog zu der mit Rechteckimpulsen festgestellten Rheobase wird mit Dreieckimpulsen bei 1000 ms Impulsdauer und 2000 ms Pausendauer der Dreieckimpulsschwellenwert, die Akkommodationsschwelle ermittelt. Dividiert man dann:

$$\frac{\text{Akkommodationsschwellenwert (mA)}}{\text{Rheobase (mA)}}$$

so erhält man den *Akkommodationsquotienten.* Dieser Quotient ist ein guter Hinweis für die Akkommodabilität. Normalerweise liegt er zwischen 3 und 6. Ein Absinken unter 3 zeigt ein Nachlassen der Akkommodabilität und somit den Beginn einer Entartung an. Ein Quotient von 1 bedeutet den völligen Verlust der Akkommodabilität und eine schwere Entartung (Denervation).

Bei der Aufnahme der DIC verfährt man vergleichsweise so wie bei der RIC. Man wird feststellen, daß mit zunehmender Verkürzung der Impulsdauer die Zuckung kräftiger wird. Das ist verständlich, weil bei Verkürzung der Impulsanstieg steiler und so dem Rechteckimpuls ähnlicher wird. Man regelt aber bei jeder Messung die Stromstärke so weit herunter, bis man wieder die Schwellenzuckung ertastet. Die jetzt gefundene Stromstärke trägt man in das Formblatt ein. Im Laufe der Testung sinkt die Stromstärke und somit die Dreieckkurve deutlich ab. Das geht so weit, bis man an einen Punkt gelangt, an dem die Stromstärke trotz steiler werdendem Impulsanstieg nicht mehr ausreicht, um eine Schwellenzuckung auszulösen. Man hat also den »Fußpunkt« der DIC erreicht. Von nun an muß die Stromstärke wieder zunehmen, die Stromstärke und somit die Kurve steigt wieder an. Je kürzer die Impulszeit wird, desto steiler wird der Anstieg, der Dreieckimpuls wird dem Rechteckimpuls immer ähnlicher, die beiden Kurven konvergieren mit zunehmender Impulsverkürzung *(Abb. 83 a)*.

Abb. 83b: It-Kurvenlauf bei partiell geschädigtem Muskel (M. quadriceps). Rheobase = 9 mA, Chronaxie = 2 ms, Akkommodationsschwellenwert = 23 mA, Akkommodabilität = 2,55.

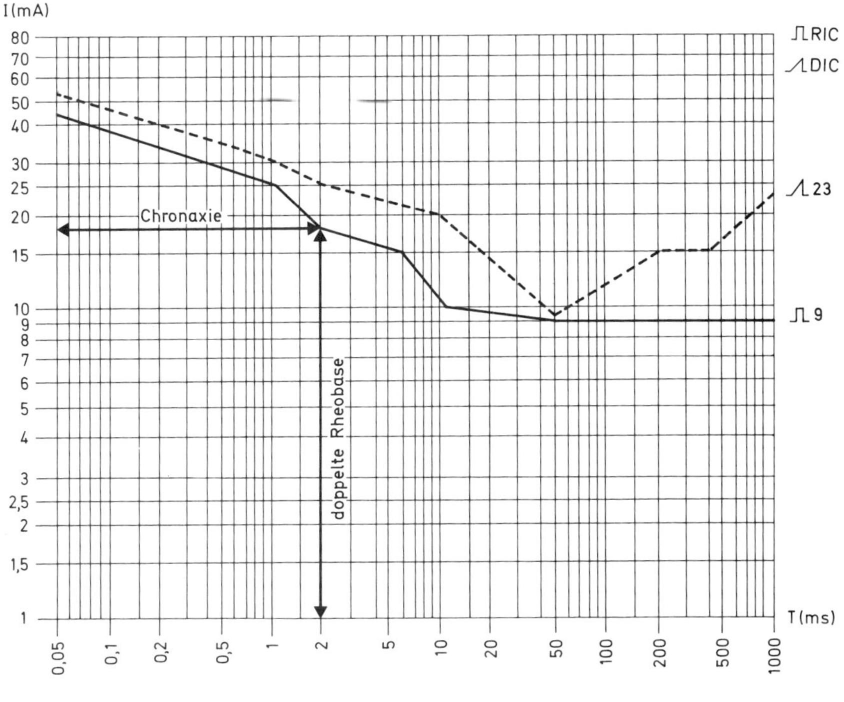

Der Verlauf beider Kurven vermittelt ein weiteres Bild über die Erregbarkeit: Ein besonders langer waagerechter Verlauf der RIC auf Rheobasenhöhe, ein flacher Endanstieg sowie eine extrem kurze Chronaxie (unter 0,05 ms) lassen auf eine hohe Erregbarkeit schließen. Ebenso deutet ein extrem hoher Quotient (in Ausnahmefällen bis 8 oder 12), ein steiler Abfall der DIC innerhalb der langen Impulszeiten, auf eine hohe Erregbarkeit hin. Ist die nervöse Versorgung des Muskels intakt, so verlaufen beide Kurven kontinuierlich, der Muskel ist »homogen« gleichmäßig versorgt. Bei einer »inhomogenen« Versorgung zeigt die RIC sogenannte Stufen und die DIC »Mulden«. Die Stufen in der RIC weisen auf Muskelanteile mit unterschiedlicher Chronaxie hin, die Mulden in der DIC auf Anteile mit unterschiedlicher Akkommodation.
Eine Chronaxie von 0,05 bis 1,0 ms ist gewöhnlich nur bei einem gesunden Muskel anzutreffen. Bei peripheren Schädigungen leichter Art steigt die Chronaxie an und kann bis zu 10 ms betragen (Abb. 83 b). Chronaxiewerte

Abb. 83 c: It-Kurvenverlauf als Ausdruck einer schweren Entartung des Muskels (Denervation).
Rheobase = 13 mA, Chronaxie = 27 ms, Akkommodationsschwellenwert = 13 mA, Akkommodabilität = 1.

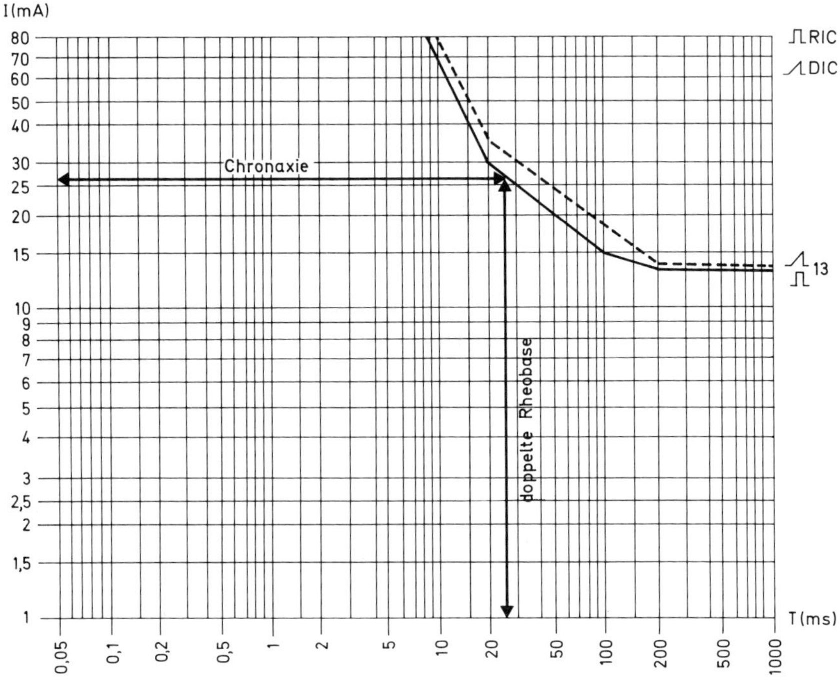

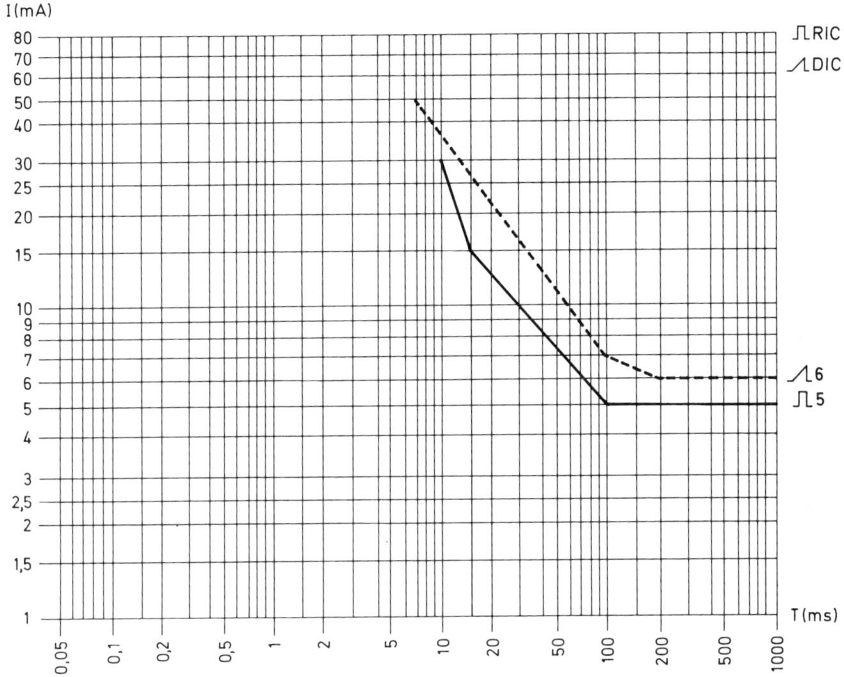

Abb. 83 d: Abbruch der It-Kurvenaufzeichnung bei »Durchschlagen der Antagonisten«.

über 20 ms lassen auf eine schwere Entartung schließen und sind prognostisch ungünstig (*Abb. 83c* und *84*). Die Aufnahmetechnik von It-Kurven setzt eine gewisse Übung und Erfahrung voraus. Bei der Aufnahme der RIC ergeben sich kaum Schwierigkeiten. Anders bei der DIC bei Impulszeiten zwischen 500 und 1000 ms. Hier läuft die Kontraktion ebenso langsam ab wie der Stromanstieg. Dabei kommt es zu einem heftigen Brennen auf der Haut. Dies veranlaßt den Patienten (bei geringgradigen Schädigungen) zu einer Abwehrspannung, die das Ermitteln der Akkomodationsschwelle erschwert.

Vor Beginn der DIC mit 1000 ms sollte daher der Patient darauf aufmerksam gemacht werden, daß es bei dieser einen Einstellung etwas brennen könnte, daß dies aber bedeutungslos sei. Hat man es mit einem sehr empfindlichen Patienten zu tun, so sollte man die It-Kurve nicht mit 1000 sondern zunächst mit 400 oder 500 ms beginnen. Bei diesen Impulszeiten wird kaum

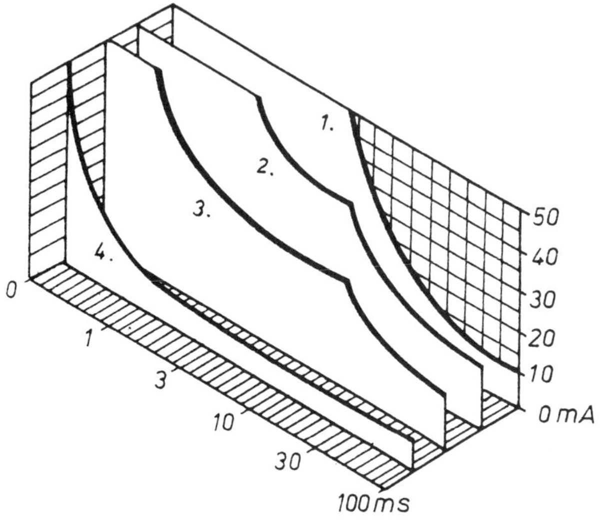

Abb. 84: Beispiele für It-Kurvenverläufe bei: **1.** total denerviertem Muskel, **2.** u. **3.** partiell denerviertem Muskel, **4.** normalem Muskel. (Aus Edel H., 1991)

ein Brennen verspürt. Man nimmt dann ab 400 (500) ms die DIC bis zu Ende auf. Aus dem Kurvenverlauf kann man in der Regel abschätzen, welche Stromstärke man bei 1000 ms etwa benötigt hätte. Man stellt dann die voraussichtliche Stärke bei *abgeschaltetem* Patientenstromkreis ein. Beim erneuten Einschalten benötigt man meistens nur ein paar Impulse, um die Akkommodationsschwelle festzustellen. Auf diese Weise wird der Patient geschont. Das dürfte wichtig sein, denn andernfalls besteht die Gefahr, daß der Patient »therapiescheu« wird.

Hat man es allerdings mit einem Patienten zu tun, der in dem Hautareal, in welchem die Elektroden angelegt werden sollen, eine *Hyperästhesie* hat, so wird man auf die Elektrountersuchung verzichten müssen.

Es muß auch darauf hingewiesen werden, daß Unterkühlung der Gliedmaßen zu einer Veränderung der Meßwerte führen kann. Bei ambulanten Untersuchungen sollte man grundsätzlich (besonders in der kalten Jahreszeit) vor der Prüfung (auch vor der Reizstromtherapie) ein warmes Teilbad (ca. 40 °C, 10 Min.) oder eine Rotlichtbestrahlung (ca. 10 Min.) durchführen. Auch heiße Peloid-Paraffin-Packungen verbessern nicht nur die motorische Nervenleitgeschwindigkeit, sondern verändern den Akkommodationsquotienten des teilgeschädigten Muskels in positivem Sinne.

In relativ seltenen Fällen kann es trotz Dreieckstrom bei kürzeren Impulszeiten zum *Durchschlagen der Antagonisten* kommen. *Abb. 83 d* zeigt ein solches Beispiel. In diesem Falle ist die Aufnahme dort abzubrechen, wo das Durchschlagen der Antagonisten einsetzt. Ein Weiterführen wäre sinnlos.

Ermüdungserscheinungen treten nicht selten bei *Neuropraxien* (z. B. Nervenquetschungen) auf. Der Muskel weist dann bei den ersten Rechteckimpulsen zwar eine blitzartige Zuckung auf, nach einigen Kontraktionen wird diese wieder wurmförmig und träge. Diese Erscheinung ist vor allem dann zu beobachten, wenn man nach der konventionellen Methode untersucht.
Eine weitere Einschränkung ihrer Aussagekraft bezüglich des Verlaufes der Nervenschädigung, insbesondere bei partieller Denervierung, kann die It-Kurve durch ungleiche Testvoraussetzungen erleiden. Es ist deshalb streng darauf zu achten, daß nur ein völlig ausgeruhter Muskel, ohne jede Vorbelastung, untersucht werden kann.
Auch nach intensiver Übungsbehandlung kann der Muskel manchmal rascher »ermüden«. Dann ist ihm Ruhe zu gönnen. Ebenso kann bei der Untersuchung die tastende Hand ermüden, wenn viele It-Kurven nacheinander zu erstellen sind. Daher sind angemessene Pausen wichtig.

6.3 Elektrobehandlung von schlaffen Lähmungen
(S. auch Kap. 5.4)

Behandlung des schlaff gelähmten Muskels mit Dreieck- bzw. Exponentialströmen berücksichtigt einmal, daß ein nicht irreparabel von zuführenden Nervenimpulsen abgeschnittener Muskel durch den Ausfall funktioneller und trophischer Einflüsse der Nervenfasern u. a. einen Verlust an kontraktiler Substanz erleidet, mit dem Ergebnis einer zunehmenden Muskelatrophie. Bei anhaltender Lähmung, z. B. bei kompletter Denervation, kann es sogar nach längerer Zeit zum vollständigen Untergang der Muskelfasern kommen, die durch nichtkontraktiles Bindegewebe ersetzt werden. Zum anderen geht man mit der Elektrotherapie davon aus, daß durch selektive Reizung hervorgerufene Muskelkontraktionen die Atrophie (und ggf. Dystrophie) des Muskelgewebes verzögern oder verringern können, zumindest bei partieller EAR, und zwar so lange, bis eine Reinnervation erfolgt, d. h. motorische Impulse die Muskelfasern wieder erreichen. Die Effektivität der Exponentialstromtherapie wird zwar unterschiedlich beurteilt, doch sollte sich daraus kein therapeutischer Nihilismus entwickeln. Unabhängig von der Diskussion um das trophische Ausmaß einer Elektrobehandlung, ihre Stoffwechselbeeinflussung des Muskelgewebes etc., kann davon ausgegangen werden, daß zumindest das zentral gespeicherte Funktionsbild des Muskels durch eine selektive elektrische Reizung erhalten bleibt. Das allein bedeutet schon eine wertvolle Unterstützung des Reintegrationsprozesses *(Senn)*.

Gegenüber den konventionellen Methoden der Elektrotherapie hat die Einführung des Exponentialstromes weitere Möglichkeiten eröffnet. Es ist jedoch erforderlich, die 4 Reizparameter sinnvoll aufeinander abzustimmen, damit ein *optimaler Reizerfolg* erzielt werden kann. Dieser ist durch 5 Bedingungen gekennzeichnet:

1. Die elektrisch ausgelöste Muskelkontraktion soll – soweit es in dem betreffenden Fall überhaupt möglich ist – den gelähmten Muskel *allein* treffen (selektive Reizung).
2. Die Muskelkontraktionen müssen ausreichend kräftig sein, da sie nur dann möglicherweise einer Atrophie entgegenwirken können.
3. Die sensible Belästigung durch Stromimpulse muß so gering wie möglich gehalten werden.
4. Lassen die Kontraktionen nach, so soll die Stromstärke *nicht* erhöht werden, es dürfen keine Stromstärken aufgezwungen werden! Besser ist es, wenn die Sitzung abgebrochen wird.
5. Die Stromstärke soll also nicht höher und die Impulsdauer nicht länger sein, als dies zur Auslösung einer ausreichend kräftigen Kontraktion erforderlich ist.

Ergänzend ist zu sagen, daß die selektive Reizung einen möglichst schrägen Anstieg der Stromkurve erfordert, während die optimal kräftige Kontraktion einen möglichst steilen Anstieg benötigt. Der Anstieg soll also so steil wie möglich, aber so schräg wie nötig sein. Auf die Impulsdauer bezogen bedeutet das: diese ist so kurz wie möglich, so lang wie nötig zu halten.

Die günstigste Impulsdauer läßt sich an der DIC ablesen; das ist jene Zeit bei der die DIC den tiefsten Punkt erreicht. Diese Zeit ist aber nur auf die *Schwellenstromstärke* bezogen und ist für die Behandlung viel zu niedrig. Sie muß demnach für die Behandlung deutlich erhöht werden. Als allgemeine Richtschnur kann in diesem Fall die Verdoppelung der mA-Werte angegeben werden. Bei kleineren Muskeln, wie etwa den Muskeln des Daumenballens, wird man weniger, bei großen Muskeln, z. B. beim Quadrizeps, etwas mehr als das Doppelte benötigen. Zusammenfassend ist über die Reizparameter zu sagen, daß sie sich möglichst dicht an der jeweils tragbaren Grenze derjenigen Einstellung halten sollen, die den normalen Reizbedingungen am nächsten kommt.

Je mehr sich das Reizverhalten des Muskels normalisiert, desto kürzer können Impuls- und Pausendauer sein, und desto steiler wird demzufolge der Anstieg. Die Impulsfolge kommt dann in den Bereich der »tetanisierenden« Frequenzen. Um hierbei eine unphysiologische Dauerkontraktion zu

vermeiden, wendet man diese Frequenzen als *Schwellstrom* an. Bei dieser Stromform läßt man die Stromstärke in regulierbarem Rhythmus an- und abschwellen. Es werden also sowohl die Impulsfrequenz (ms) als auch die Schwellfrequenz (Schwellungen pro Minute) variiert.
Es ergibt sich im Verlauf der Therapie immer wieder die Frage: Wann darf mit der Reizbehandlung begonnen werden? Die Antwort hat zu berücksichtigen, daß bei allen Lähmungen entzündlicher Genese mit der Reizstromtherapie erst nach Abklingen der Entzündungsvorgänge begonnen werden soll. Bis es soweit ist, können jedoch andere physikalische Maßnahmen durchaus angewandt werden, z. B. milde Wärmezufuhr in Form von warmen Teilbädern oder Rotlichtbestrahlungen, aber auch unterschwellige bis schwellige stabile Galvanisation. Es ist bekannt, daß die Galvanisation infolge lokaler Depolarisationserscheinungen unter der Kathode erregbarkeitssteigernd auf den motorischen Nerven wirken kann.
Grundsatz aber bleibt, daß einem geschädigten Nerven niemals zu hohe Stromstärken aufgezwungen werden dürfen!
Gewöhnlich ist dann, wenn sich das Reizverhalten des Muskels soweit normalisiert hat, daß mit »Schwellstrom« die Kontraktionswellen ausgelöst werden können, der Augenblick gekommen, zu dem die aktive *Übungsbehandlung* mehr und mehr in den Vordergrund tritt und letztlich die elektrische Reizung ablöst. Gelegentlich werden beide Behandlungsarten noch nebeneinander angewandt. Das empfiehlt sich besonders dann, wenn der Patient nach längerer Lähmungszeit die Vorstellung des Bewegungsablaufes verloren hat (Verlust des zentral gespeicherten psychomotorischen Funktionsbildes). Durch Koppelung des elektrischen Impulses mit dem aktiven Bewegungsimpuls kann diese Vorstellung von neuem »gebahnt« werden.
Auch nach längerer Ruhigstellung in Schienen- oder Gipsverbänden (Inaktivitätsatrophie) kann die Funktion der betroffenen Muskeln durch elektrische Unterstützung leichter wieder eingeübt werden.

6.3.1 Elektrodentechnik bei der Behandlung schlaff gelähmter Muskeln

Die monopolare Technik (S. auch Kap. 5.3)

Man unterscheidet dabei die direkte Reizung von der indirekten. Als Reizelektrode wird in der Regel die Kathode genutzt. Diese wird am Muskel oder am Nervenreizpunkt aufgesetzt, je nachdem man direkt oder indirekt reizen

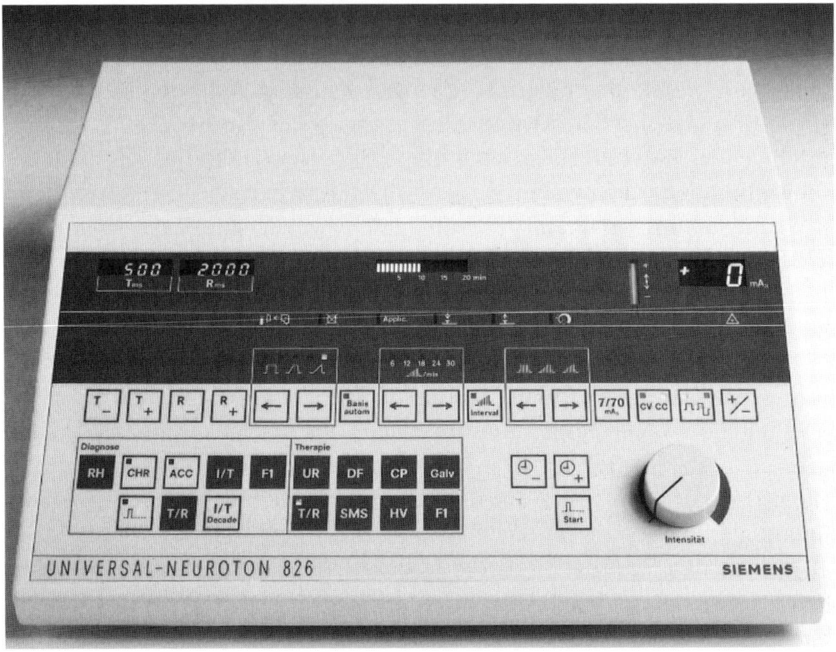

Abb. 85a: Reizstromgerät Universal-Neuroton 826 für Elektrodiagnostik und Therapie. (Werkfoto Siemens)

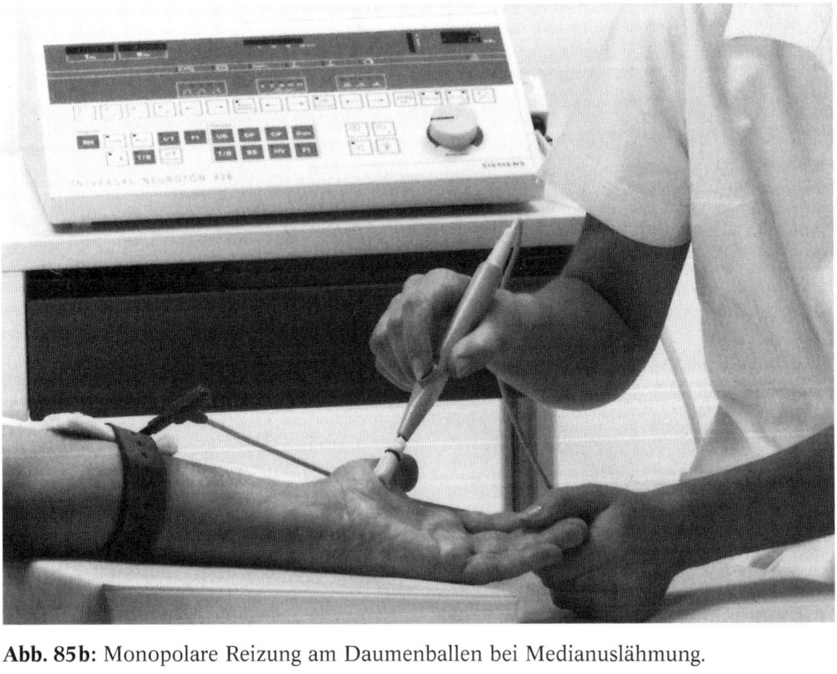

Abb. 85b: Monopolare Reizung am Daumenballen bei Medianuslähmung.

will. Die indifferente Elektrode (Anode) setzt man fern vom Reizungsort proximal (auch am Brustbein bzw. Kreuzbein) an *(Abb. 85b)*.
Bei der *direkten Reizung* (am Muskelreizpunkt) reagiert nur der gereizte Muskel mit einer Kontraktion. Bei der *indirekten Reizung* (vom Nervenreizpunkt aus) reagieren alle Muskeln, die durch den betreffenden Nerven versorgt werden und die distal vom Reizpunkt liegen.
Die monopolare Reizung benutzt man auch, wenn man sich einen Überblick über das Lähmungsgebiet verschaffen will. Man prüft sowohl mit faradischem (neofaradischem) Strom als auch mit galvanischem Rechteckstrom (vergl. hierzu S. 164 Tabelle der Erregbarkeitsveränderungen). Das Auffinden der Reizpunkte ist eine reine Übungssache. Anleitung hierzu geben die Reizpunktübersichten *Abb. 79–82*. Es ist falsch, die Reizelektrode zögernd aufzusetzen! Hierdurch vergrößert man nur die lästige Stromempfindung beim Patienten. Man setzt also die Reizelektrode rasch und fest auf. Hat man den Reizpunkt nicht sofort gefunden, so gleitet man unter Beibehaltung des Auflagedrucks langsam weiter, bis man den Reizpunkt ermittelt hat.

Die bipolare Technik

Hierbei werden *beide* Elektroden an dem zu reizenden Muskel oder an der funktionell zusammenhängenden Muskelgruppe appliziert. Die Kathode legt man distal *(Abb. 86)* an. Diese Technik setzt man ebenfalls bei der Erstellung der It-Kurve ein. Die Elektroden werden z. B. mit Lochgummibändern fixiert, wobei es aber nicht zu Einschnürungen des Gewebes kommen darf.

Abb. 86: Bipolare Reizung der Mm. fibulares. Bei distaler Kathodenlage erreicht man vorwiegend den M. fibularis brev., bei proximaler Kathodenlage mehr den M. fibularis longus. (Nicht zu großen Elektroden verwenden, weil sonst die Wadenmuskeln durchschlagen.)

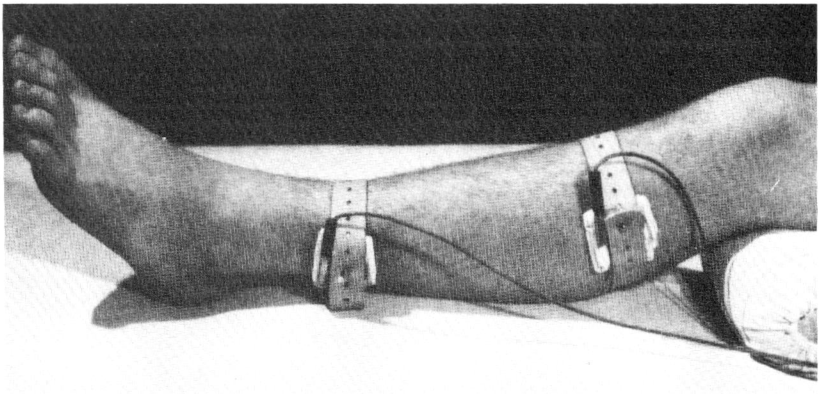

6.4 Reizstrombehandlung bei spastischen Lähmungen? (S. auch Kap. 5.4)

Während die Reizstromtherapie schlaffer Lähmungen im Gesamtbehandlungsrahmen einen breiten Raum einnimmt, wird eine ausgesprochene Reizstrombehandlung bei spastischen Lähmungen nicht durchgeführt. Zwar sind in dieser Richtung verschiedentlich Versuche unternommen worden, doch vermochte sich bisher keine Methode so recht durchzusetzen. Im Grunde muß davon ausgegangen werden, daß sich der Spasmus auf jede Reizung in zunehmender Intensität erhöht. Das gilt sowohl für elektrische als auch für mechanische Reize.

Manche zentrale Lähmungen (bei Schädigungen des Zentralnervensystems) erscheinen im Anfangsstadium als schlaffe Paresen. Aber das sollte nicht dazu verführen, durch eine Reizstrombehandlung die Parese beeinflussen zu wollen. Rasch kann ein solches Vorgehen zum Auftreten einer ausgeprägten, die weiteren Behandlungsmaßnahmen und insgesamt die Rehabilitation behindernden Spastik führen.

Da bei spastischen Lähmungen die faradische Erregbarkeit erhalten ist, wurde gelegentlich der faradische bzw. neofaradische Strom angewandt, um etwa entstehenden Kontrakturen entgegenzuwirken. Diese Methode ist jedoch problematisch und beinhaltet die Gefahr, daß nicht nur in dem isoliert behandelten Muskel, sondern darüber hinaus in der ganzen Muskelgruppe oder der Extremität sich eine reizinduzierte Steigerung der Spastizität entwickelt.

Ausgehend von der Annahme, daß eine zentripetal verlaufende Information über einen (scheinbaren) peripheren Bewegungsablauf zentral stimulierend wirken kann, entwickelte *Hufschmidt* ein Verfahren bevorzugt für eine spezielle Elektrotherapie der Spastik bei Kindern mit Infantiler Zerebralparese. Inzwischen ist die Indikation für dieses Verfahren auf weitere mit Spastizität einhergehende Leiden (z. B. Multiple Sklerose, Schlaganfallfolgen) sowie Schmerzzustände unterschiedlicher Genese erweitert worden. Das für diese Therapie entwickelte Gerät Spasmotron arbeitet mit 2 verschiedenen Stromkreisen, welche rhythmisch-alternierend Rechteckimpulse von 0,3 ms Dauer bei Intervallen von 500 bis 2000 ms und einer Differenz beider Reizkreise von 0,1 bis 0,5 ms gegeneinander abgeben. Durch Aktivierung der Spannungsrezeptoren (Golgi-Organe) soll eine reflektorisch über das Rückenmark gehende Hemmung der spastischen Muskulatur erzielt werden. Es wird angenommen, daß auf diese Weise adäquate Informationen an das motorische supraspinale Zentrum gegeben werden, wodurch die Muskelkoordination günstig beeinflußt werden soll. Im An-

schluß an diese Behandlung ist gewöhnlich eine, allerdings nur vorübergehende Reduzierung der Spastik zu beobachten. Diese Phase kann aber zur gezielten krankengymnastischen Behandlung der Bewegungseinschränkung und auch zur Kontrakturprophylaxe ausgenutzt werden.
Es scheint, daß in leichteren Fällen von Spastizität besonders eine Wirkung auf die unteren Extremitäten erzielt werden kann. Es wird allerdings davor gewarnt, die Impulse in zu kurzen Intervallen aufeinander folgen zu lassen, weil es sonst auch bei dieser Methode zu einer Steigerung des Spasmus kommen kann.

6.5 Wirkungen von Reizstrom auf die glatte Muskulatur (S. auch Kap. 5.4)

Glatte Muskulatur läßt sich sowohl durch stabile Galvanisation als auch Impulsserien erregen. Mit der stabilen Galvanisation werden Durchblutungsstörungen, z. B. in hydroelektrischen Bädern behandelt, wobei allerdings zusätzlich zur Reizwirkung des Stromes auch die gefäßerweiternde Wirkung des warmen Wassers in Rechnung gezogen werden muß.
Innere Organe, wie z. B. den Darm, versucht man durch eine Galvanisation im Bereich der zugehörigen Segmente zu beeinflussen (beim Darm: Kathode dorsal in den Segmenten Th 6–12). Die glatte Muskulatur kann durch Einzelimpulse (bzw. Impulsserien) beeinflußt werden. Dabei ist allerdings zu bedenken, daß diese Muskeln wesentlich träger reagieren als die Skelettmuskulatur. Der Reizbedarf der glatten Muskulatur liegt bei Impulszeiten von etwa 500 ms und Pausenzeiten von 1000–3000 ms. Auch reagieren die glatten Muskeln erst auf regelmäßig sich wiederholende Reize. Man spricht in diesem Zusammenhang von einer Reizsummierung. Das unerwünschte Mitreagieren der äußeren Skelettmuskeln wird durch Anwendung von Dreieckimpulsen »umgangen«.
Angewandt und erprobt wurde die Behandlung der glatten Muskulatur mit Exponentialstrom bei chronischen Obstipationen, bei postoperativer Blasenschwäche, bei primärer Wehenschwäche und bei peripheren Durchblutungsstörungen.
Besonders zur Behandlung von Obstipationen sind mehrfach Berichte vorgelegt worden.
Bei erkennbar *schlaffer Obstipation* (nicht in Verbindung mit entzündlichen Veränderungen im Bauchraum!) wurden folgende Einstellungen benutzt: Impulsdauer 400–500 ms (Dreieckstrom), Pausendauer 1000–3000 ms, Stromstärke 25–30 mA. Dauer pro Sitzung 30–50 Min.,

300–400 cm^2 große Elektroden jeweils lateral am Bauch zwischen Rippenbogen und Darmbeinkamm appliziert. Es ist darauf zu achten, daß die Elektrodenplatten dick mit gut durchgefeuchtetem Frottierstoff oder Viskoseschwamm unterlegt werden. Sollte die schlaffe Obstipation mit einer atonischen Bauchmuskulatur im Zusammenhang stehen, so wird eine zusätzliche Schwellstromgymnastik der Bauchwand empfohlen.
Bei *spastischer Obstipation* behandelt man mit 150 ms Impulsdauer und 2000–3000 ms Pausendauer. Das weitere Vorgehen erfolgt wie bei schlaffer Obstipation, lediglich die Dauer der Sitzung wird auf maximal 60 Min. ausgedehnt.
Empfohlen wird zur Obstipationsbehandlung eine Serie von 20–25 Anwendungen. Die Therapie sollte 3mal wöchentlich durchgeführt werden. Erfahrungsgemäß ist es oftmals schwierig, eine Obstipation einwandfrei als spastisch zu erkennen. Unter der Annahme, daß es sich häufig um eine dyskinetische Darmmotilität handelt, sollten deshalb auch zusätzliche Maßnahmen wie Bindegewebsmassage oder lokale Wärmeanwendungen auf den Leib (Wickel, Heiße Rolle, Fangopackungen) in Betracht gezogen werden.
Bei postoperativer *Blasenatonie* kann ein Behandlungsversuch mit 200 ms Impulsdauer und 1000–3000 ms Pausendauer für 10–15 Minuten mit einer Stromstärke von maximal 20 mA unternommen werden. Die 100–200 cm^2 große Kathode wird über der Symphyse, die gleichgroße Anode am Kreuzbein appliziert. Die früher verschiedentlich empfohlene faradische Behandlung von Blasenatonien wird heute nicht mehr durchgeführt.
Die sowohl von österreichischen als auch von russischen Autoren erwähnte Möglichkeit einer Elektrostimulation der Uterusmuskulatur bei Wehenschwäche hat keine allgemeine Verbreitung gefunden.

7 Ultraschalltherapie

7.1 Definition

Der Schall beruht auf mechanischen Schwingungen in Längs-(Longitudinal-)Richtung, die von einem Schallgeber (Schallquelle) ausgehen. Zu seiner Ausbreitung benötigt der Schall die Fortleitung in einem Medium, d. h. daß eine Übertragung im luftleeren Raum nicht erfolgt.
Man unterteilt den Schallbereich in drei Abschnitte *(Abb. 87)*:

- in den *Infraschall*, dessen Schwingungsfrequenzen unterhalb des menschlichen Hörvermögens liegen (< 16 Hz);
- in den *Hörschall*, dessen Schallwellen das Trommelfell in Schwingungen versetzen und damit akustische Eindrücke vermitteln.
  Für junge, hörgesunde Personen liegt der Hörbereich für Schallwellen in der Luft zwischen 16 Hz (Wellenlänge = 20 m) und 20 000 Hz (= 20 kHz) (Wellenlänge = 1,6 cm). Dabei ist zu berücksichtigen, daß die Hörfähig-

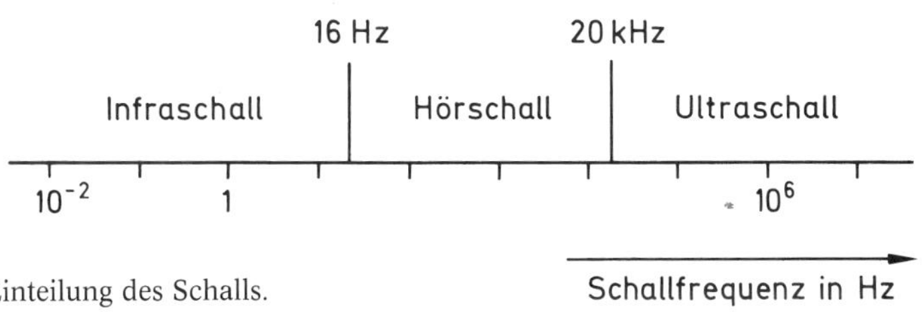

Abb. 87: Einteilung des Schalls.

keit nicht für alle Menschen gleich ist, und daß das Wahrnehmen aller Frequenzen des Hörbereichs im Alter und bei hörgeschädigten Personen deutlich abnimmt.

- in den *Ultraschall* mit Frequenzen oberhalb des Hörbereiches. Die oberste Grenze der Ultraschallfrequenzen kann bei mehreren Millionen Hertz liegen.

7.2 Anwendungsmöglichkeiten

Ultraschall wird zu außerordentlich unterschiedlichen Zwecken benutzt. In der Industrie wird er u. a. eingesetzt zu Materialprüfungen, zum Durchbohren von Glas oder Hartmetall, zur Messung von Wandstärken; in der Optik und Feinmechanik zu Reinigungszwecken; in der Seefahrt zu Echolotungen, auch zur Ortung von Fischschwärmen; in der Zahnmedizin zum Beseitigen von Zahnstein etc.

Bei der Verwendung von Ultraschall in der Medizin stehen diagnostische Methoden im Vordergrund (Sonographie), z. B. die Ultraschalldiagnostik bei Schwangeren. Häufig wird das Verfahren aber auch besonders zu dem Zweck eingesetzt, mögliche pathologische Gewebeveränderungen in verschiedenen Körperabschnitten zu erkennen: Messung von Gewebedicken, Echo-Enzephalographie (Ermittlung raumfordernder Prozesse im Schädelinneren), Echo-Ophthalmologie und Ultraschall-Kardiographie.

Die Ultraschallanwendung im Rahmen der physikalischen Therapie nutzt die mechanischen Schwingungen im Ultraschallbereich (d. h. mit einer Frequenz von über 20 kHz) zur medizinischen Behandlung. Es sei in diesem Zusammenhang auf die Einsatzmöglichkeiten des Ultraschalls zur Zerkleinerung von Blasen-, Nieren- und Gallensteinen (Lithotripsie) oder auch auf die Aerosolerzeugung durch Ultraschall zur Inhalationstherapie verwiesen.

Weiteste Verbreitung hat die Ultraschalltherapie aber besonders im Behandlungsspektrum chronisch-entzündlicher, degenerativer und posttraumatischer Erkrankungen des Stütz- und Bewegungsapparates, bei reflektorisch beeinflußbaren Funktionsstörungen innerer Organe, bei frühen Stadien arterieller peripherer Durchblutungsstörungen, bei Ulcus cruris und anderen dermatologischen Erkrankungen gefunden (s. 7.7).

Die in diesem Rahmen eingesetzten Ultraschalltherapiegeräte benutzen überwiegend Frequenzen zwischen 800 kHz und 1 MHz.

7.3 Physikalische Grundlagen

Im Jahre 1847 entdeckte der englische Physiker *J. Joule* (1818–1889) den sogenannten *magnetostriktiven Effekt.* Dieser besagt, daß ein magnetisiertes Metall (z. B. Eisen, Nickel oder deren Legierungen) sich – allerdings in ganz geringem Ausmaß – in seinen Maßen verändert, wenn es einem Magnetfeld ausgesetzt wird. Für das Ausmaß dieser Verformung ist die Stärke des Magnetfeldes von Bedeutung.

Die Metalle werden magnetisiert durch Einbringen in das Magnetfeld einer stromdurchflossenen Spule. Schaltet man das Magnetfeld ein, so verkürzt sich das Metallstück, schaltet man es aus, so verlängert das Metallstück sich wieder. Wird ein Wechselstrom durch die Spule geschickt, so erfolgen Verkürzung und Streckung im Rhythmus der Stromfrequenz. Das magnetische Material wird zum *Schwinger,* zum Erzeuger von Schallwellen. Magnetostriktive Schwinger werden allerdings vorwiegend zur Erzeugung niedriger Schallfrequenzen verwendet. Zur Erzielung höherer Frequenzen benutzt man ein anderes Prinzip. Im Jahre 1880 entdeckten die Brüder *J.* (1855–1941) und *P. Curie* (1859–1906) den sogenannten *piezoelektrischen Effekt.* Sie fanden bei einem Quarzkristall, der im Sinne eines Druckes oder einer Dehnung beansprucht wurde, das Entstehen wechselnder elektrischer Ladungen an der Kristalloberfläche. Dieser Effekt ist jedoch nicht nur auf Quarzkristalle beschränkt, sondern kann auch bei anderen Kristallen ausgelöst werden. Heute verwendet man in der Technik hierfür verschiedene polykristalline Substanzen, z. B. Bariumtitanat oder Blei-Zirkonat-Titanat.

Die technische Grundlage einer Ultraschallerzeugung beruht auf der Anwendung eines *umgekehrten (reziproken) piezoelektrischen Effektes,* wie er 1914 von *Langevin* beschrieben wurde. Legt man nämlich an ein piezoelektrisches Material, wie Blei-Zirkonat-Titanat, einen Wechselstrom an, so verformt sich dieses, wird größer und kleiner, im Rhythmus des Wechselstromes *(Abb. 88).* Je höher die Frequenz der Wechselspannung, desto höher läßt sich die Frequenz der Ultraschallwellen steigern. In der Meßtechnik werden beispielsweise Frequenzen von mehreren Millionen Hertz verwendet.

Die *Ausbreitungsgeschwindigkeit* der von einem piezoelektrischen Schwinger erzeugten Longitudinalwellen hängt von der Dichte des Mediums ab, das sie durchlaufen. So wird die Ausbreitungsgeschwindigkeit der Longitudinalwellen des Ultraschalls bei einer Frequenz von 1 MHz:

- in der Luft (bei 0 Grad C in Bodennähe) mit 331,45 m/s
- im Wasser (bei 25 Grad C) mit 1497,00 m/s

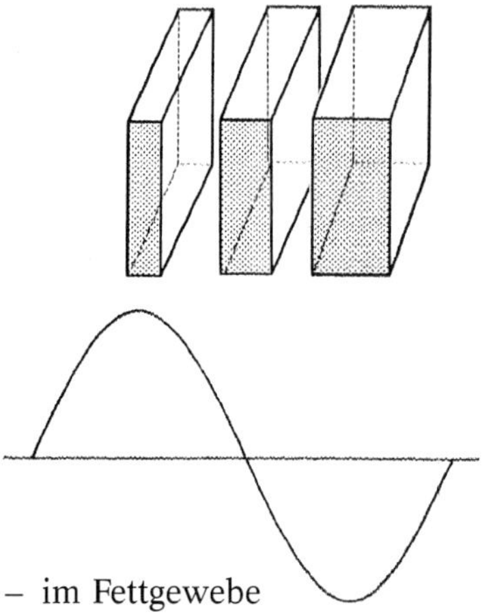

Abb. 88: Umgekehrter piezoelektrischer Effekt: Die Blöcke eines piezoelektrischen Materials verändern (verdichten bzw. dehnen) sich entsprechend der Sinusschwingung des angelegten Wechselstromes.

– im Fettgewebe	mit ca. 1450,00 m/s
– im Weichteilgewebe	mit ca. 1540,00 m/s
– im Knochengewebe	mit ca. 4080,00 m/s
– und in Eisen	mit 5850,00 m/s

angegeben.

Je größer die Dichte des Mediums, desto größer ist die Ausbreitungsgeschwindigkeit der Schallwellen.

Die Ultraschallwellen stoßen die Moleküle im angekoppeltem Material, also im Körpergewebe, entsprechend ihrer Frequenz zu rhythmischen Schwingungen um ihre Ruhelage an. Diese Pendelbewegungen um die Ruhelage sind selbstverständlich nur sehr klein, man schätzt sie auf etwa 1‰ eines Zelldurchmessers oder weniger. Bedeutsam ist aber das Ausmaß der dabei wirksam werdenden Teilchenbeschleunigung, die das 100 000fache der Erdbeschleunigung erreichen kann.

Mit fortschreitender Eindringtiefe in das Medium, also auch in das Körpergewebe, wird die Ultraschallenergie absorbiert. Die Absorptionsgröße ist je nach Gewebekonsistenz unterschiedlich. So wird Ultraschall von Knochengewebe 10mal höher als von Muskelgewebe absorbiert. Auch ist die Absorption abhängig vom Einfallswinkel, besonders an Grenzflächen. Hier führt schräges Auftreffen der Longitudinalwellen zu stärkerer Absorption und Erwärmung als bei senkrechtem Schallstrahl. Der *Absorptionskoeffizient* von Fettgewebe ist etwa 2,5mal geringer als der des Muskelgewebes. Die Absorption der (mechanischen) Ultraschallenergie im Gewebe ist die Voraussetzung dafür, daß überhaupt physiologische Effekte im Körper zur Ausprägung kommen. Durch die Absorption in einem bestimmten Medium nimmt die Intensität des Ultraschallbündels in Abhängigkeit von der Eindringtiefe ab. Man spricht von *Halbwertstiefe*, wenn die eingestrahlte Intensität um die Hälfte abgenommen hat. Sie wurde für eine Ultraschallfre-

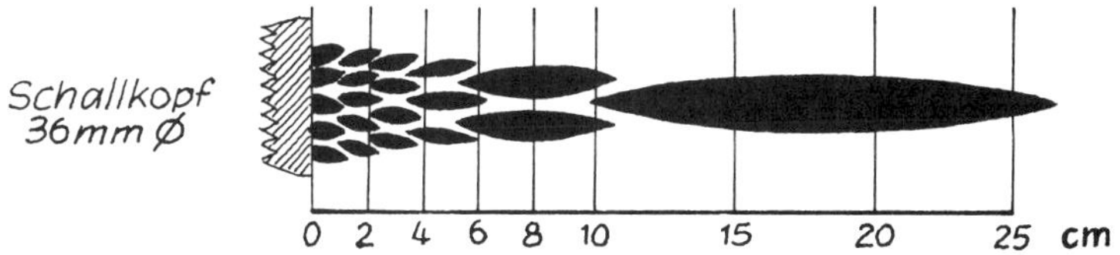

Abb. 89: Intensitätsmaxima (schwarz) eines Ultraschallfeldes von 36 mm Durchmesser bei 800 kHz in Wasser.

quenz von 800 kHz für Fettgewebe in vivo mit 3,3 cm und für Muskelgewebe mit 2,1 cm angegeben.
Unabhängig von der Eindringtiefe ist im Nahbereich das zylindrisch geformte Ultraschallfeld, wie es in der Therapie zur Anwendung kommt, jedoch nicht völlig homogen gestaltet *(Abb. 89)*. Es weist vielmehr eine Vielzahl unterschiedlich ausgeprägter Intensitätsmaxima auf. Diese Tatsache beruht auf *Interferenzerscheinungen,* die ausgelöst werden durch reflektierte Ultraschallwellen. An den Grenzschichten der unterschiedlichen Gewebe im Körper kommt es zu *Reflexionsvorgängen.* Sie sind an der Knochenoberfläche besonders ausgeprägt und können bis zu Dreiviertel der auftretenden Schallwellen umfassen. Die reflektierten Schallwellen bedingen bei ruhendem Schallkopf, bei sogenannter statischer Beschallung (s. 7.6.2) im Schallfeld ein Nebeneinander von Intensitätsminima und -maxima, also eine gewisse Inhomogenität der Energieverteilung. Es resultieren daraus im Grunde unterschiedliche Temperaturentwicklungen im Gewebe. Dadurch kann es während statischer Beschallung mit hoher Intensität durchaus zu Gewebeschädigungen kommen. Diese können thermisch oder mechanisch bedingt sein. Mechanische Schäden können durch die sogenannte *Kavitation* entstehen, worunter man die Bildung winziger, durch die Zugkräfte der Schallwellen bedingte Hohlräume im Gewebe versteht.
Eine weitgehende Homogenität des Schallfeldes läßt sich jedoch dadurch erreichen, daß man mit bewegtem Schallkopf eine *dynamische Beschallung* (s. 7.6.2) durchführt, d. h. die Intensitätsminima und -maxima »verwischt« *(Edel)* und damit die Gefahr einer bei ungünstigen Reflexionsverhältnissen möglichen Gewebsschädigung ausschließt.

7.4 Biophysikalische Wirkungen

Auch wenn sie sicher als Wirkungskomplex gesehen werden können, so werden die thermischen und die mechanischen Wirkungen des Ultraschalls in ihrer therapeutischen Bedeutung, zumeist für sich isoliert betrachtet.

Eine Reihe sogenannter biologischer Effekte wird diskutiert, aber in ihrer Ausprägung und Bedeutung nicht einheitlich beurteilt.

7.4.1 Thermische Wirkung

Die Absorption der Ultraschallenergie im Gewebe bedingt die Umsetzung dieser primär mechanischen Energie in Wärmeenergie. Die besonders ausgeprägte Wärmeentwicklung an der Knochenoberfläche *(Abb. 90)*, die bei Überdosierung den Periostschmerz auslösen kann, beruht auf einem weiteren Phänomen, welches durch die kräftige Reflexion an dieser Grenzfläche und die damit verbundenen Interferenzerscheinungen ausgelöst wird. Dadurch, daß Haut und Unterhautfettgewebe die Ultraschallenergien in relativ geringem Umfang absorbieren, tiefere Gewebeschichten, insbesondere bindegewebige Strukturen und Knochen dagegen in deutlich höherem Maße, kommt es zu einer therapeutisch wirksamen gezielten Tiefenerwärmung an den Grenzflächen dieser Gewebe. Die lokale Temperatur kann bis auf über 40 Grad C ansteigen, aber auch infolge der ungleich strukturierten nebeneinanderliegenden Gewebe durchaus erhebliche Schwankungen aufweisen. Durch dynamische Beschallung lassen sich diese Schwankungen allerdings gering halten bzw. ganz vermeiden. Die Erwärmung im Gewebe ruft die – auch von anderen Wärmeeinflüssen her bekannten – physiologischen Reaktionen hervor: Hyperämie, Stoffwechselsteigerung, Verstärkung der Gewebsperfusion, verbesserte Dehnbarkeit kollagener Fasern, Tonusminderung der Muskulatur, Spasmenlösung, Schmerzbeeinflussung usw.
Man wird jedoch zu berücksichtigen haben, daß dort, wo bereits eine durch Entzündungsvorgänge hervorgerufene verstärkte Wärmeentwicklung besteht, die weitere Wärmeerzeugung ungünstig ist. Das trifft besonders bei

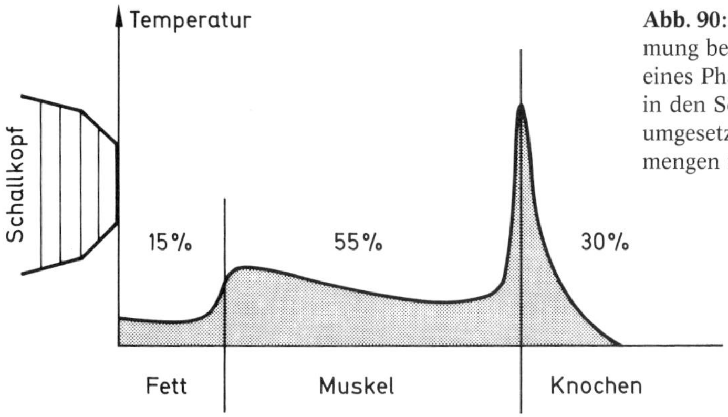

Abb. 90: Gewebeerwärmung bei Beschallung eines Phantoms. Die in den Schichtdicken umgesetzten Wärmemengen in Prozent.

entzündlichen Gelenkschwellungen infolge akuter Schübe einer rheumatoiden Arthritis oder einer aktivierten Arthrose zu.

7.4.2 Mechanische Wirkung

Die vom Ultraschall entsprechend seiner Frequenz im Gewebe ausgelösten Druckschwankungen *(Abb. 91)* im Sinne von Kompression und Expansion (Druck und Zug) sind einer »pulsierenden Wirkung« *(Pohlman)* auf das jeweilige Medium vergleichbar. Die bereits oben erwähnten Pendelbewegungen führen zu minimalen Formänderungen der Körperzellen, die auftretenden extremen Beschleunigungskräfte bewirken an den Zellmembranen über Scherkräfte möglicherweise Permeabilitätsänderungen und eine Beeinflussung des Zellstoffwechsels. Insgesamt hat man die mechanischen Einflüsse der Ultraschallwellen auf Zellen und Gewebe mit denen einer *Mikro- oder Gewebsmassage* verglichen. Letztendlich ist die durch diese sogenannte Mikromassage im Gewebe erzeugte Reibungswärme möglicherweise mitverantwortlich für die Ausprägung der thermischen Effekte. Aus diesem Grunde ist eine Zuordnung bestimmter Ultraschallwirkungen zur mechanischen oder zur thermischen Komponente nicht immer möglich

Abb. 91: Im beschallten Medium führen die einzelnen Teilchen Schwingungen in Richtung der Ausbreitung der Ultraschallwellen aus. Sie verlassen ihren Ruheort jedoch nicht. Die Teilchenbewegung bedingt Abschnitte höherer und niedrigerer Teilchendichte, d.h. unterschiedlichen Schalldrucks.

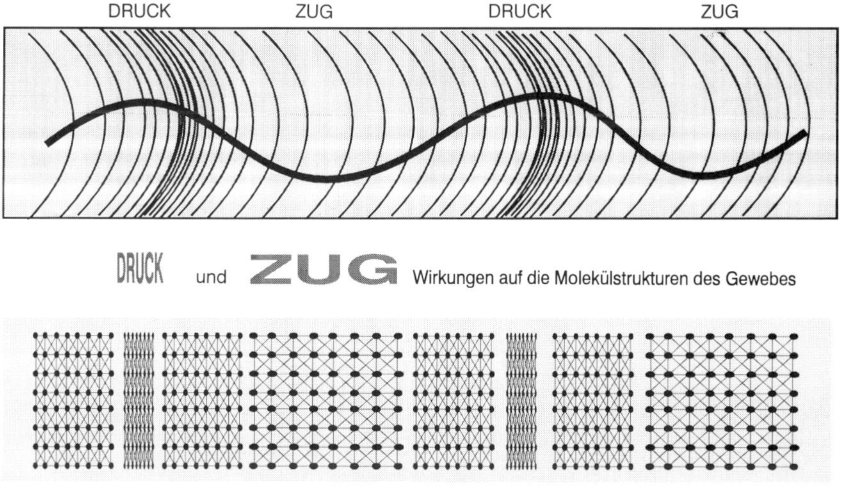

und weist somit auf die Komplexität der Ultraschalleinflüsse hin. Man ist versucht, die günstige Wirkung des Ultraschalls auf reflektorisch verspannte Muskeln der vibrierenden Mikromassage und deren Einflußnahme auf die Propriozeptoren in Sehnen und Muskulatur zuzuschreiben; andererseits muß die Frage offen bleiben, welchem Einfluß wir die günstigen Effekte des Ultraschalls bei der Knochenbruchbehandlung (über ein Gipsfenster), von Zellaktivitätssteigerungen, Stimulation von Mesenchymzellen oder auf andere Regenerationsvorgänge in verschiedenen Geweben verdanken. Aussagen zu weitergehenden biochemischen, biophysikalischen oder elektrischen Effekten des Ultraschalls haben z. T. noch hypothetischen Charakter, bzw. sind in ihrer therapeutischen Bedeutung bislang nicht abzuschätzen.

7.5 Beschallungsmethoden

Vier unterschiedliche Methoden werden in der Ultraschalltherapie eingesetzt:

7.5.1 Dauerschall, auch als Gleichschall oder kontinuierlicher Ultraschall bezeichnet.

Bei dieser am häufigsten angewandten Beschallungsart wird die Ultraschallintensität kontinuierlich über die Behandlungszeit beibehalten (kontinuierlicher Ultraschall).

7.5.2 Impulsschall (pulsierender Ultraschall)

Hierbei wird der Ultraschall stoßweise, impulsartig vom Gerät abgegeben. Bei diesem Verfahren kommen die thermischen Einflüsse der Schallwellen (bei sonst gleicher Intensität wie beim Dauerschall) nicht zum Tragen, die mechanischen Effekte werden jedoch größtenteils unbeeinflußt gelassen. Deshalb wird der Impulsschall überwiegend dort angewandt, wo thermische Wirkungen für das Krankheitsbild als ungünstig angesehen werden, etwa bei neuritischen Schmerzen, entzündlichen Prozessen oder bei frischen Verletzungsfolgen.

7.5.3 Ultraphonophorese (Sonophorese)

Man versteht darunter die Möglichkeit, Medikamente, die entweder in der Ankopplungssubstanz (s. 7.6.1) enthalten sind, oder die vorher auf die Haut aufgetragen wurden, mit Hilfe der Ultraschallenergie in den Körper (zumeist möglichst nahe an den Erkrankungsort) zu bringen. Eine bedingte

Ähnlichkeit besteht mit der Iontophorese (die sich gegebenenfalls auch beim Simultanverfahren mit Hilfe der gleichgerichteten Stromformen durchführen läßt), doch spielen bei der Ultraphonophorese die Ladungsträger der Substanzen keine Rolle.
Bevorzugt werden bei diesem Verfahren zur lokalen Anwendung Kortikoide, Analgetika, Antiphlogistika oder Lokalanästhetika eingesetzt.
Die Eindringtiefe der Medikamente ist nicht von der Intensität, sondern von der Applikationszeit des Ultraschalls abhängig. Auch ist die transportierte Stoffmenge durch Ultraschall wesentlich geringer als bei einer Iontophorese.

7.5.4 Kombinationsbehandlung von Ultraschall und Reizstrom

Ausführungen dazu im Kapitel 5.3.17 – Simultanverfahren mit Ultraschall.

7.6 Therapie

Da die Ultraschallwellen selbst an dünnsten Luftschichten fast vollständig reflektiert werden, muß – um eine optimale Übertragung der Energie vom Schallkopf auf die Körperdecke zu erreichen – zwischen Schallkopf und Haut ein gut leitendes Transmissionsmedium gebracht werden. Dieses koppelt – bezogen auf die Energieübertragung – den Schallkopf am Körper »an« und läßt die Schallwellen optimal in das Gewebe übertreten.

7.6.1 Ankopplungsformen und Ankopplungsmittel

Von *direkter Ankopplung* spricht man, wenn eine Substanz benutzt wird, die es ermöglicht, den Schallkopf direkt auf die Haut zu setzen, ohne daß Luft in den Zwischenraum eindringen kann.
Paraffinöl und Vaseline sind für glatte Flächen zwar gut geeignete Koppelsubstanzen, sie lassen auch ein leichtes Gleiten mit dem Schallkopf zu, doch wird ihre Verwendungsmöglichkeit dort eingeengt, wo kleine und unebene Flächen (z. B. Finger, Zehen, Hand- und Fußgelenke) behandelt werden müssen. Ist an solchen kleinen und unregelmäßig geformten Bezirken die Übertragungsfläche zwischen Schallkopf und Haut oft ungenügend (was durch Verwendung eines kleineren Schallkopfes gegebenenfalls vermieden werden kann), so kommt es in diesen Bereichen sehr leicht zu Ankopplungsfehlern *(Abb. 92)*.

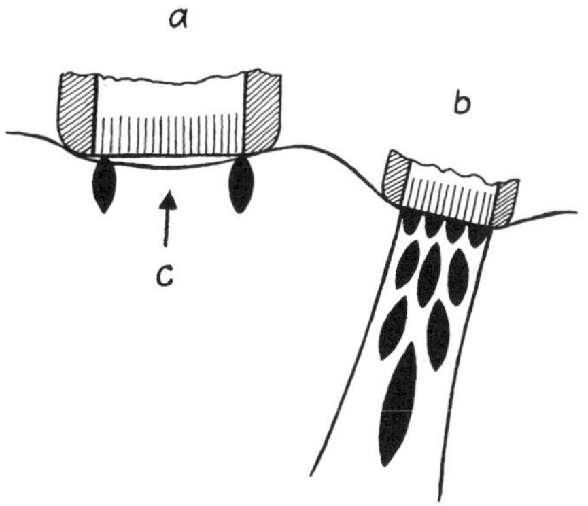

Abb. 92: Ankopplungsfehler (links) bei Verwendung eines großen Schallkopfes bei kleinen und unregelmäßig geformten Bezirken.
↑ = tote Zone infolge fehlender Ankopplung.
rechts: regelrechtes Ultraschallfeld bei Einsatz eines kleinen Schallkopfes.

Für das Simultanverfahren (s. 5.3.17) ist eine Ankopplung mit Ölen wegen deren hohen elektrischen Widerstands ungünstig.
Heute wird zur direkten Ankopplung bevorzugt wasserlösliches Gel eingesetzt, welches von mehreren Herstellern angeboten wird. Diese Substanz ist nicht nur preisgünstig und hygienisch, sondern auch einfach zu verwenden. Das Gel bildet selbst in dünner Schicht einen sehr guten Gleitfilm und gewährleistet dennoch eine homogene Schallverteilung. Allerdings wird die Verwendung von Gel im Bereich kleiner Gelenke in ähnlicher Weise wie die von Öl eingeschränkt. Abhängig vom verwendeten Ankopplungsmittel können – allerdings sehr selten – Hautallergien auftreten.
Dieses Problem stellt sich jedoch nicht, wenn man die *indirekte Ankopplung* mit Wasser *(Abb. 93)*, d. h. eine subaquale Beschallung in Keramik-, Kunststoff-/Kunstharzwannen wählt. Zwar kann diese Unterwasserbehandlung auch im Vollbad durchgeführt werden, doch wird sie überwiegend zur Ultraschalltherapie peripherer Extremitätenabschnitte eingesetzt, um die oben erwähnten Ankopplungsfehler bei der Behandlung kleiner und unregelmäßiger Flächen, z. B. der Finger und ihrer Gelenke zu vermeiden. Der wasserdichte Schallkopf wird unter Wasser in 1–2 cm Entfernung über die zu behandelnde Körperpartie geführt. Ein größerer Abstand ist ungünstig. Auch in denjenigen Fällen, in denen eine direkte Ankopplung aus

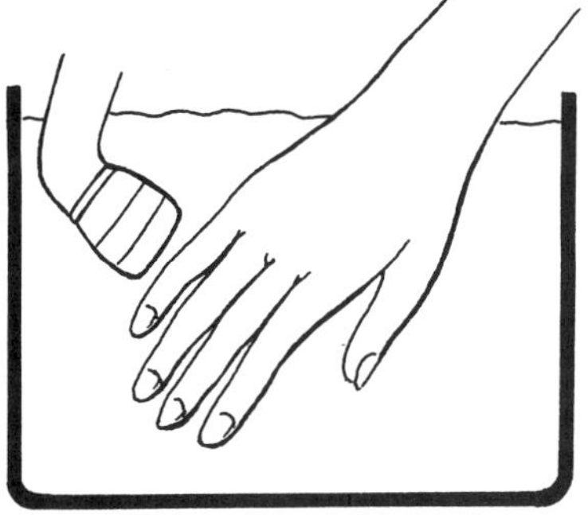

Abb. 93: Indirekte Ankopplung im Wasserbad.

anderen Gründen nicht möglich ist (starke Schmerzen, Wunden, Geschwüre), stellt die Wasserankopplung die beste Lösung dar. Die Wassertemperatur wird indifferent gewählt.
Da Luft die Ultraschallwellen reflektiert, sind Luftbläschen von der Haut im Beschallungsfeld und vom Schallkopf vor Beginn der Behandlung abzustreifen.
Bei häufiger Durchführung dieser Methode wird zum Schutz der Therapeutenhand vor möglicherweise reflektierten Schallwellen ein Einmal- oder Gummihandschuh übergezogen. Ggf. kann durch eine Stielhalterung für den Schallkopf das Eintauchen der Hand des Behandlers vermieden werden.

7.6.2 Anwendungstechnik

Eine korrekte Ausgangsstellung mit entsprechender Lagerung für die Gelenk- und Muskelsituation des Patienten ist Voraussetzung für die Behandlung. Der Schallkopf wird langsam und mit geringem Druck über das Behandlungsfeld geführt: dem Faserverlauf der Muskulatur entsprechend, kreisförmig, spiralförmig, sich überlappend. Man spricht dann von einer *dynamischen Beschallung.* Es hat sich als günstig erwiesen, bei einer Schallkopfgröße von 5 cm^2, das Behandlungsfeld nicht größer als etwa 10 cm^2 zu wählen. Soll ein ausgedehnteres Areal behandelt werden, so wird dieses in 2–3 Behandlungsfelder der erwähnten Größe (diese entsprechen dem Begriff einer Region) aufgeteilt, die dann nacheinander in einer Sitzung beschallt werden. Die dynamische Beschallung wird am häufigsten angewandt. Sie hat den Vorteil, daß mit ihr eine gute Homogenität im Behandlungsbereich erzielt und das Auftreten störender Energiemaxima verhindert wird. *(Abb. 94 a, b)*
Soll ein begrenzter, lokaler Befund behandelt werden, etwa Insertionstendinosen, Myogelosen oder die paravertebralen Nervenaustrittspunkte, so werden die Bewegungen mit dem Schallkopf besonders langsam und noch kleiner ausgeführt als sogenannte *semistatische Methode.* Das setzt in manchen Fällen eine Reduzierung der Dosis voraus, um evtl. mechanische Schädigungen, zumindest aber störende Sensationen zu vermeiden. Bei kleinflächiger Applikation genügt der Einsatz eines Reduziervorsatzes.
Eine statische Beschallung mit völlig ruhendem Schallkopf wird heute kaum noch durchgeführt.
Sie beinhaltet keine besonderen therapeutischen Vorteile, jedoch bei hoher Dosierung, infolge der immer am selben Ort einwirkenden Intensitätsmaxima, die Gefahr des Auftretens thermischer und mechanischer Schäden. Ggf. kann ein Reduziervorsatz verwendet werden. *(Abb. 94 a)*

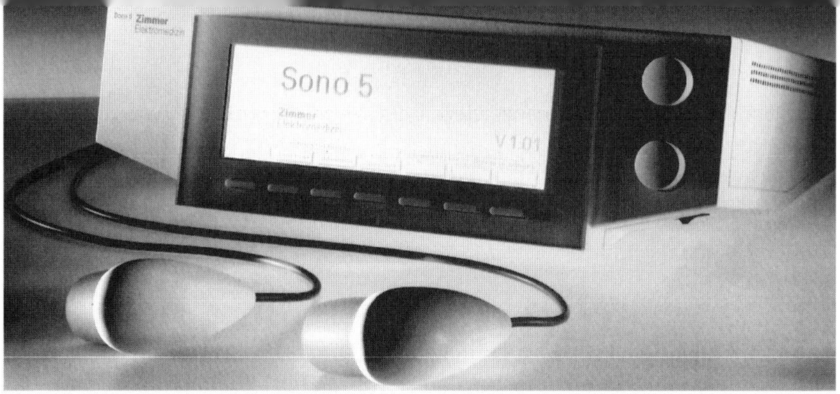

Abb. 94a: Ultraschalltherapiegerät Sono 5. (Werkfoto Zimmer)

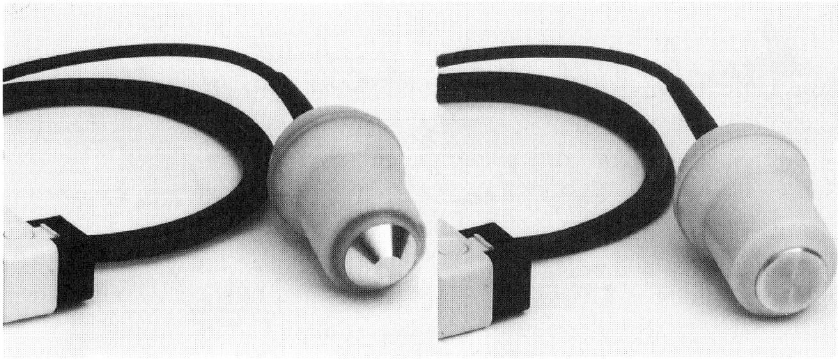

Abb. 94b: Schallköpfe mit 1 cm^2 Fläche links und 4 cm^2 Fläche rechts. (Werkfoto Siemens)

7.6.3 Dosierungsfragen

Die Dosierung des Ultraschalls hat zwei Seiten zu berücksichtigen. Auf der einen Seite steht der Patient, bei dem das Beschwerdebild nicht nur in seiner Art, Ausprägung, Lokalisation und mit seinen Begleitumständen zu berücksichtigen ist, sondern dessen stets ganz individuell geprägtes Reaktionsverhalten und Reaktionsvermögen in die Beurteilung der Dosierung einzubeziehen ist.
Auf der anderen Seite ist zu berücksichtigen, daß wir – wie oben dargestellt – die exakte Verteilung der Ultraschallenergie im Behandlungsfeld nur sehr begrenzt beurteilen können: wir »verwischen«, setzen die subaquale Ankopplung ein usw., um bei der Behandlung mögliche Störeffekte zu minimieren. Wie der Einsatz anderer physikalisch-therapeutischer Verfahren, setzt die Ultraschalltherapie ebenfalls voraus, daß bei akuten Schmerzbildern, bei oberflächlichen Krankheitsprozessen, bei Neuralgien und bei sensibel reagierenden Patienten auf möglichst niedrige Dosen zurückgegan-

gen wird. Chronische Beschwerden, tiefsitzende Krankheitsprozesse, auch wenig sensible Patienten können demgegenüber zumeist mit mittleren und ggf. auch hohen Dosisstufen behandelt werden.

Wesentliche Parameter für die Dosierung sind:

- *Größe des Schallkopfes (Abb. 94b)*
- *Intensität,*
- *Behandlungsdauer,*
- *Anzahl der Behandlungen (Seriendauer),*
- *Intervall zwischen den jeweiligen Beschallungen (Behandlungsfrequenz).*

Es ist zweckmäßig, diese Parameter in drei *Dosisstufen* einzubringen. Diese Dosisstufen sind entsprechend unserem heutigen Kenntnisstand:

- Niedrige Dosisstufe: Intensität bei Dauerschall 0,05–0,3 W/cm^2, bei Impulsschall 0,15–0,3 W/m^2, Dauer pro Behandlungsfeld 3 Min.
- Mittlere Dosisstufe: Intensität bei Dauerschall 0,5–0,7 W/cm^2, bei Impulsschall 0,6–0,9 W/cm^2, Dauer pro Behandlungsfeld 6 Min.
- Hohe Dosisstufe: Intensität bei Dauerschall 1,0 W/cm^2, bei Impulsschall 0,9–1,5 W/cm^2, Dauer pro Behandlungsfeld 10 (max. 15) Min.

Akute bis subakute Beschwerdebilder erfordern gewöhnlich kürzere Behandlungsserien, z. B. von 6 Einzelbehandlungen, die täglich oder jeden 2. Tag durchgeführt werden.

Chronische, nur wenig reagierende Zustände benötigen dagegen längere Serien, etwa mit 10–12 Einzelbehandlungen, die entweder täglich oder 3mal wöchentlich angesetzt werden.

Diese Angaben können nur als Empfehlungen gelten, die je nach Erfordernis und in Abhängigkeit von der Erfahrung des Therapeuten zu variieren sind.

Auf jeden Fall gilt es, eine *Überdosierung zu vermeiden.* Es dürfen bei der Behandlung und im Zusammenhang damit keine Schmerzen auftreten bzw. sich verstärken. Auch eine Verschlechterung des objektiven Krankheitsbefundes hat als Überdosierungserscheinung zu gelten. Anders dagegen sind subjektive Beschwerden zu beurteilen, die mit vegetativen Fehlsteuerungen in Verbindung gebracht werden können und die gelegentlich bei den ersten Behandlungen auftreten: Kopfschmerz, Schwindel, Mattigkeit und andere auf den Kreislauf bezogene Symptome. Solche Reaktionen sind auch bei anderen, die vegetative Steuerung beeinflussenden Behandlungsverfahren, z. B. bei der Bindegewebsmassage, bekannt. Man weiß aber, daß sie bei Fortsetzung der Behandlung – vorübergehend wird man in der Dosisstufe etwas zurückgehen und das Intervall zwischen den Behandlungen vergrößern – zumeist wieder verschwinden.

7.7 Auswahl typischer Indikationen mit Behandlungsvorschlägen (s. auch Kap. 5.4)

Das Indikationsspektrum des Ultraschalls ist besonders breit bei den Erkrankungen und Funktionsstörungen, die dem rheumatischen Formenkreis im weitesten Sinne zugeordnet werden. Die Therapie zielt hierbei zunächst auf eine Schmerzlinderung ab. Daraus resultiert u. a. eine Tonusminderung schmerzbedingt verspannter Muskulatur. Dem Patienten wird so die Möglichkeit eröffnet, durch Bewegungsübungen selbst zur Funktionsverbesserung bzw. -erhaltung aktiv beizutragen. Verbesserung der Durchblutung und der Trophik sowie Minderung von Entzündungsprozessen sind die positiven Begleiteffekte. Weiterhin werden bindegewebige Strukturen, insbesondere im Kapsel-Band-Apparat unter dem Einfluß des Ultraschalls dehnbarer und setzen somit sowohl aktiven als auch passiven Bewegungsübungen weniger Widerstand entgegen.

Die Ultraschalltherapie wird gewöhnlich nicht als alleinige Behandlungsmaßnahme eingesetzt, sondern im Therapieverbund mit anderen Verfahren, besonders der Übungsbehandlung, der Massage usw.

7.7.1 Orthopädie, Chirurgie, Traumatologie, Rheumatologie

Vertebragene Schmerzsyndrome

Bevorzugtes Behandlungsziel ist neben der Tonusminderung reflektorisch verspannter Muskulatur mit einhergehender Schmerzlinderung und Durchblutungsförderung auch die Beeinflussung möglicherweise sekundär entstandener Nervenwurzel-Reizsymptome. Es ist zu beachten, daß nicht nur die wirbelsäulennahen Muskeln, sondern alle dem Myotom bzw. den betroffenen Wirbelsäulensegmenten reflektorisch verbundenen Muskelgruppen in den Beschwerdekomplex mit einbezogen sind. In diesem Sinne empfehlen *Knoch* und *Knauth* zusätzlich zur lokalen Ultraschallbehandlung – insbesondere bei vertebragenen Schmerzsyndromen und bei Erkrankungen innerer Organe – einen neuraltherapeutischen Behandlungsaufbau, wie er entsprechend von der Bindegewebsmassage her bekannt ist. Das Rückenmark selbst wird von der Beschallung ausgenommen.

Zervikalsyndrom

Behandlungsempfehlung: dynamische Beschallung mehrerer Behandlungsfelder nacheinander im markierten Bereich *(Abb. 95 a, b),* beginnend mit niedriger Dosisstufe; bei guter Verträglichkeit auf mittlere Dosisstufe

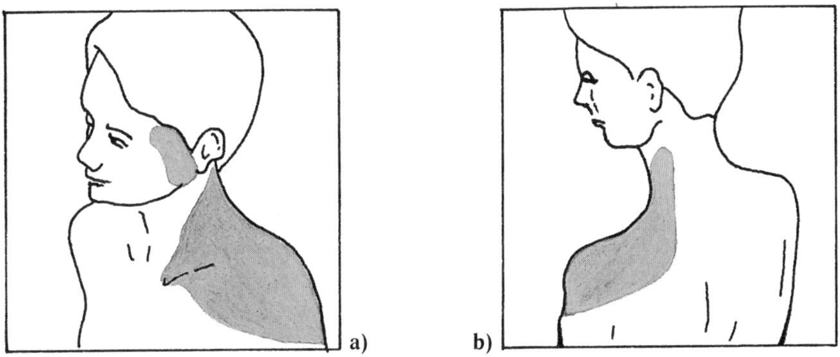

Abb. 95:
a, b) Behandlungsfelder bei Zervikalsyndrom.
c) Große Elektrode paravertebral bei Simultanbehandlung.

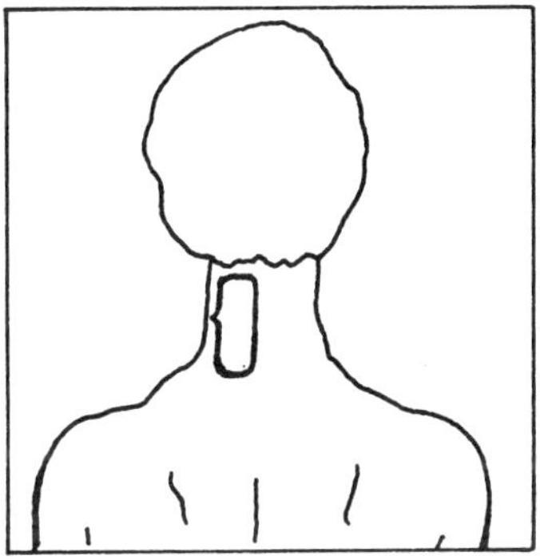

übergehen. Sowohl Dauer- als auch Impulsschall möglich. Bei Simultan- bzw. Kombinationsbehandlung wird die indifferente, anodisch gepolte Elektrode paravertebral im betroffenen Bereich angelegt und bei Wechsel der Behandlungsfelder in ihrer Lage jeweils verändert *(Abb. 95c)*. Besonders intensive Behandlung der Triggerpoints (bis zu 50% der Zeit).

Bei Schmerzen, die in die seitlichen Gesichtspartien ausstrahlen, wird Mitbehandlung der Muskeln im Schläfen-, Kiefer- und lateralen Halsbereich empfohlen. Bei Ausprägung im Sinne eines *Schulter-Arm-Syndroms* Einbeziehung der Ober- und Unterarmmuskulatur. Behandlung 3 bis 4mal wöchentlich.

Lumbalsyndrom

Behandlungsempfehlung: dynamische Beschallung mehrerer Behandlungsfelder nacheinander im markierten Bereich *(Abb. 96a)*, gewöhnlich mit mittlerer Dosisstufe, entweder mit Dauer- oder Impulsschall. Bei vor-

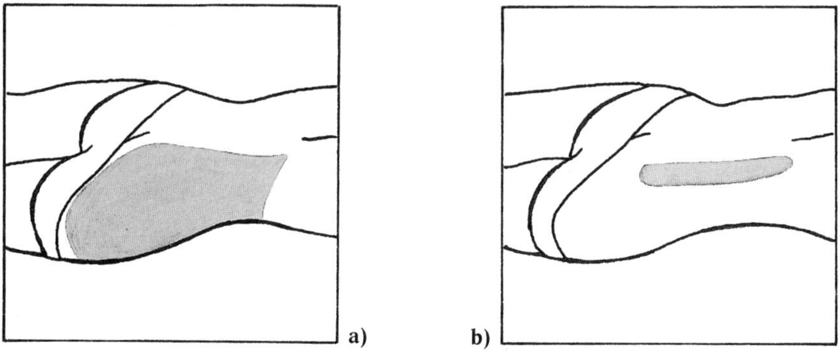
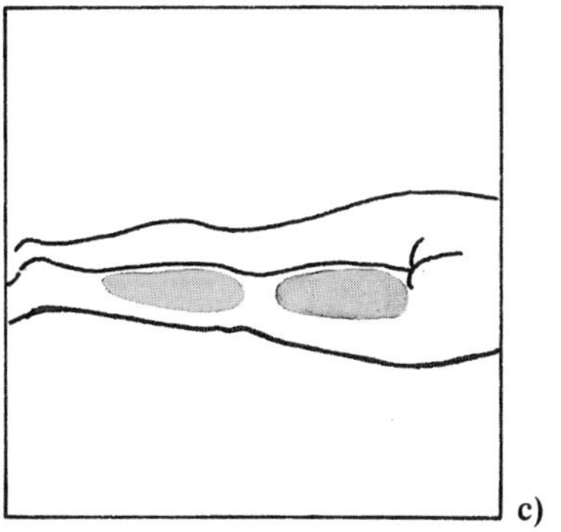

Abb. 96a–c: Behandlungsfelder bei Lumbalgie (a–b) und Lumboischialgie (c).

wiegend radikulären Schmerzbildern paravertebral semistatische Beschallung mit niedriger Dosisstufe *(Abb. 96b)*. Über großen Muskelgruppen oder über stark ausgeprägtem Unterhautfettgewebe übergehen auf hohe Dosisstufe mit dynamischer Schallkopfführung. Dauer- oder Impulsschall. Behandlung 3 bis 4mal wöchentlich.
Liegt ein *ischialgiformes Beschwerdebild* vor, empfiehlt sich eine Kombinationsbehandlung, die auch die Muskeln des Oberschenkels und der Wade in mehreren Behandlungsfeldern mit umfaßt *(Abb. 96c)*, wobei die Hälfte der Zeit der gezielten Behandlung diagnostizierter Triggerpoints dienen soll.

Spondylitis ankylosans (M. Bechterew)

Behandlungsempfehlung: dynamische Beschallung, vorwiegend Dauerschall mittlerer Dosisstufe der paravertebralen Muskulatur *(Abb. 97)*, mehrere Behandlungsfelder nacheinander (z. B. 3 in einer Sitzung).
Zusätzlich können je nach Erfordernis schmerzlindernd weitere Bezirke, z. B. Iliosakralgelenke, Achillessehne-Fersenbein oder Sternoklavikular-

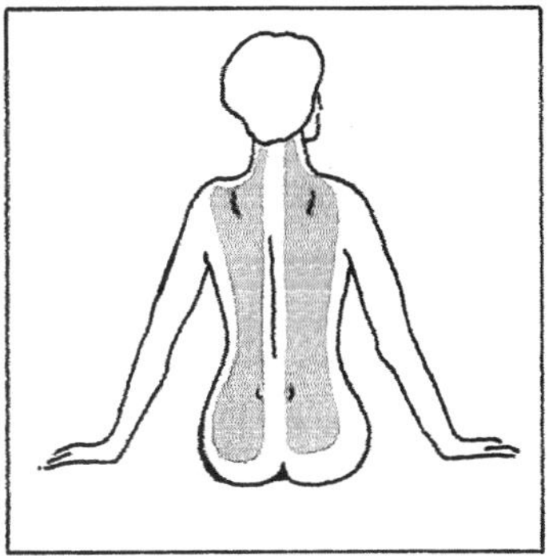

Abb. 97: Behandlungsfelder bei Spondylitis ankylosans.

Gelenke mit Dauer- oder Impulsschall mittlerer Dosisstufe behandelt werden. Behandlung 3mal wöchentlich oder täglich.

Gelenkerkrankungen

Die Behandlungsziele sind sowohl bei rheumatoider Arthritis, Arthrose, als auch bei posttraumatischen Beschwerden weitgehend deckungsgleich: Schmerzlinderung, Dämpfung von Entzündungsvorgängen, Tonusminderung verspannter Muskulatur, Funktionsverbesserung des Gelenks, Beeinflussung der Trophik und Verbesserung der Elastizität fibröser Veränderungen.

Bei akut entzündlichen Reaktionen Behandlungsversuch mit Impulsschall niedriger Dosisstufe. Bei guter Verträglichkeit mittlere Dosisstufe und bei erkennbarem Rückgang der Entzündungszeichen ggf. auch Dauerschall anwendbar. Fehlen entzündliche Reizzustände, so ist Dauerschall von Anfang an günstiger. Ausgeprägte Reizzustände eines Gelenks dagegen (z. B. bei Reizerguß, aktivierter Arthrose, Synovitis) sprechen im allgemeinen besser auf die Simultanbehandlung (S. 5.3.17) an.

Subakute und chronische Gelenkbeschwerden werden gewöhnlich mit Dauer- oder Impulsschall mittlerer Dosisstufe behandelt. Eine zusätzliche paravertebrale Beschallung der zugehörigen Segmente mit niedriger Dosisstufe kann vorteilhaft sein. Bei Gelenken mit ausgeprägter Muskeldeckung wird ggf. gleich mit einer höheren Dosisstufe begonnen.

Rheumatoide Arthritis (soweit eine Wärmeanwendung angezeigt ist)

Behandlungsempfehlung: dynamische Beschallung, Dauer- oder Impulsschall mittlerer Dosisstufe, ggf. ergänzt durch semistatische Beschallung paravertebral radikulär im Segment mit Dauer- oder Impulsschall niedriger Dosisstufe. Behandlung 3mal wöchentlich oder täglich. Bei kleineren Gelenken ist eine subaquale Beschallung vorzuziehen *(Abb. 93)*.

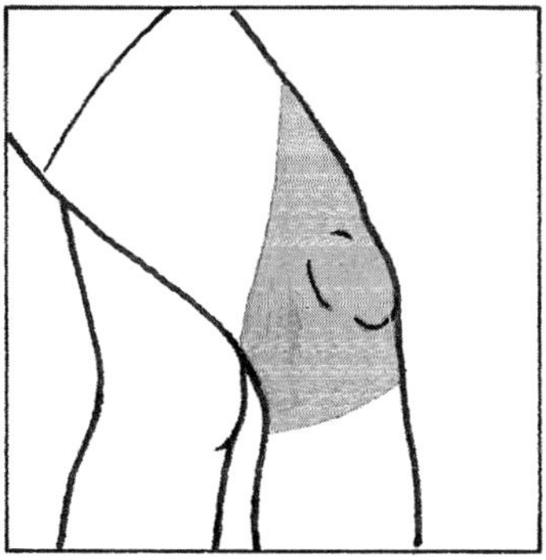

Abb. 98: Behandlungsfelder bei Kniearthrose.

Arthrose

Behandlungsempfehlung: dynamische Beschallung mit Dauer- oder Impulsschall mittlerer Dosisstufe, mehrere Behandlungsfelder nacheinander (Kniegelenk s. *Abb. 98*). Die Behandlung wird ggf. unterstützt durch semistatische paravertebrale radikuläre Beschallung im zugehörigen Segment mit niedriger Dosisstufe. Behandlung möglichst täglich. Bei kleineren Gelenken (z. B. Heberden- oder Bouchard-Arthrose): subaquale Beschallung.

Periarthropathien

Behandlungsempfehlung: dynamische Beschallung mit Dauer- oder Impulsschall mittlerer Dosisstufe, gegebenenfalls ergänzt durch semistatische paravertebrale radikuläre Beschallung mit niedriger Dosisstufe in den dem jeweiligen Gelenk zugehörigen Segmenten. Nicht mehr als 3 Behandlungsareale je Sitzung *(Abb. 99a–c)*. Behandlung 3mal wöchentlich oder täglich.

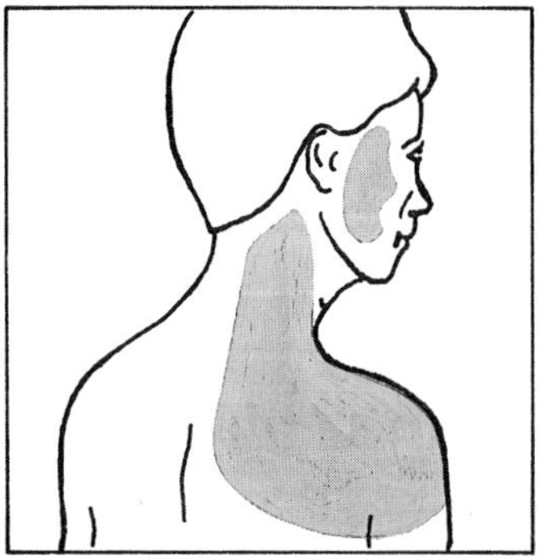

a)

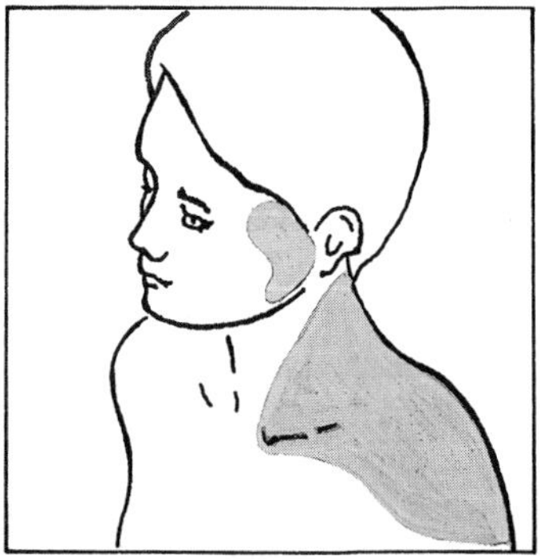

b)

Abb. 99a, b: Behandlungsfelder bei Periarthropathia humeroscapularis.

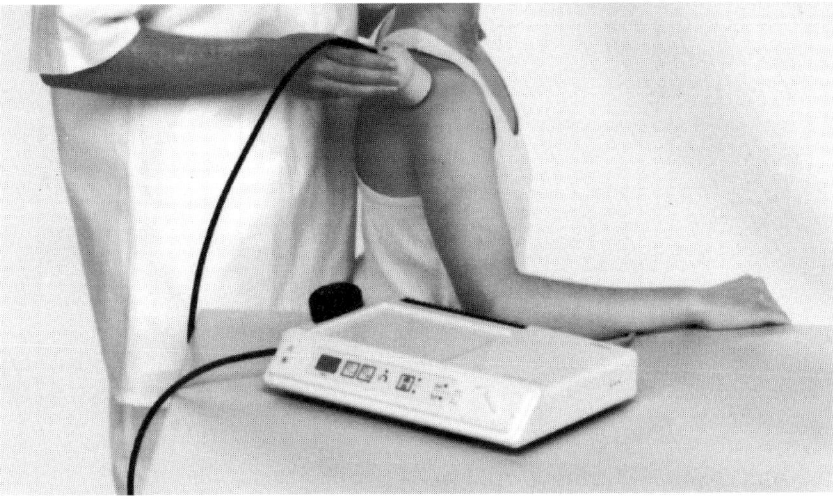

Abb. 99c: Schulterbehandlung mit Ultraschalltherapiegerät Sonostat 833. (Werkfoto Siemens)

Epicondylopathia (medialis oder lateralis)

Behandlungsempfehlung: Ultraschall im Teilbad, dynamische Beschallung mehrerer Behandlungsfelder nacheinander im schmerzhaften Bereich. Beginn mit niedriger Dosisstufe, Dauerschall oder – bei sehr intensiven Beschwerden – Impulsschall. Allmählich auf mittlere Dosisstufe übergehen. Serie von 6–8–10 Behandlungen in 2–3tägigem Abstand. Simultanbehandlung mit diadynamischen Stromformen, Ultrareizstrom, TENS, Träbert- oder Hochvoltströmen (s. 5.3.17) ist möglich, setzt aber eine Teilbadwanne ohne Erdschluß voraus. Schallkopf = Kathode, die anodisch gepolte Elektrode wird am gleichen Oberarm oder der Schulter angelegt.

Tendinosen, Periostosen, Fersensporn

Ziel: Schmerzlinderung und Auflockerung der Sehnenansätze.
Behandlungsempfehlung: semistatische Beschallung lokal oder im Teilbad, ggf. auch dynamische Behandlung mehrerer benachbarter Felder mit Dauer- (oder Impuls-)Schall zumeist mittlerer Dosisstufe in Ergänzung anderer Anwendungen. Simultanbehandlung mit diadynamischen und anderen Stromformen möglich. 6–8 Behandlungen in 2tägigem Abstand.

Achillodynie

Ziel: Schmerzlinderung, Abklingen der Reizerscheinungen.
Behandlungsempfehlung: zu Beginn der Behandlungsserie Dauerschall, dynamisch, mit niedriger Dosierung, täglich *(Abb. 100)*. Bei guter Verträg-

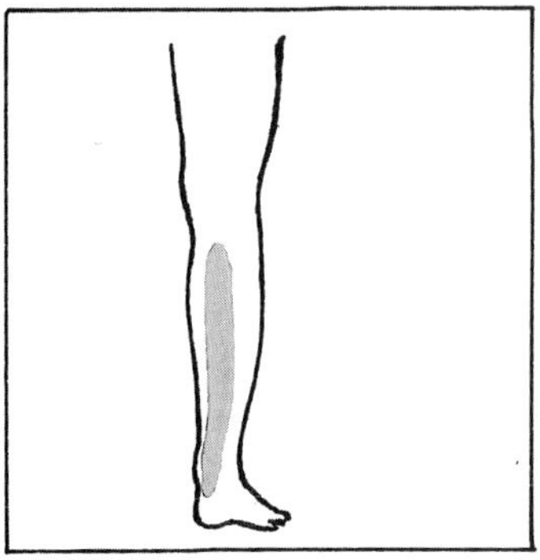

Abb. 100: Behandlungsfeld bei Achillodynie.

lichkeit rasch Übergang zu semistatischer Schallkopfführung. 10–12 Behandlungen.

Narben, Kontrakturen, Dupuytren-Kontraktur

Behandlungsziel ist die Verbesserung der Dehnbarkeit kollagener Strukturen und der Verschieblichkeit der behandelten Gewebe zueinander, insbesondere von hypertrophen, mit der Unterlage verbackenen Narben (Keloiden).
Bei Dupuytren-Kontraktur (ebenso bei der Plantarfibrose – M. Ledderhose) ist ein Behandlungsversuch nur im Frühstadium der Erkrankung angezeigt – um eine vorübergehende Minderung der Kontraktur zu erreichen. Empfohlen wird eine längere Behandlungsserie (15–20mal), Dauerschall, dynamisch oder semistatisch, mit mittlerer Dosierung, täglich oder 3mal wöchentlich.

Posttraumatische Beschwerden

Nach *Distorsionen* oder *Kontusionen* stehen Schmerzlinderung und Anregung der Resorption von Hämatomen im Vordergrund der Behandlung. Behandlungsempfehlung: Beginn der Behandlung am 2. Tag nach der Verletzung mit lokaler dynamischer Applikation von Dauer- oder Impulsschall in jeweils niedrigster Dosisstufe. Bei guter Verträglichkeit kann vom 5. Tag an auf mittlere Dosisstufe übergegangen werden. Bis zu 3 Behandlungsfelder nacheinander in einer Sitzung. Tägliche Behandlung *(Abb. 101)*. Ggf. Simultanverfahren anwenden.

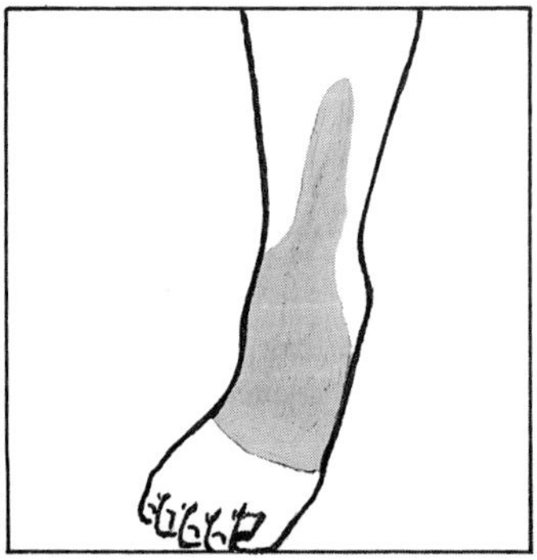

Abb. 101: Behandlungsfeld bei Sprunggelenkdistorsion.

Frakturen (insbesondere bei verzögerter Kallusbildung)

Ultraschall kann die Frakturheilung beschleunigen.
Behandlungsempfehlung: Beginn bei ausreichend fixierter Fraktur am 7. Tag. Besonders bei Frakturen der Röhrenknochen. Dynamische Beschallung über Fraktur (Gipsfenster), niedrige Dosisstufe, jeden 2. Tag, 2–3 Wochen. Bei verzögerter Kallusbildung Beginn mit niedriger, dann Fortsetzung mit mittlerer Dosisstufe, dynamisch über der Bruchstelle, jeden 2. Tag, bis insgesamt 20 Behandlungen.

7.7.2 Innere Medizin

Asthma bronchiale

Die Ultraschallanwendung führt nicht nur zu einer Verbesserung der Beweglichkeit von Wirbelsäule und knöchernem Thorax, sondern auch zu muskulärer Lockerung und zur Einwirkung auf die vegetative Reaktionslage.

Behandlungsempfehlung: dynamische Beschallung mit niedriger bis mittlerer Dosisstufe des ganzen Rückens vom Kreuzbein langsam kranialwärts bis zum Nacken aufsteigend, analog der Aufbauphasen bei Bindegewebsmassage = neuraltherapeutischer Aufbau *(Abb. 102).* Behandlung jeden 2. Tag, insgesamt 15×15 Min. Ultraschallanwendung sollte nur Teil des Gesamtbehandlungsplanes sein, der Atemtherapie, Umstimmung, Desensibilisierung etc. einschließt.

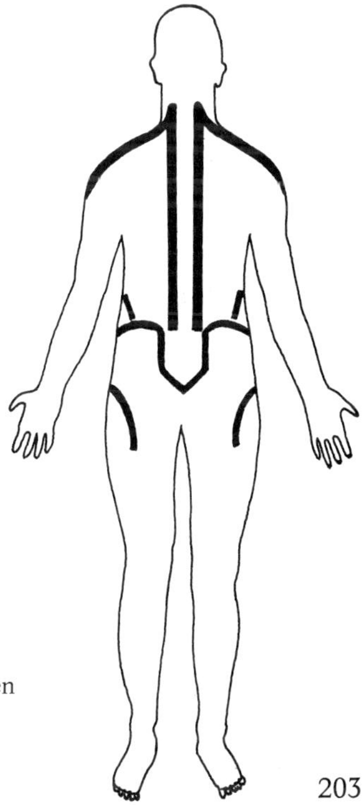

Abb. 102: Beispiel für einen neuraltherapeutischen Aufbau. Schallkopfführung bei Asthma bronchiale.

Funktionelle Störungen des Magens und Zwölffingerdarms,
(z. B. abklingendes Ulcus, Hypersekretion)

Über eine allgemeine Dämpfung der gesteigerten vegetativen Reaktionslage läßt sich durch Ultraschall insbesondere auf funktionelle Störungen Einfluß nehmen.
Behandlungsempfehlung: dynamische Beschallung mit vorwiegend niedriger Dosisstufe, dorsal im Bereich der Bindegewebszonen, jeden 2. Tag, insgesamt 10–12 Behandlungen, 10 Min., oder stufenweise aufsteigend vom Kreuzbeinbereich bis zum Nacken (Dermatom C III/IV) = neuraltherapeutischer Aufbau mit insgesamt 15–20 Behandlungen.

7.7.3 Sonstige Indikationen

Progressive Sklerodermie

Behandlungsempfehlung: unter klinischen Bedingungen möglichst mehrfach täglich dynamisch mehrere Felder nacheinander behandeln. Beginn mit niedriger Dosisstufe. Bei guter Verträglichkeit steigern auf mittlere Dosis. Bei ausgedehntem Befall der Körperdecke können nur solche Hautbezirke regelmäßig behandelt werden, die besonders behindernde funktionelle Einschränkungen bedingen. Die Ultraschallbehandlung ist zu ergänzen durch Bewegungsübungen und Wärmeanwendungen wie Bäder, Sauna, Heißpackungen.

Ulcus cruris varicosum

Mit Ultraschall als unterstützende Maßnahme zum Gesamtbehandlungsplan wird neben Schmerzlinderung eine günstige Einflußnahme auf die Trophik, auf die Heilungstendenz und auf die Entstauung der Ulcusränder angestrebt.
Behandlungsempfehlung: lokale subaquale dynamische Beschallung des Ulcusgrundes und des Ulcusrandes *(Abb. 103)*, täglich oder 3mal wöchentlich über mindestens 4 Wochen mit Dauer- (oder Impuls)schall mittlerer Dosisstufe.

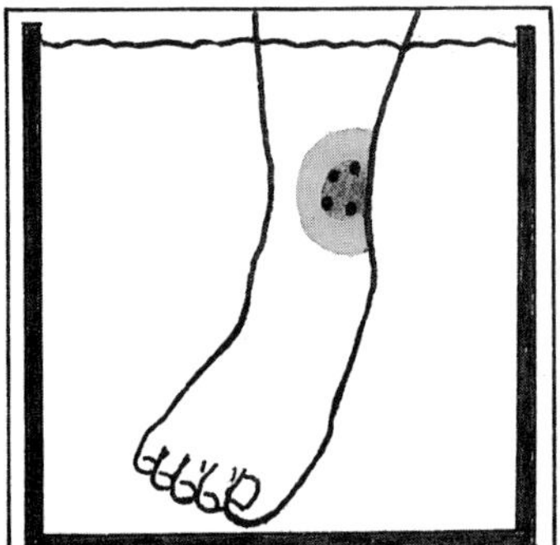

Abb. 103: Subaquale Beschallung von Ulcusgrund und Ulcusrand bei Ulcus cruris varicosum.

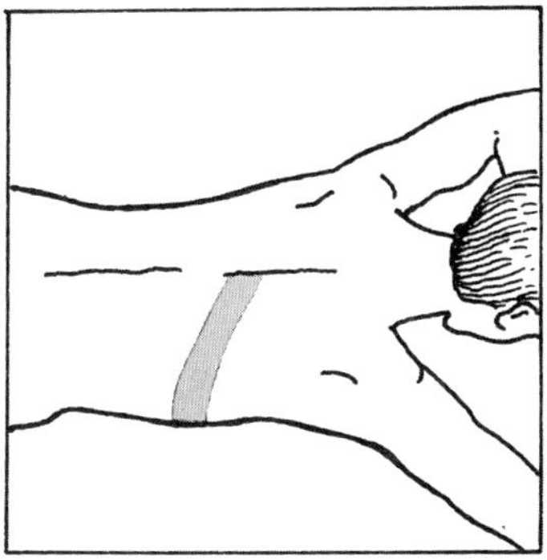

Abb. 104: Beschallung im Segment bei Zosterneuralgie.

Zosterneuralgie

Im Vordergrund steht die Schmerzlinderung durch Ultraschallanwendung.
Behandlungsempfehlung: während des Bläschenexanthems nur paravertebrale Behandlung mit mittlerer bis hoher Dosisstufe, 3–5 Min., täglich, semistatisch.
Nach Abheilung der Bläschen und bei persistierenden Schmerzen dynamische Beschallung im Segment, kombiniert mit einer semistatischen Behandlung paravertebral, mittlere Dosisstufe, 8–10 Min., täglich oder 3mal wöchentlich, insgesamt 10–12 Behandlungen *(Abb. 104)*. Jetzt ggf. auch Simultanbehandlung mit diadynamischen und anderen analgetisch wirkenden Stromformen (s. 5.3.17) möglich.

7.8 Kontraindikationen

Die allgemeinen Indikationen wurden in den wesentlichen Grundzügen bei Beschreibung der jeweiligen Behandlungsformen bereits erwähnt. Ausgewählte Krankheitsbilder mit den dazugehörigen Therapieempfehlungen werden im nachfolgenden Kapitel gegeben.
Als *absolute Kontraindikationen* gelten die Beschallung – zumal in hoher Dosisstufe – folgender Körperbereiche:
Herz: Vereinzelt wurden Störungen der Erregungsausbreitung bei direkter Beschallung beobachtet. Eine Ultraschallbehandlung der Sternoklavikular-Gelenke oder der knorpeligen Rippenanteile in Brustbeinnähe ist in niedriger Dosierung möglich. Über einem inplantierten Schrittmacher wird keine Beschallung durchgeführt.
Augen: Die Möglichkeit einer Kavitation im Glaskörper kann nicht sicher ausgeschlossen werden.
Gravider Uterus: Zwar wurden bei diagnostischen Ultraschalluntersuchungen keine Auswirkungen auf den Föten festgestellt, doch soll auch die geringste Möglichkeit einer negativen Beeinflussung des Keims ausgeschlossen werden.

Hoden: Reine Vorsichtsmaßnahme, da über den Einfluß des Ultraschalls auf dieses Organ keine Kenntnisse vorliegen, andererseits aber auch keine Indikationen für eine Beschallung der Keimdrüsen bestehen.

Epiphysenfugen von Kindern und Jugendlichen: Da diese Wachstumszonen gegenüber Störeinflüssen relativ empfindlich sind, sollte auf ihre Beschallung mit mittlerer und hoher Dosisstufe verzichtet werden.

Maligne Tumore: Die Gefahr eines Einbringens von malignen Zellen ins Gefäßsystem und damit einer Metastasierung kann nicht sicher ausgeschlossen werden.

Relative Kontraindikationen einer Beschallung mit mittlerer und hoher Dosierung stellen dar:

Alle *Erkrankungen, bei denen Wärme kontraindiziert* ist. Die niedrige Dosisstufe führt aber zu keiner Gewebserwärmung und kann deshalb, beispielsweise als schmerzlinderndes Verfahren durchaus eingesetzt werden.

Periphere arterielle Durchblutungsstörungen im Stadium III und IV nach *Fontaine:* Jede Wärmeproduktion im Gewebe würde zu verstärktem Sauerstoffbedarf führen und die bereits bestehenden Sauerstoffmangelschmerzen (= Ruheschmerzen im Stadium III) akut verstärken.

Thrombophlebitis und *oberflächliche Entzündungsprozesse:* Gewebserwärmung führt zur Verstärkung des Entzündungsprozesses.

Sensibilitätsstörungen: Bei Überdosierung werden keine Warnhinweise gegeben.

Fieberhafte Zustände unklarer Genese, da bei ihnen die Reaktionsabläufe nicht abzuschätzen sind.

Metallimplantate und *Endoprothesen:* Gegen eine dynamische Beschallung in niedriger Dosis bestehen heute keine Bedenken mehr.

Für das Simultanverfahren (s. 5.3.17) gelten die Kontraindikationen, wie sie für ihre einzelnen Methoden, nämlich für Ultraschall und für die jeweils eingesetzte Stromform, bestehen.

8 Hochfrequenztherapie

8.1 Definition

Die Hochfrequenztherapie umfaßt den Einsatz hochfrequenter Wechselströme von etwa 100000 bis 3000 Millionen Schwingungen pro Sekunde (= 100 kHz bis 3 GHz, s. *Tab. 1 und 2*, S. 270, 271).
Zwar beinhaltet diese Aussage auch die Anwendungsbereiche der Hochfrequenzströme in der Elektrochirurgie, doch wird an dieser Stelle auf deren Besprechung verzichtet, da sie nicht dem engeren Rahmen der physikalischen Therapie zuzuordnen sind. Eine weitere Einschränkung ergibt sich daraus, daß aufgrund internationaler Funk- und Fernmeldevereinbarungen für den medizinischen Bereich nur einige, genau definierte Wellenlängen freigegeben sind. Die enge Nachbarschaft zu Funk- und Fernsehfrequenzen erfordert eine genaue Einhaltung der festgelegten Wellenlängen durch die Gerätehersteller. Der Hersteller erhält nach entsprechender Prüfung des Gerätetyps durch das Fernmelde-Technische Zentralamt der Deutschen Bundespost für das Gerät eine FTZ-Nr. zugeteilt und damit die Genehmigung zum Vertrieb. Der Erwerber bzw. Betreiber eines solchen Therapiegerätes (s. *Abb. 117a, b, 121e–f, 124*) muß den Betrieb bei der Post unter Angabe des Betriebsortes anmelden. Im Rahmen der Hochfrequenz-Thermotherapie benutzt man hochfrequente elektrische und magnetische Felder elektrischer Ströme von 11,0 m Wellenlänge (27,12 MHz) zur *Kurzwellentherapie* und deren verschiedene Anwendungsformen, oder es kommen

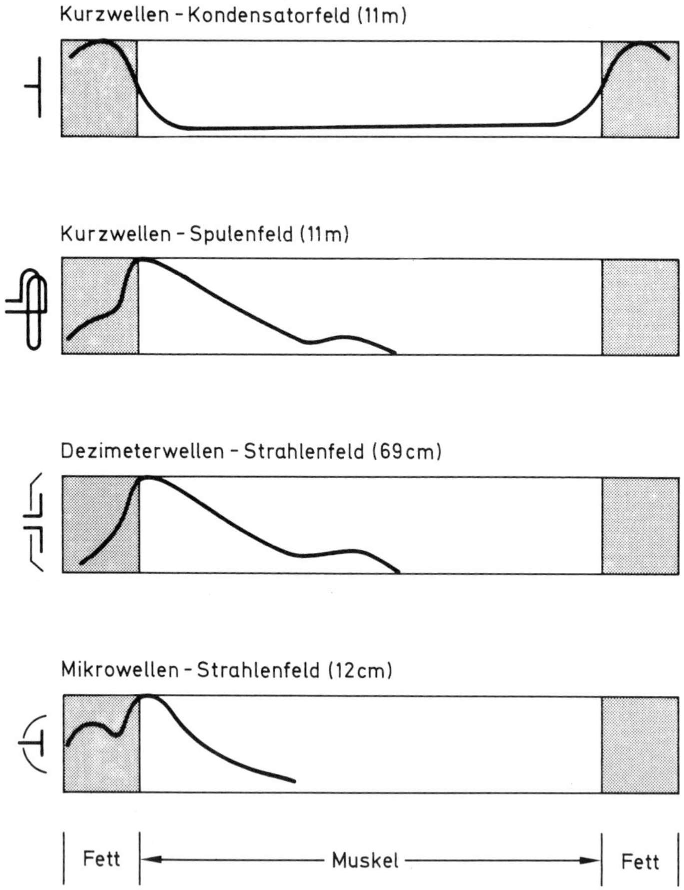

Abb. 105: Schematische Darstellung charakteristischer Temperaturverläufe verschiedener HF-Wärmeverfahren am Modell.

elektromagnetische Schwingungen von 69 cm Wellenlänge (= 433,92 MHz) zur *Dezimeterwellen-* und solche von 12,5 cm Wellenlänge (= 2450 MHz) zur *Mikrowellentherapie* zur Anwendung.

Die unterschiedlichen Frequenzen bedingen grundsätzlich differente Anwendungsbereiche im Gesamtkomplex »Wärmetherapie«, auch wenn ihnen *gemeinsam* ist, daß unter ihrem Einfluß im Gewebe Wärme entsteht. Die Wärme wird also nicht über die Haut zugeführt (wie beispielsweise bei Packungen, Bädern oder Wärmestrahlern), sondern entwickelt sich zumeist in den tieferen Gewebsschichten. Deshalb wurde für die Hochfrequenztherapie im anglo-amerikanischen Sprachgebrauch auch die Bezeichnung

»Diathermie« eingeführt. Das Prinzip ist also die *Umwandlung elektrischer in Wärmeenergie,* und zwar *direkt im Gewebe.*
Durch entsprechende Variation der Frequenzen, der Applikationstechniken, Elektroden usw. gelingt es verschiedene Gewebsschichten (Fettgewebe, Muskulatur, Knochen, innere Organe) unterschiedlich intensiv zu erwärmen. Dadurch ist eine abgestimmte Thermotherapie mit Hochfrequenzströmen möglich (s. *Abb. 105*). Die längsten Erfahrungen liegen mit der Kurzwellentherapie vor. Auch wenn aus dem Gesamtspektrum der elektromagnetischen Wellen noch erheblich kürzere Schwingungen zum Einsatz kommen (z. B. in der Mikrowellen-, Licht-, UV-Therapie), hat sich die für diese Frequenz aus der Rundfunktechnik übernommene Bezeichnung »Kurzwellen« eingebürgert.
Wechselströme mit hoher Spannung und so hoher Frequenz, daß eine meßbare biologische Reizung nicht auftritt, sind bereits im Jahre 1891 von *Nicola Tesla* (1857–1943) erzeugt worden. Wenig später empfahl der französische Physiologe *Jacques Arsène D'Arsonval* (1851–1940) eine Hochfrequenzbehandlung (Arsonvalisation). Dieses Verfahren ist zwar heute in Vergessenheit geraten, es bildet jedoch den Ausgangspunkt für die später entwickelten Hochfrequenzbehandlungen. Nachdem *Esau* (Physiker in Jena) 1928 den ersten Kurzwellenapparat entwickelt hatte, wurden die Behandlungsmöglichkeiten mit dieser Form der Hochfrequenzanwendung durch den Internisten *Schliephake* in Klinik und Praxis systematisch erforscht und entwickelt. In den 40er Jahren wurde in den USA die Mikrowellentherapie eingeführt. Die Behandlung mit Dezimeterwellen geht auf die Arbeiten von *J. Pätzold* (Physiker in Erlangen) zurück und wurde seit 1957 durch *Barth* und *Kern* in der Klinik angewandt.

8.2 Physikalische Grundlagen

Die Begriffe Wellenlänge und Frequenz sind nicht voneinander zu trennen. Die Geschwindigkeit des elektrischen Stromes wird der Lichtgeschwindigkeit gleichgesetzt. Diese beträgt – etwas abgerundet – 300 000 km/s. Dividiert man diese Geschwindigkeit durch die Zahl der Schwingungen pro Sekunde so erhält man die Wellenlänge:

$$\frac{300\,000\,000\ \text{m/s}}{\text{Frequenz in Hz}} = \text{Wellenlänge in m}$$

Die hochfrequenten Therapieströme sind elektromagnetische Schwingungen, bei denen (durch den Hochfrequenz-Strom) ständig magnetische in

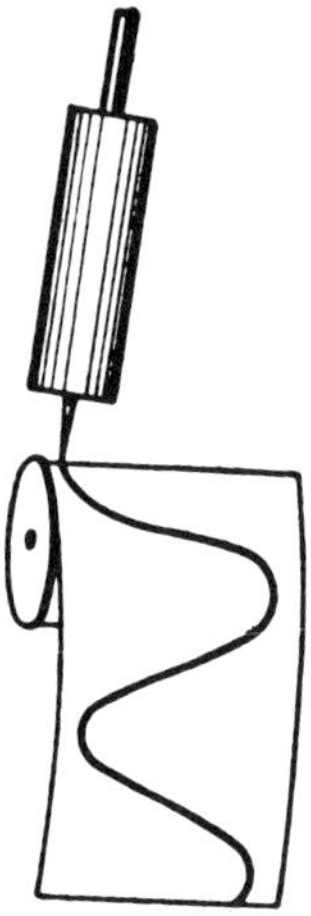

elektrische Energie (bzw. umgekehrt) verwandelt wird. Der Begriff »Schwingung« stammt aus der Mechanik. Wenn man nämlich das freie Ende eines Pendels mit einem Schreibstift versieht, seine potentielle Energie durch Anstoßen in kinetische Energie umwandelt und ihn dann über einen ablaufenden Papierstreifen hin und her schwingen läßt, so zeichnet er die bekannten Schwingungskurven auf *(Abb. 106)*.

Abb. 106: Ein hin- und herschwingendes Pendel, das mit einem Schreibstift versehen ist, zeichnet seine Schwingungen in Form von Kurven auf ein abrollendes Band.

8.2.1 Kurzwellen

Bei der Kurzwelle werden periodische Schwingungen in einem Schwingkreis erzeugt. Dieser besteht im wesentlichen aus einem Kondensator (s. Kap. 1.2.2). Zwischen den Kondensatorplatten befindet sich entweder Luft oder ein anderes isolierendes Medium, das als *Dielektrikum* bezeichnet wird.

Legt man an die Kondensatorplatten eine *Gleichspannung* an, so laden sich diese Platten auf, die eine wird positiv, die andere negativ. Infolge dieser Aufladung entsteht zwischen den Platten ein elektrisches Feld, das *Kondensatorfeld.* Das Speichervermögen eines Kondensators ist von verschiedenen Faktoren abhängig, u. a. von der Größe der Platten, von ihrem Abstand zueinander und von dem Material des Dielektrikums.

Beim Anlegen einer *Wechselspannung* jedoch vollzieht sich der Elektronenfluß je nach der Frequenz des Stromes in rascher Folge und in *wechselnder* Richtung – also hin und her –.

Ein Leiter, der von einem Strom durchflossen wird, bildet um sich herum ein Magnetfeld aus *(Abb. 107a)*. Dieses läßt sich z. B. nachweisen, wenn man eine Magnetnadel tangential zum Leiter hält und kreisförmig um ihn herumführt.

Wird nun dieser Leiter »spulenförmig« um einen Kern gewickelt, so verstärkt sich das magnetische Feld *(Abb. 107b)*.

Es kann also mittels eines elektrischen Stromes ein magnetisches Feld entstehen. Daß man auch umgekehrt aus einem Magnetfeld einen elektrischen Strom erzeugen kann, hat *Michael Faraday* (engl. Physiker 1791–1867) bereits nachgewiesen *(Abb. 107c)*. Er führte nämlich einen Magneten in eine Spule hinein. Sobald der Magnet die Spule erreichte,

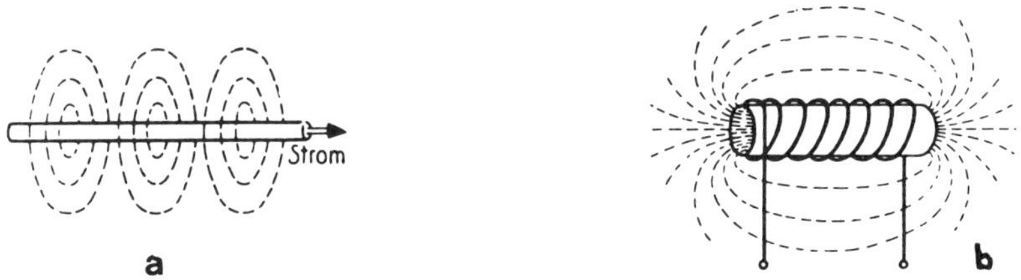

Abb. 107a–c: Magnetfeld um einen stromführenden Leiter und eine Spule (a+b), Induktion durch Einbringen und Herausführen eines Magneten in einer Spule (c).
N = magnetischer Nordpol,
S = magnetischer Südpol.

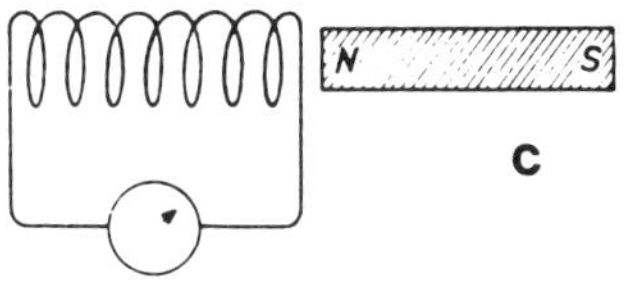

erfolgte ein kurzer Stromstoß. Entfernte er den Magneten aus der Spule, so trat ein neuer Stromstoß auf, allerdings in umgekehrter Richtung. Der Strom in der Spule entstand durch *Induktion*.

Diese Ausführungen über Kondensator und Spule sollen das Verständnis für die Funktion des *Schwingkreises* erleichtern.

Verbindet man nämlich die Kondensatorplatten nach deren Aufladung, so entlädt sich der Kondensator. Dabei zerfällt das zwischen den Platten liegende elektrische Feld und der »freiwerdende« Strom fließt in den verbindenden Leiter. Schaltet man in diesen Stromkreis eine Spule ein, so entsteht ein magnetischer Schwingkreis, dessen Hauptmerkmale die Kapazität des Kondensators und die Induktivität der Spule sind. Man spricht von einer *Selbstinduktion*.

Der wesentliche Unterschied zwischen Kondensator und Spule liegt darin, daß zwischen den Kondensatorplatten ein *elektrisches* Feld besteht und *in* der Spule ein *magnetisches*. Das magnetische Feld ist dann am stärksten, wenn das elektrische Feld auf Null abgesunken ist. Mit dem Aufhören des Entladungsstromes vom Kondensator her bricht auch das magnetische Feld der Spule zusammen. Durch diesen Vorgang wird nun in der Spule ein Strom erzeugt, der in entgegengesetzter Richtung fließt. Dieser Strom lädt den Kondensator erneut auf – in umgekehrter Richtung –, d. h. die Kondensatorplatte, die zuerst negativ aufgeladen war, wird nun positiv geladen. Sobald die Aufladung erfolgt ist, hört der »Ladestrom« auf und der ganze Vorgang wiederholt sich, nur in umgekehrter Richtung (*Abb. 108a–d*). Dieser Auf- und Entladungsvorgang spielt sich in Bruchteilen von Millisekunden ab, so daß ein sehr schnelles Hin- und Herpendeln bzw. -schwingen entsteht, das zu der Bezeichnung *Schwingkreis* geführt hat.

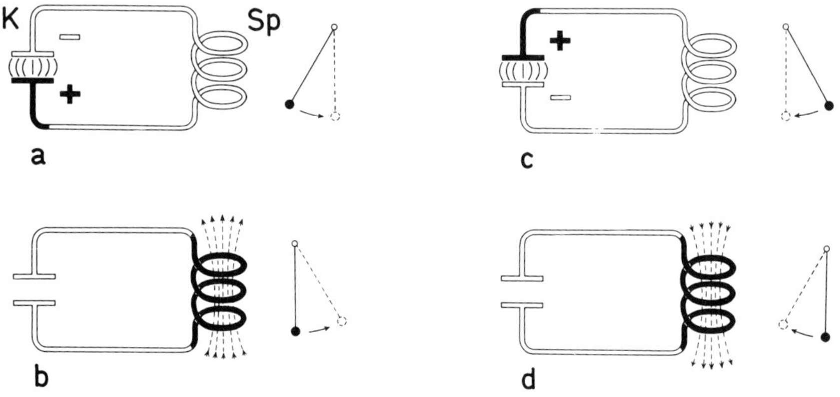

Abb. 108: Funktion eines Schwingkreises.
K = Kondensator, Sp = Spule,
a) Kondensator beginnt sich über die Spule zu entladen.
b) Kondensatorspannung ist auf Null abgesunken, das magnetische Feld in der Spule ist jetzt am stärksten.
c) Magnetfeld der Spule ist zusammengebrochen und hat durch den dabei entstehenden Induktionsstrom den Kondensator wieder aufgeladen, jedoch mit umgekehrten Vorzeichen.
d) Kondensator hat sich wieder entladen (in umgekehrter Richtung), das Magnetfeld in der Spule ist wieder aufgebaut.
Der Pendelschwung veranschaulicht die im Schwingkreis ablaufenden Vorgänge.

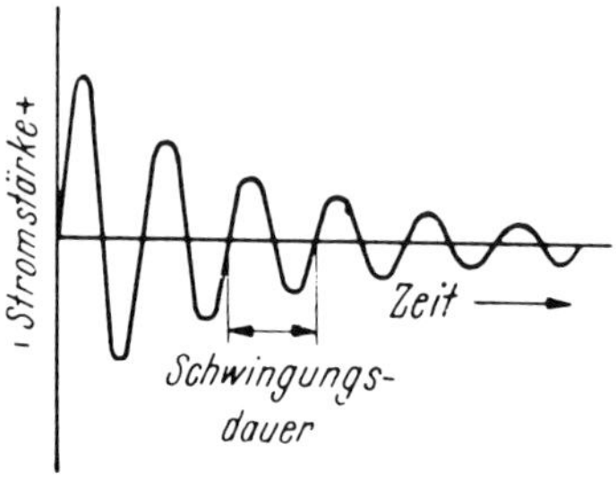

Abb. 109: Gedämpfte Schwingung.

Bei diesem Schwingen kommt es auch zu Wärmeverlusten (durch den Ohm-Widerstand). Die normale Folge davon wäre, daß die Schwingungen rasch kleiner, gedämpfter würden *(Abb. 109)* = gedämpfte Schwingungen. Im Kurzwellengerät wird jedoch der Wärme- bzw. Energieverlust durch Verstärkereinrichtungen wieder ausgeglichen, so daß die Schwingungen letztlich »ungedämpft« und konstant bleiben.

Die Höhe der Frequenz, mit welcher die Schwingungen ablaufen, hängt von zwei Faktoren ab:

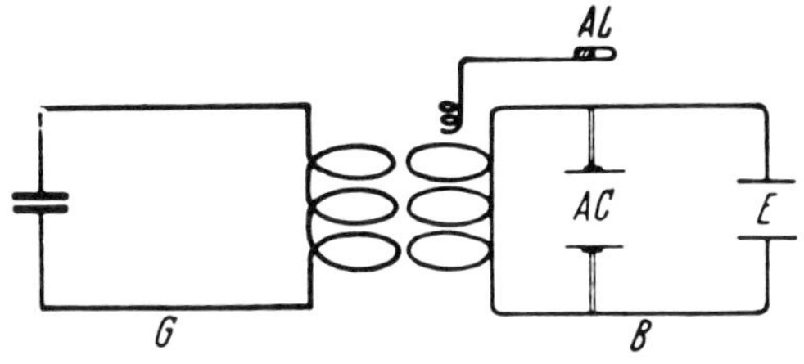

Abb. 110: Sekundärkreis (2. Schwingkreis).
AL = Abstimmungslämpchen
AC = Abstimmungskondensator
B = Behandlungskreis
E = Elektroden
G = Generatorkreis.

1. Je größer die Kapazität des Kondensators, desto langsamer erfolgen die Schwingungen.
2. Von der Trägheit der Schwingungen (je länger der Leitungsweg durch die Spule ist und je mehr spiralige Windungen diese hat, desto größer ist die Trägheit).

   Durch entsprechende Wahl der Kapazität des Kondensators und der Selbstinduktion der Spule kann die Frequenz festgelegt werden.

   Je kleiner die Kapazität und je kleiner die Induktivität, desto höher die Frequenz.

Die in dem bisher beschriebenen Schwingkreis, den wir jetzt auch *Primärkreis* nennen wollen, erzeugten Schwingungen, werden über Schwingungsspulen, die induktiv miteinander gekoppelt sind, auf einen zweiten Schwingkreis, den *Sekundärkreis,* übertragen *(Abb. 110).* In diesem zweiten Schwingkreis befinden sich die Behandlungselektroden und der Patient. Selbstverständlich kann die Energieübertragung vom Primär- auf den Sekundärkreis nur ungeschwächt erfolgen, wenn beide Kreise hinsichtlich der Frequenz aufeinander abgestimmt sind, also eine *Resonanz* besteht. Dieses Erfordernis wird jedoch dadurch erschwert, daß die zwischen den Kondensatorplatten eingebrachten Körperabschnitte des Patienten nicht nur in der Größe, sondern auch bezüglich ihrer Gewebsstrukturen erheblich variieren können. Deshalb muß die Resonanz von Primär- und Sekundärkreis immer wieder genau aufeinander abgestimmt werden, um eine konstante Dosierung bzw. Leistungsübertragung auf den Patienten während der Behandlungszeit einhalten zu können. Diese Abstimmung wird im Gerät durch eine automatische Vorrichtung, die sogenannte *Abstimmautomatik* gewährleistet.

8.2.2 Dezimeter- und Mikrowellen

Dezimeter- und Mikrowellen können in ausreichender Stärke mit elektrischen Schwingkreisen nicht mehr erzeugt werden. Hierzu sind Hochfrequenz-Generatoren oder ein Magnetron erforderlich. Von diesen wird die erzeugte Energie über ein besonderes, sogenanntes Hohlleiter- oder Koaxialkabel (wie aus der Antennentechnik bekannt) zum Strahler geleitet. Letztere ist als Sendeantenne anzusehen und besitzt die Form eines Stabes bzw. Dipols. Er ist an seiner Rückseite mit einem Reflektor, der für eine möglichst gleichmäßige Energieabstrahlung sorgt, versehen. Antennenform und Reflektoranordnung ermöglichen eine mehr oder weniger ausgeprägte Bündelung der elektromagnetischen Wellen. Diese werden vom Strahler als »Strahlungsfeld« abgegeben. Im Gegensatz zu Kurzwellen kann also bei der Anwendung von Dezimeter- und Mikrowellen von einer »Bestrahlung« gesprochen werden.

8.3 Anwendungsmöglichkeiten

Wenngleich die Wirkungen sich nicht generell unterscheiden und letztlich die Wärmeerzeugung im Gewebe allen Anwendungsverfahren der Hochfrequenzenergie gemeinsam ist, haben sich doch vier verschiedene Applikationsformen entwickelt. Sie beruhen auf unterschiedlichen physikalischen Grundlagen und haben insofern eine je eigene Bedeutung, weil sie eine von Fall zu Fall differierende, aber jeweils optimal zu gestaltende Behandlungstechnik ermöglichen.
Bei der Kurzwellentherapie unterscheidet man die *Kondensatorfeldmethode* von der *Spulenfeldmethode.*
Die Behandlung mit Dezimeterwellen und Mikrowellen geschieht jeweils mit der *Strahlenfeldmethode.*

8.3.1 Kurzwellentherapie mit der Kondensatorfeldmethode

Es wurde bereits oben ausgeführt, daß zwischen den Kondensatorplatten (im Dielektrikum) nach Anlegen einer Spannung ein elektrisches Feld entsteht, ferner, daß bei Verwendung eines Wechselstromes die Kondensa-

torplatten in schnellem Wechsel positiv und negativ aufgeladen werden und daß sich dieses »Umladen« bei sehr hohen Frequenzen in Bruchteilen von Millisekunden vollzieht.
Bei der Behandlung im Kondensatorfeld befindet sich der zu behandelnde Körperteil zwischen zwei Kondensatorplatten des Sekundärkreises, die man als »Elektroden« bezeichnet. Die weniger gut leitende Haut stellt dabei das Dielektrikum dar.
Unter dem Einfluß des hochfrequenten Wechselfeldes kommt es im durchfluteten Dielektrikum ebenfalls zu periodischen Ladungswechseln, die dem Wechselstrom in der Leitung äquivalent sind und molekulare Veränderungen, Verschiebungen der elektrischen Ladungen bewirken.
Der hochfrequente Strom vermag nämlich – abhängig von der Methode – nicht nur leitende, sondern ebenso auch nicht leitende Medien zu durchdringen bzw. zu überbrücken.
Aus diesem Verhalten heraus ist auch verständlich, daß die Elektroden nicht direkt am Körper, wie beispielsweise bei der Galvano- oder Niederfrequenz-Elektrotherapie (s. 5.2.3) fixiert werden müssen. Es ist sogar erwiesen, daß bei einem gewissen, etwa 2–4 cm betragenden Elektroden-Hautabstand die Durchwärmung des behandelnden Körperabschnittes gleichmäßiger erfolgt. Bei direktem Kontakt oder sehr geringem Elektroden-Hautabstand kommt es zu einer starken Streuung der elektromagnetischen Feldlinien und zu hoher Stromdichte. Das kann zu unerwünscht starken Wärmeeffekten im Bereich Haut-Unterhaut führen, insbesondere unter dem Aspekt, daß die Wärmeentwicklung im Fettgewebe erheblich höher als im Muskelgewebe ist (vgl. *Abb. 105*). Diese Differenz der Wärmeentwicklung ist gerade bei der Kondensatorfeldmethode sehr ausgeprägt.
Man spricht bei diesem Anwendungsprinzip der Kurzwellentherapie von einer hohen *thermischen Fettbelastung.* Gemeint ist damit die relativ stärkere Erwärmung des Unterhautfettgewebes, hinter der diejenige der Muskulatur oder von Organgewebe wesentlich zurückbleiben kann. Nach dem Vorgesagten läßt sich jedoch die thermische Fettbelastung reduzieren, wenn ein entsprechender Elektroden-Hautabstand eingehalten wird.
Das hat folgende Gründe:
Bei einem einige Zentimeter betragenden Elektroden-Hautabstand liegt dieser Streuungsbereich jedoch im Luftvolumen und nicht am oder im Körpergewebe. Bereits bei 2–3 cm Abstand von den Elektroden wird das elektrische Feld homogen, führt zu einer gleichmäßigeren Erwärmung der verschiedenen Körpergewebsschichten und zu einer gut steuerbaren Tiefenerwärmung unter Vermeidung der thermischen Belastung der Körperdecke *(Abb. 111).*

Elektroden-Haut-Abstand	Erwärmung des Gewebes	Zugeführte Leistung
0,2 cm	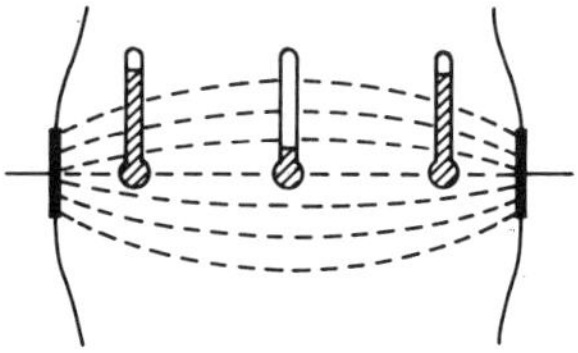	70 Watt
2 cm	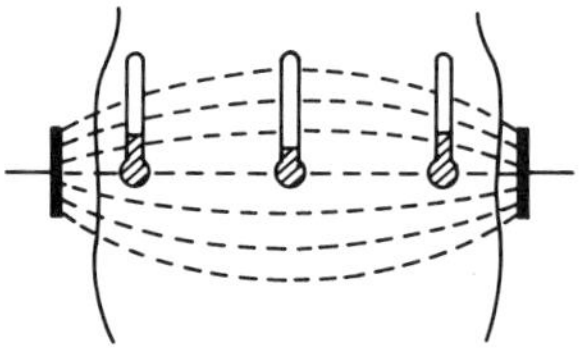	70 Watt
2 cm	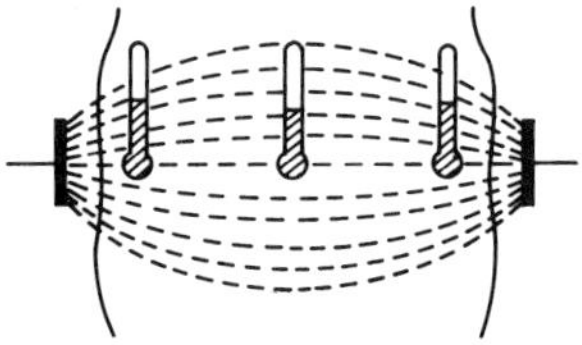	200 Watt

Abb. 111: Erwärmung des Gewebes durch Kurzwellen an der Oberfläche und in der Tiefe bei verschiedenem Elektroden-Hautabstand und bei unterschiedlicher Geräteleistung.

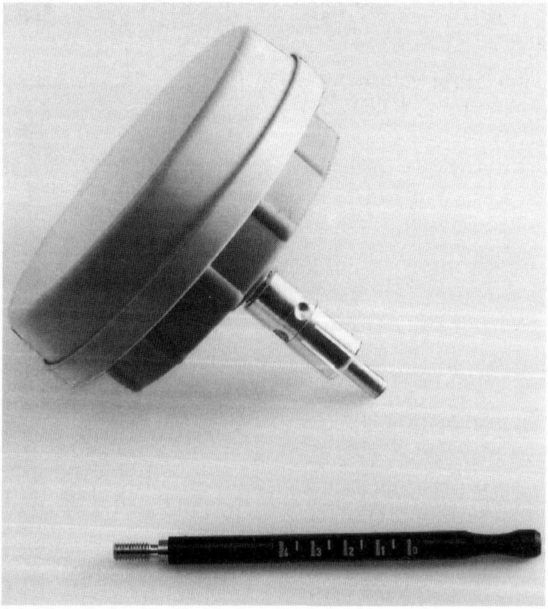

Abb. 112: Luftabstands-(Schalen-)Elektroden (nach Schliephake) für die Behandlung im Kondensatorfeld. Der aufgeschraubte Meßstab dient zur Einstellung der Metallplatten innerhalb des Gehäuses und gibt den Abstand vom Gehäuseboden an. (Werkfoto Siemens)

Die *Abstands-(Schalen-)elektroden* nach *Schliephake (Abb. 112)* erfüllen diese Forderung nach entsprechendem Elektroden-Hautabstand im Kondensatorfeld. Die Elektroden bestehen aus Metallplatten, die in Kunststoffgehäusen untergebracht sind, welche mit einer abschraubbaren Schale aus Kunststoff (früher aus Glas) verschlossen werden. Die Metallplatten können innerhalb des Gehäuses bis zu 3 cm verschoben werden. Dadurch ist selbst bei auf der Haut aufliegender Schale ein guter Elektroden-Hautabstand einzustellen.

Gewöhnlich jedoch werden die Abstandselektroden nicht direkt auf die Haut gebracht, u. a. aus hygienischen Gründen. Es hat sich in der Praxis bewährt, die Behandlungen von tiefer liegenden Geweben, von Muskulatur und Gelenken bei einem Elektroden-Hautabstand von 2–4 cm auszuführen. Bei der Einwirkung auf oberflächlich gelegene Krankheitsprozesse wird ein Abstand von nur 1 bis 2 cm (zwischen Metallelektrode und Haut!) gewählt.

Es gibt diese Elektroden in unterschiedlichen Abmessungen von 4 bis 17 cm Durchmesser. Die Größe der jeweils eingesetzten Elektrode richtet sich nach der Ausdehnung des Behandlungsfeldes.

Für die Anwendung in der Praxis hat sich als vorteilhaft erwiesen, daß diese Elektroden nicht besonders am Körper fixiert werden müssen. Die Einregulierung der jeweiligen Position der an den Haltearmen befestigten Elektroden ist ausreichend *(Abb. 113a, b und 117a, b).*

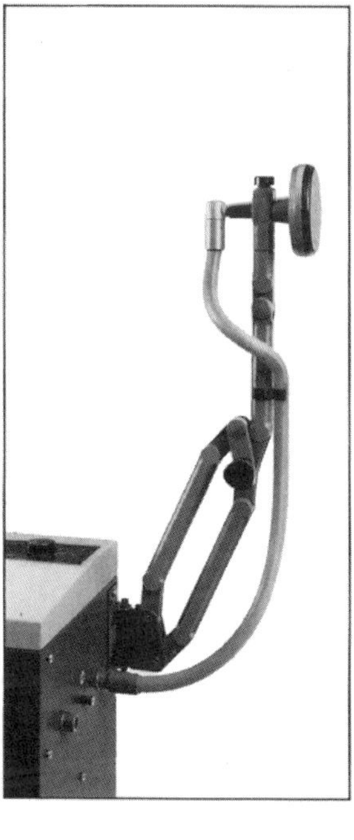

Abb. 113a: Vielseitig verstellbarer Haltearm. (Werkfoto Dimeq)

Abb. 113b: Haltearme mit einem in der Mitte des Armes arretierbaren Gelenk. (Flexarme)

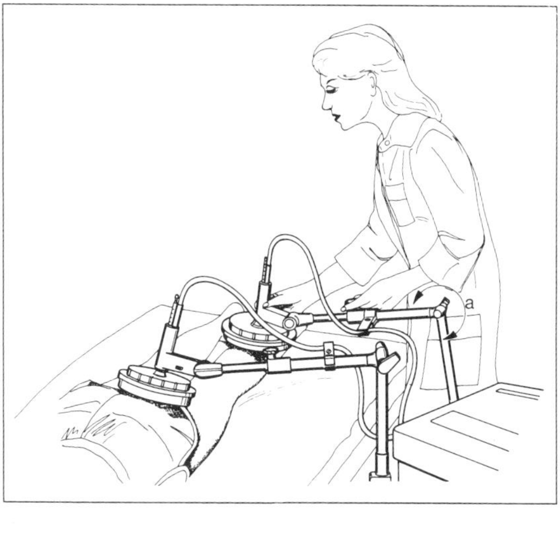

Die Abstands-(Schalen)elektroden müssen stets parallel zur Körperoberfläche eingerichtet werden. Ein Verkanten ist unbedingt zu vermeiden, weil dadurch unerwünschte Feldlinienverdichtungen zustande kommen, die thermische Gewebsschäden verursachen können *(Abb. 114/1–20)*.
Ähnliche Folgen können ungleiche Hautabstände von beiden Elektroden haben, da sich das Gewebe unter der dichter am Körper befindlichen Elektrode oberflächlich und stärker erwärmt. Man kann allerdings diesen Effekt unter Berücksichtigung der Dosierung bei bestimmten Indikationsstellungen bewußt ausnutzen, ebenso durch die Wahl ungleich großer Elektroden. Die Gewebserwärmung ist unter der kleineren Elektrode stärker. Unerwünschte Spitzeneffekte können dann auftreten, wenn über vorspringenden oder unregelmäßig gestalteten Körperabschnitten der Elektroden-Hautabstand zu gering gehalten wird *(Abb. 114/15)*. (Beachte Behandlungsrichtlinien 8.6)

Abb. 114: Elektrodenlage und Feldliniendichte. (Nach H. Thom)

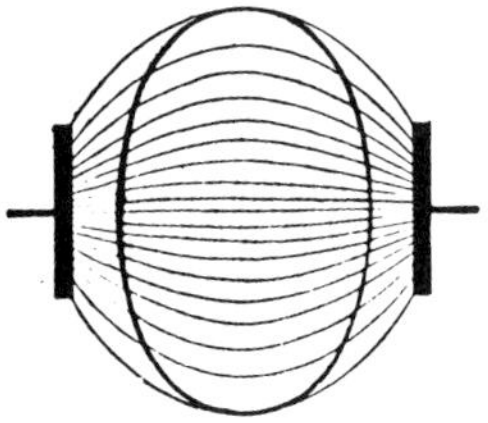

1) Gleiche Elektrodengröße, gleicher El.-Hautabstand, gleichmäßige Feldlinienverteilung.

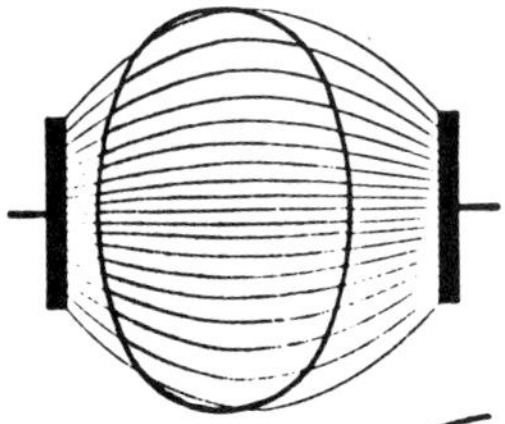

2) Ungleicher El.-Hautabstand, stärkere Erwärmung unter der körpernahen Elektrode.

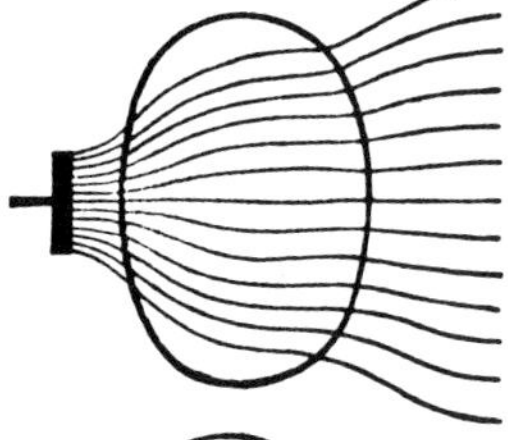

3) Monopolare Applikation, kleine Elektrode körpernah, große in weitem Abstand; Erwärmung in Elektrodennähe stark.

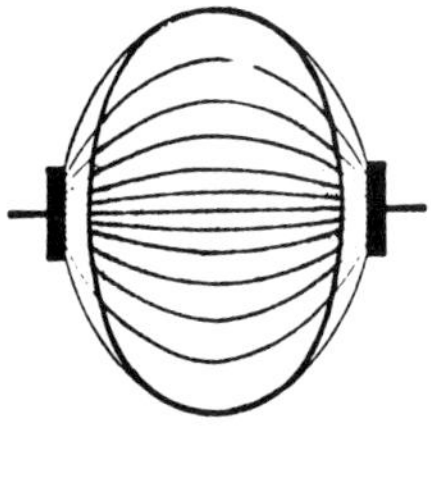

4) Kleine Elektroden, geringer El.-Hautabstand = Erwärmung der oberflächlichen Bezirke.

5) Kleine Elektroden, großer El.-Hautabstand = gleichmäßige Verteilung der Feldlinien bzw. der Wärme, aber nur schwache Wärmewirkung.

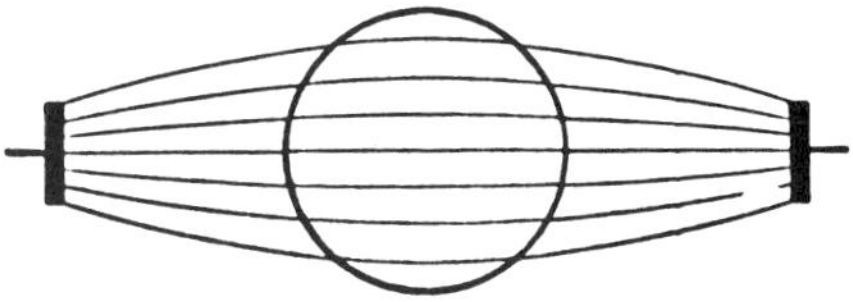

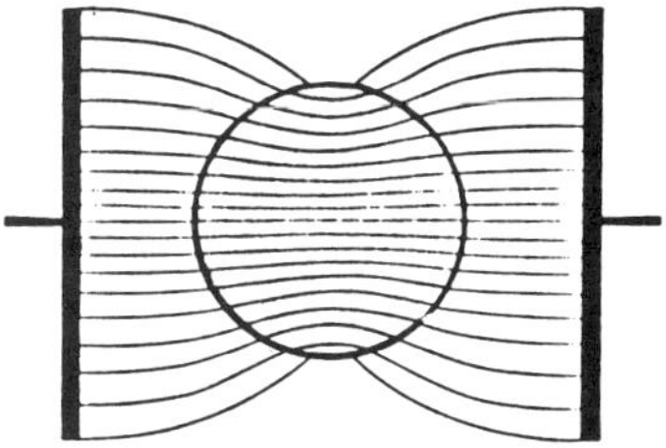

6) Elektroden größer als Objekt; größere Tiefenwirkung als bei »5«.

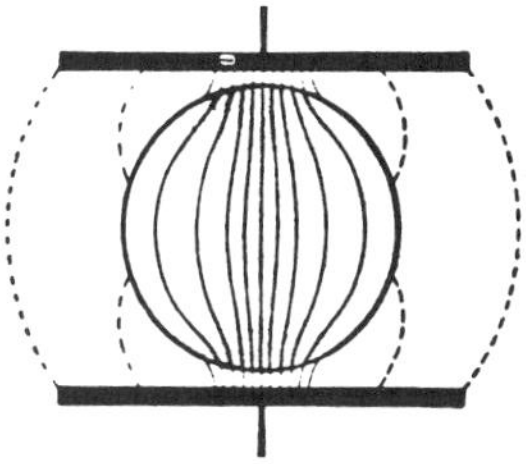

7) Elektroden größer als Objekt, El.-Hautabstand zu gering, Gefahr einer Überhitzung in Elektrodennähe.

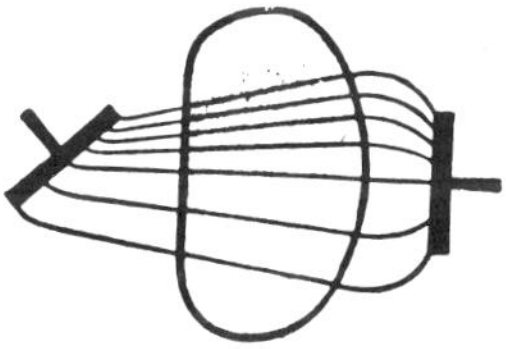

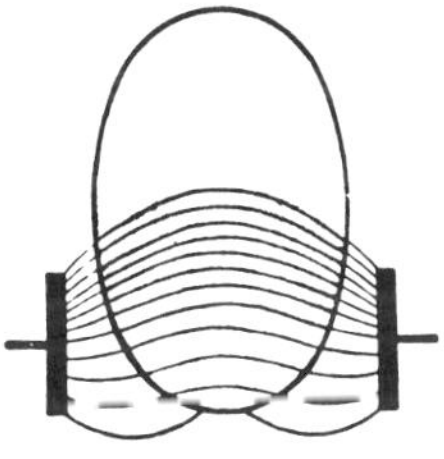

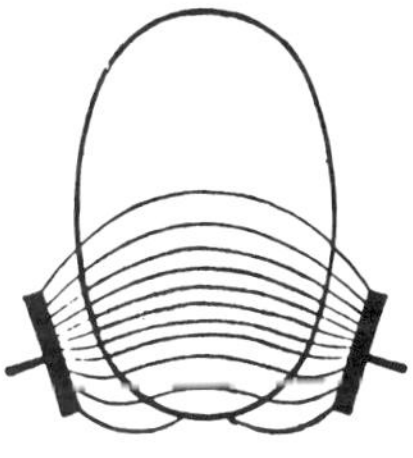

8–11) Beispiele von Elektrodenverkantung; die Dichte der Feldlinien zeigt die Bezirke der stärksten Durchwärmung oder Überhitzung.

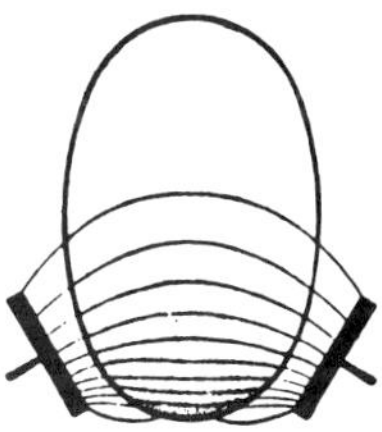

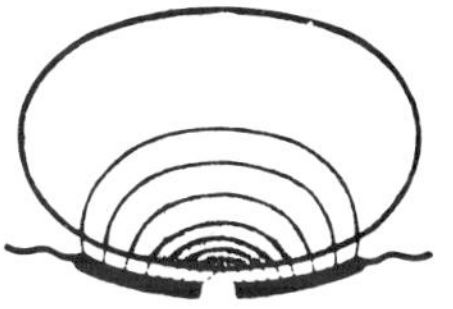

12) Elektroden liegen zu dicht nebeneinander und haben zu geringen El.-Hautabstand, daher zu große Felddichte und Überwärmung.

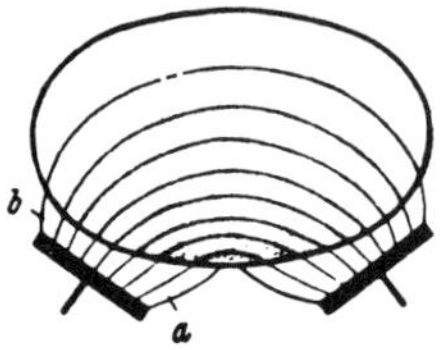

13) Günstigere Elektrodenlage als bei 12); die bessere Feldverteilung kommt dadurch zustande, daß die Elektroden bei a) einen größeren El.-Haut-Abstand haben als bei b).

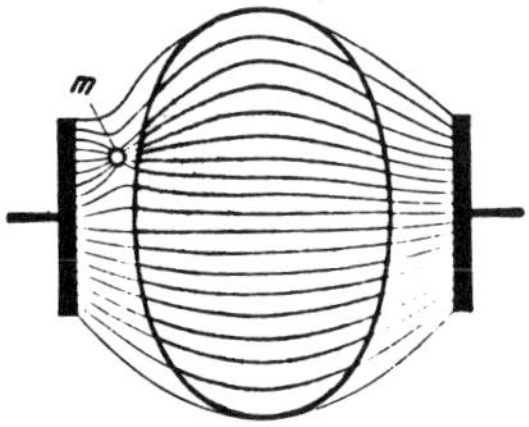

14) In der Umgebung von Metallteilen (m) kommt es zu einer größeren Feldverdichtung bzw. Überwärmung; es ist dabei weniger wichtig, ob sich diese Metallteile im Körper oder an der Körperoberfläche befinden.

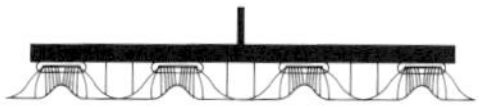

15) Überwärmungsgefahr bei zu geringem El.-Hautabstand zu unebenen Bezirken der Körperdecke.

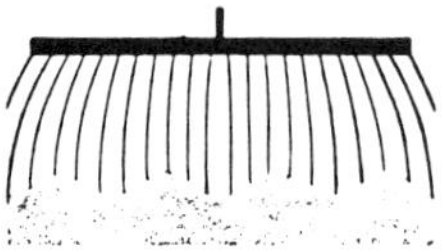

16) Bei Vergrößerung des El.-Hautabstandes verringert sich diese Gefahr.

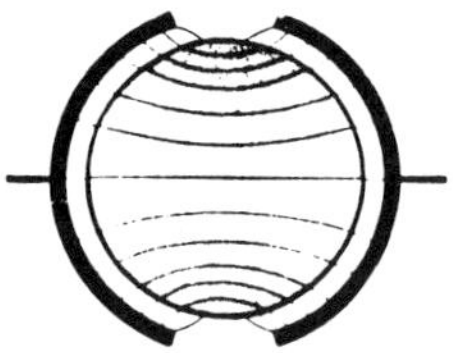

17) Werden an einer Extremität zu große schmiegsame bzw. Weichgummi-Elektroden angelegt und wird dabei ein zu geringer El.-Hautabstand eingehalten, so kommt es zu einer Feldverdichtung an den Enden der Elektroden.

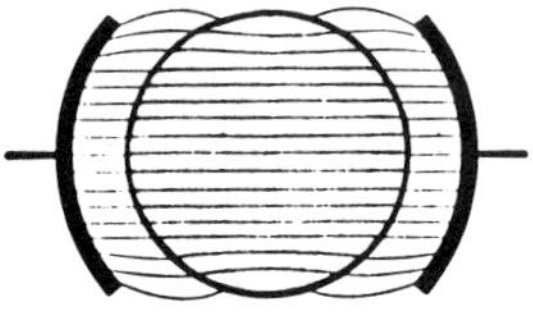

18) Bei Verwendung von größenmäßig passenden Elektroden und ausreichendem El.-Hautabstand ist die Durchflutung gleichmäßiger.

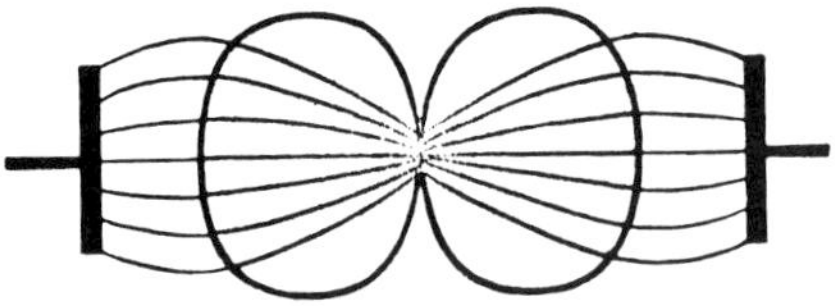

19) Eine örtliche Überhitzung kommt zustande, wenn sich zwei 2 nebeneinanderliegende Körperteile berühren (z. B. bei der gleichzeitigen Durchflutung beider Kniegelenke).

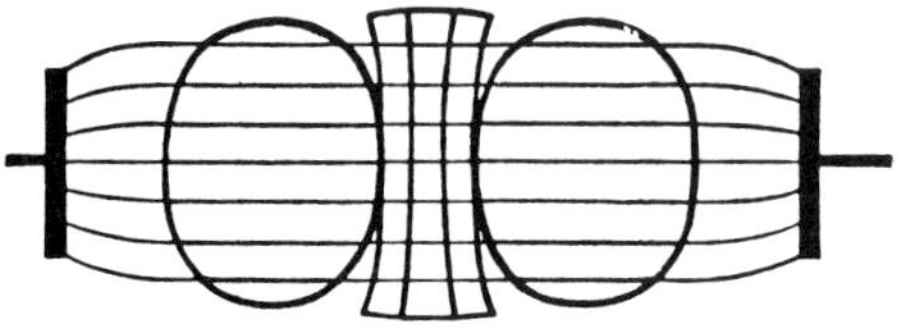

20) Durch Zwischenlagen (z. B. Filzplatten) wird die erforderliche Distanz hergestellt und eine Überhitzung vermieden.

Ebenfalls für die Behandlung mit der Kondensatorfeldmethode eignen sich besondere *Weichgummielektroden (Abb. 115a–c).*
Sie enthalten in dem Gummi eingebettet ein Metallgitter, das als Kondensatorplatte wirkt. Die Weichgummielektroden stehen in verschiedenen Größen zur Verfügung. Ihre Befestigung ist etwas schwieriger, gewöhnlich müssen sie mit Gummibändern oder Sandsäcken fixiert werden. Außerdem muß unbedingt, um den erforderlichen Mindest-Elektroden-Hautabstand zu gewährleisten, eine 1–2 cm dicke Filzplatte zwischen Elektrode und Körper gebracht werden. Benutzt man Weichgummielektroden zur Behandlung von Gliedmaßen, so ist darauf zu achten, daß die Ränder der Elektroden nicht zu dicht nebeneinander liegen, da sonst im Grenzbereich Feldverdichtungen und Randüberhitzungen entstehen können *(Abb. 114/12).*
Der Feldlinienverlauf ist bei Anwendung von Weichgummielektroden demjenigen von Luftabstandselektroden vergleichbar. Deshalb sind auch die untergelegten Filzplatten erforderlich, die den entsprechenden Elektroden-Hautbestand und gleichmäßige Tiefengewebserwärmung gewährleisten.

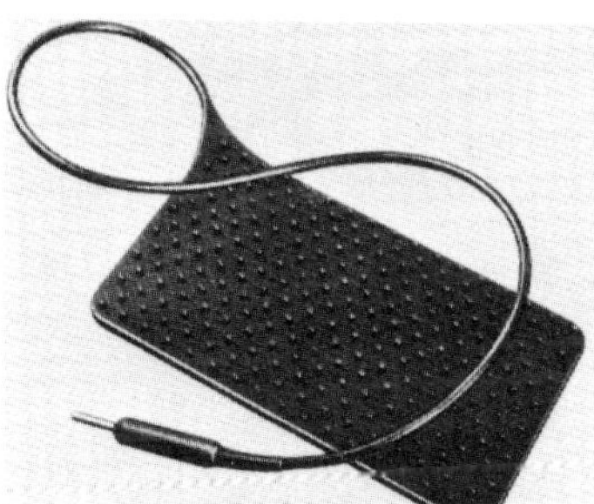
a)

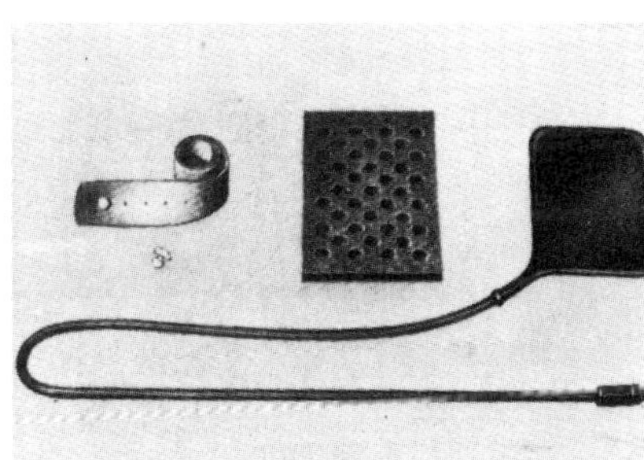
b)

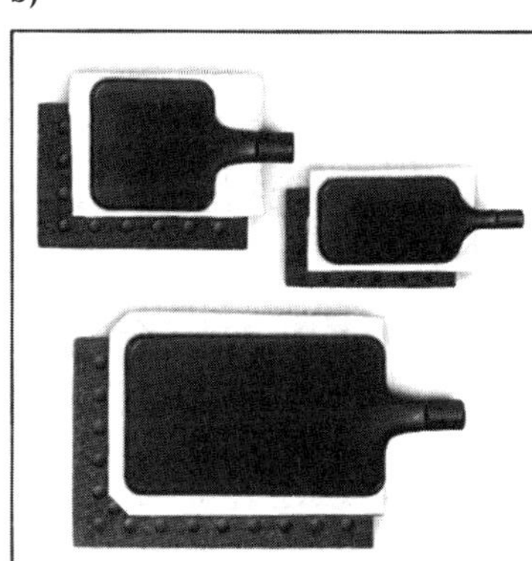
c)

Abb. 115a–c: Verschiedene Formen von Weichgummielektroden.
a) Gummihöcker sollen einen gewissen Mindestabstand zur Haut ermöglichen.
b) Weichgummielektrode mit gelochter Filzplatte zur Regulierung des Elektroden-Hautabstandes; Lochgummiband zum Fixieren der Elektrode
c) Elastische Plattenelektroden aus Weichgummi in verschiedenen Größen mit jeweils dazu passenden gelochten Filzplatten zur Gewährleistung eines Elektroden-Haut-Mindestabstandes und Leinenbeuteln mit Klettverschluß.

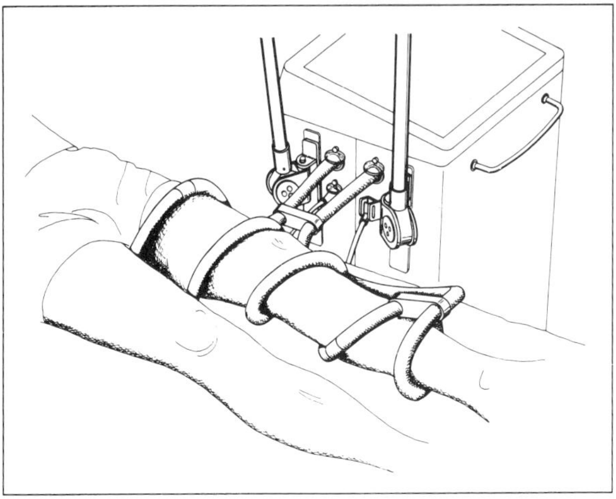

Abb. 116: Behandlung des Beines im Spulenfeld des Induktionskabels.

8.3.2 Kurzwellentherapie mit der Spulenfeldmethode

Es handelt sich hierbei um die Verwendung besonderer Elektroden anstelle der Kondensatorfeld-Abstands- bzw. Weichgummielektroden *(Abb. 116)*. Grundlage ist eine Spule, die von hochfrequentem Strom durchflossen wird und um sich herum ein wechselndes Magnetfeld aufbaut. Durch dieses Feld wird im Körper ein hochfrequenter Stromfluß, der sogenannte *Wirbelstrom* induziert, der in Wärme umgesetzt wird. Daher stammt auch der gelegentlich noch für diese Anwendung gebräuchliche Ausdruck »Wirbelstromtherapie«.

In der ursprünglichen Form verwendete man als Spule ein ca. 2 m langes und 2,5 cm starkes isoliertes Induktionskabel. Dieses wird entweder zur

Abb. 117: a) Kurzwellentherapiegerät »Ultratherm 808 i«. (Werkfoto Siemens) – **b)** Kurzwellentherapiegerät »thermatur 200«. (Elektromedizin TUR)

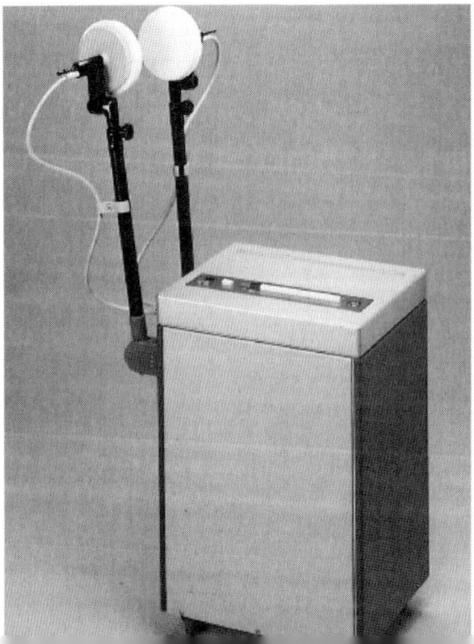

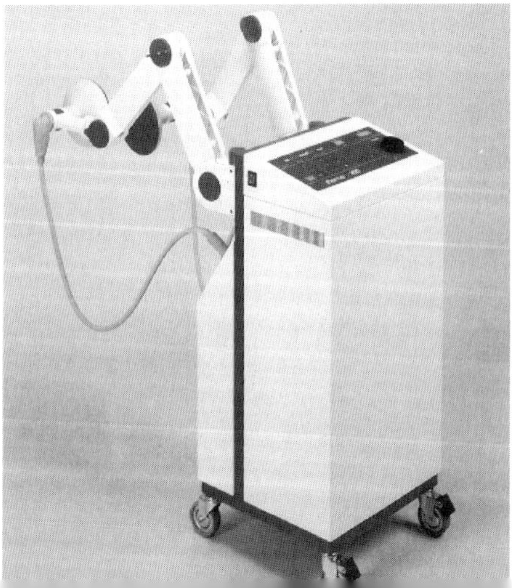

Behandlung größerer Körperabschnitte (z. B. Rücken) appliziert und mit Sandsäcken, Lochgummibändern o. ä. fixiert oder es wird »spulenförmig« um Extremitätenabschnitte herumgeführt und befestigt *(Abb. 116).*
Es erfolgt eine induktive Übertragung der hochfrequenten Energie auf den Patienten. Der wesentliche Unterschied zwischen der Kondensator- und der Spulenfeldmethode liegt darin begründet, daß bei letzterer sich die gut leitenden Gewebe, insbesondere Muskulatur und Bindegewebe, stärker als die schlechter leitende Haut und Unterhautfettschicht erwärmen. Die Gefahr einer thermischen Überlastung der Körperdecke ist dadurch wesentlich verringert, eine gute bis in die Muskulatur reichende Erwärmung ist vorherrschend.
Wesentlich erleichtert wurde die praktische Anwendung der Spulenfeldmethode durch die Einführung besonderer Elektroden *(Wirbelstromelektroden) (Abb. 118a–c),* denen die schneckenartige Spule mit reduzierter Rückstrahlung zumeist in einem topfartigen Gehäuse untergebracht ist. Es ist ebenso eine flügel-

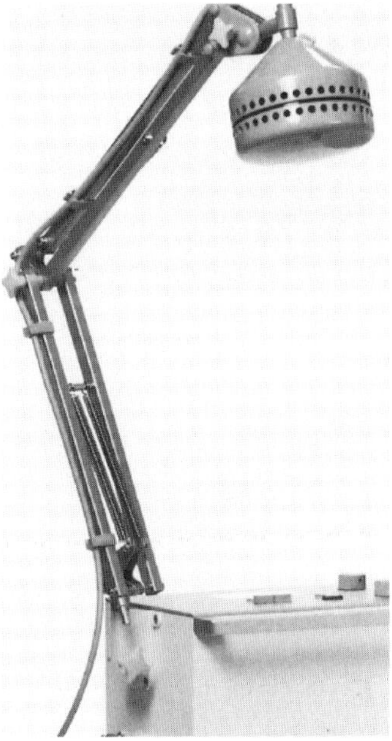

Abb. 118:
a) Wirbelstromelektrode (Schneckenelektrode). (Werkfoto Zimmer)
b) Feldstärkeverteilung der Schneckenelektrode.
c) Wirbelstromelektrode (Monode).
Links: mehrfach gegeneinander versetzte Spulenwindungen, dahinter befindet sich der Kondensator. Rechts: abschraubbarer Deckel; Vorsicht! Nicht bei eingeschaltetem Gerät abschrauben! (Werkfoto Siemens)

a)

b)

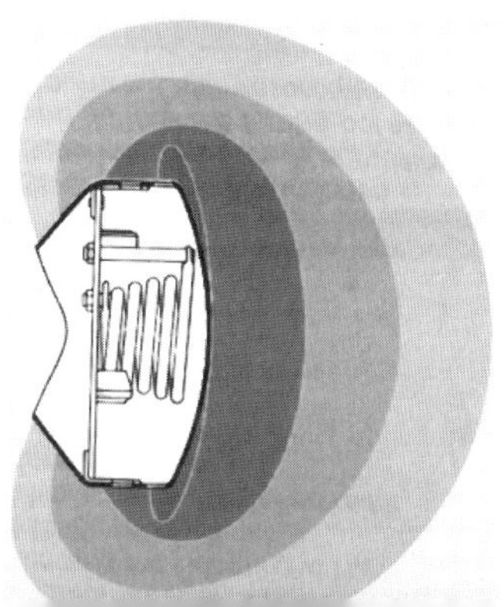

c)

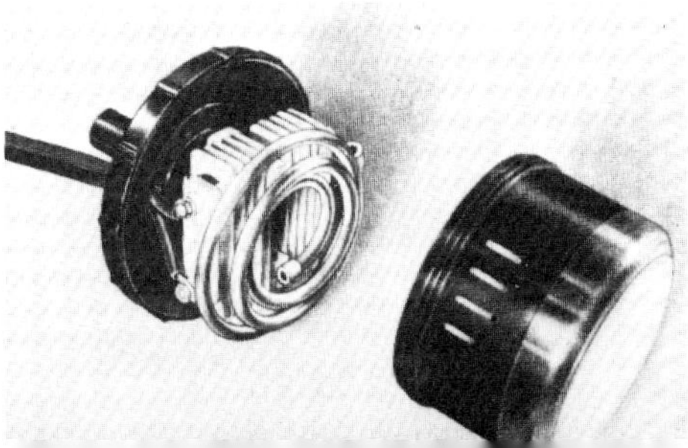

artig aufklappbare Spulenfeldelektrode erhältlich *(Abb. 119 a–d)*. Bei diesen Elektroden ist der notwendige Abstand zur Haut (Spulen-Hautabstand) durch die Konstruktion berücksichtigt, so daß ggf. die Elektrodengehäuse aufgesetzt werden können. Aus hygienischen Gründen ist bei unbekleideter Körperoberfläche eine Zellstofflage zwischen Haut und Elektrode erforderlich. Der Haltearm des Kurzwellengerätes gewährleistet eine rasche und sichere Positionierung der jeweils eingesetzten Wirbelstromelektrode und gefahrlose Halterung des zuführenden Elektrodenkabels.

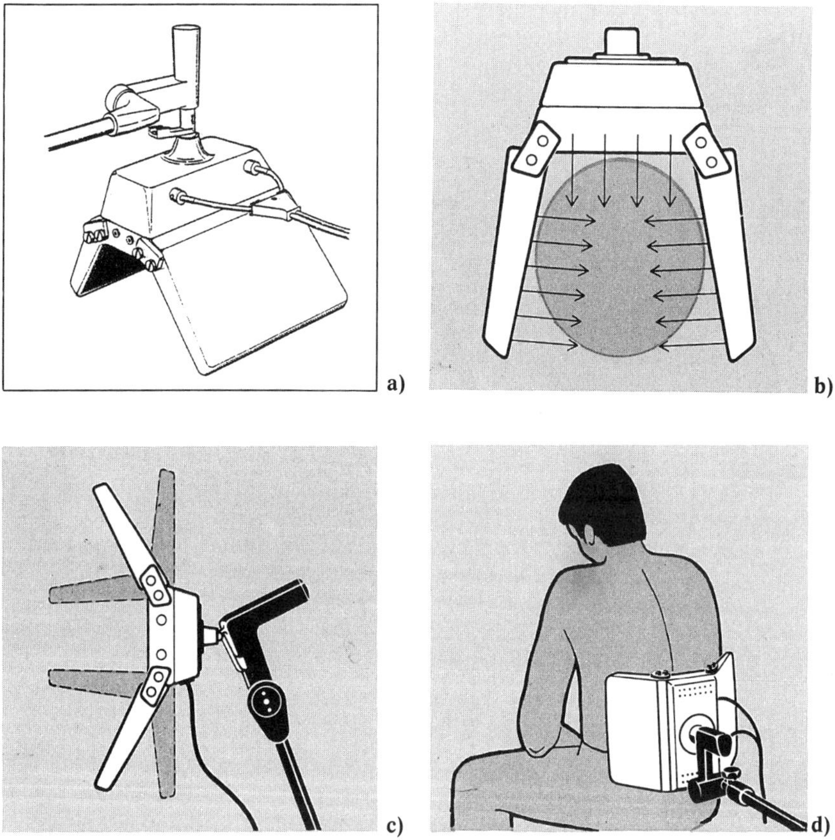

Abb. 119:
a) Spezial-Spulenfeldelektrode. (Diplode/Siemens)
b) Die schwenkbaren Seitenflügel ermöglichen eine Extremitätenabschnitte umschließende Behandlung.
c) Vielfältige, auch großflächige Behandlungen werden durch entsprechende Einstellungen der Seitenflügel ermöglicht.
d) Behandlung LWS-Bereich.

Da in dessen Umgebung relativ hohe Feldstärken bestehen und der Kontakt des Kabels mit gut leitenden Medien (Patient, Metall) zu örtlicher Überhitzung und Verbrennungsschäden führen kann, ist dafür Sorge zu tragen, daß die zuführenden Elektrodenkabel bei Betrieb weder mit dem Patienten noch mit Metallteilen der Liege oder des Bettes und auch nicht miteinander in Berührung kommen.
Spezielle Spulenfeldelektroden wurden für eine in ihrem Indikationsbereich umrissene *Kurzwellen-Hyperthermie* (z. B. im Rahmen der Krebsbehandlung in Verbindung oder Ergänzung einer spezifischen Bestrahlungs- bzw. Chemotherapie) entwickelt. Sie kommen in Verbindung mit einer Kabine, in die der Patient liegend (mit Ausnahme des Kopfes) gebettet wird, zur Anwendung. Mit dem Verfahren wird eine Ganzkörper-Überwärmung mit langsamem, kreislaufschonendem Anstieg der Körpertemperatur ermöglicht.

8.3.3 Therapie mit Impulskurzwellen

Bei vielen Kurzwellengeräten besteht die Möglichkeit, von einer kontinuierlichen Energieabgabe auf eine pulsierende Anwendung (auch mit variabler Impulswiederholungsfrequenz) umzuschalten. Die gewöhnlich dann mit deutlich höheren Spitzenleistungen abgegebenen Einzelimpulse sind durch Pausen voneinander getrennt, so daß letztlich in der Behandlungszeit nur eine sehr geringe Energie wirksam werden kann *(Abb. 120)*. Dement-

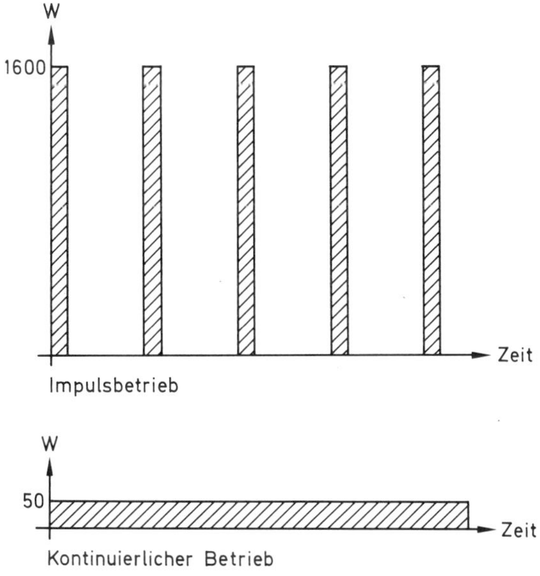

Abb. 120: Schematische Gegenüberstellung von Impuls- und kontinuierlichem Betrieb.

sprechend tritt auch bei dieser Behandlungsweise kein subjektives Wärmegefühl auf. Es wird ihr von einigen Seiten eine sogenannte *athermische* oder *subthermische Wirkung* zugesprochen.
Die für den Einsatz der Impulskurzwellen behaupteten Therapieerfolge werden überwiegend mit einem fördernden Einfluß auf die Gewebstrophik und auf reflektorische Abläufe im peripheren Gefäßsystem in Verbindung gebracht, der aber bislang noch der experimentellen Bestätigung bedarf. *Rusch* faßt seine diesbezügliche Stellungnahme dahingehend zusammen, daß eine impulsfrequenzspezifische Wirksamkeit bei der Verwendung der gepulsten Hochfrequenz bislang nicht nachgewiesen wurde.

8.3.4 Dezimeterwellentherapie

Während bei den Methoden der Kurzwellentherapie die Wirkungen durch elektrische bzw. magnetische Felder erzielt werden, handelt es sich bei der Behandlung mit Dezimeter- und Mikrowellen um eine solche mit elektromagnetischen Wellen. Da deren Energie direkt im Gewebe absorbiert und in Wärme umgesetzt wird, ist bei dieser Anwendungsform der Ausdruck »Bestrahlung« zulässig.
Die Dezimeterwellentherapie mit 69 cm Wellenlänge in Luft oder Vakuum (im Gewebe verkürzt sich die Wellenlänge) – auch als *Ultrahochfrequenztherapie* (UHF) bezeichnet – weist verschiedene Vorzüge gegenüber den anderen Verfahren der Hochfrequenzwärmebehandlung auf.
Dazu zählt neben der einfachen Bedienungsweise mit einer leicht zu handhabenden, praktisch gefahrlosen Elektrodentechnik insbesondere die gute Tiefenwirkung bei deutlicher thermischer Entlastung des Unterhautfettgewebes (s. *Abb. 105*).
Bei Rundfeldstrahlerapplikation (s. u.) wurden bereits nach 6–8minütiger Bestrahlungszeit in der Muskulatur Temperaturanstiege in 1–2 cm Tiefe auf über 40 °C gemessen.
Weiterhin kann man sich auf den Einsatz von nur drei Grundtypen der Elektroden beschränken. Da eine Resonanzabstimmung nicht erforderlich ist, kann das Gerät sofort ohne Aufwärmzeit eingesetzt werden und eine sonst gebotene Überwachung des Patienten während der Behandlung, besonders im Hinblick auf mögliche lokale Überhitzungsschäden, ist nicht erforderlich.
Je nach Anwendungsbereich werden unterschiedliche Elektrodentypen (Applikatoren) verwendet. Sie sind leicht am Dezimeterwellengerät bzw. seinem Haltearm auszuwechseln. Da wir mit ihnen im Strahlenfeld arbeiten, werden die Elektroden gewöhnlich als *Strahler* bezeichnet.

Langfeldstrahler – so benannt nach ihrer äußeren Stabform – werden bevorzugt eingesetzt zur Behandlung langgestreckter, vorwiegend muskulärer Körperabschnitte.

Topfförmige *Rundfeldstrahler* erwärmen bevorzugt ein kreisförmig begrenztes Areal.

Beide vorgenannten Strahlertypen werden zumeist im Abstand von 5–10 cm zur Körperoberfläche appliziert.

Für die Erwärmung größerer Körperabschnitte, etwa des Rumpfes oder beider Kniegelenke, eignet sich ein sogenannter *Muldenapplikator* vom Hohlleitertyp. Um eine optimale Leistungsübertragung, auch eine gleichmäßige Wärmeverteilung zu gewährleisten, soll der Muldenapplikator auf den zu behandelnden Körperteil aufgesetzt werden. Dieser Hohlleiterstrahler ist vielseitig einsetzbar und kann im praktischen Gebrauch häufig die Verwendung von Rund- oder Langfeldstrahlern ersetzen *(Abb. 121 a–f)*.

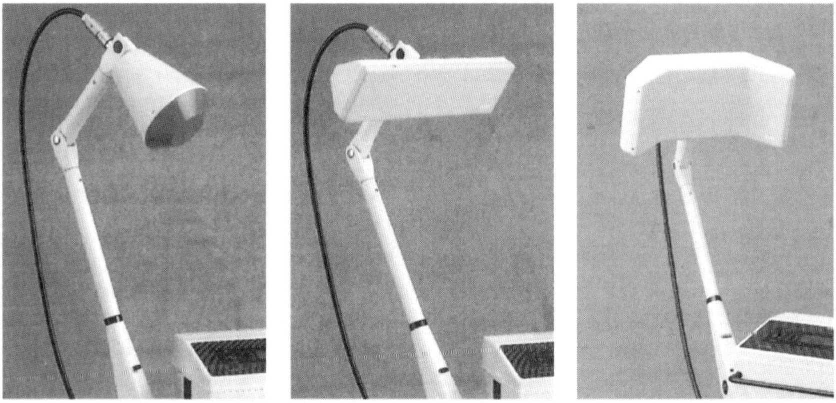

a) **b)** **c)**

Abb. 121:
a) Rundfeldstrahler.
b) Langfeldstrahler.
c) Muldenstrahler.
d) Kleiner Rundfeldstrahler (Topfstrahler) am Gelenkarm.
(Radarmed, Dimeq)

(Fortsetzung nächste Seite)

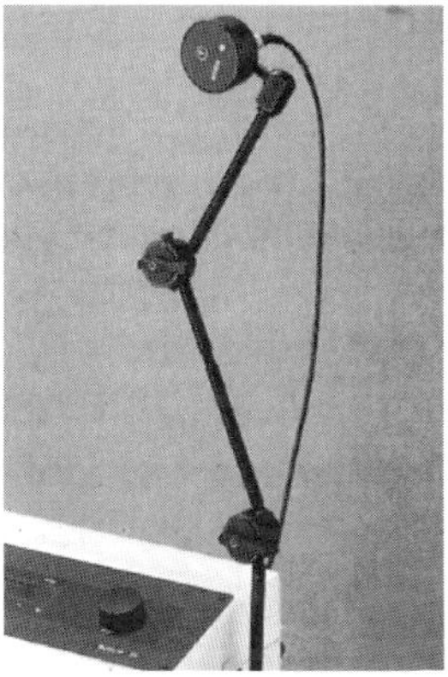

d)

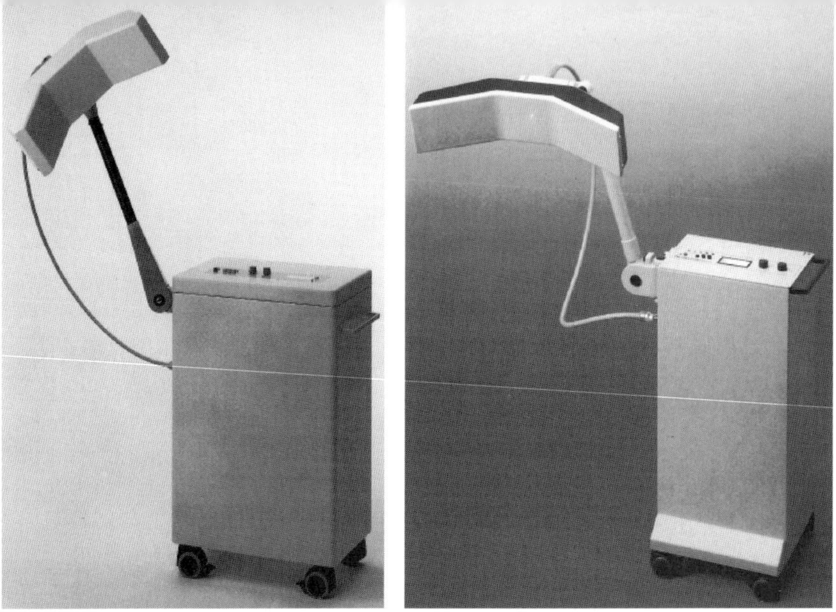

e) f)

Abb. 121 e–f:
e) Mikrowellentherapiegerät »Radiotherm 806« mit Muldenstrahler. (Werkfoto Siemens)
f) Mikrowellentherapiegerät »Nemectron« für kontinuierlichen und Impulsbetrieb.

8.3.5 Mikrowellentherapie

Auch bei der Anwendung von Mikrowellen beruht die thermische Wirkung auf der Absorption elektromagnetischer Wellen im Gewebe und der damit verbundenen Wärmeentwicklung, die in ihrem Verteilungsmuster eine gewisse Ähnlichkeit mit derjenigen bei der Behandlung im Spulenfeld aufweist (s. *Abb. 105*).

Da die Mikrowellen mit ihrer gegenüber Kurzwellen deutlich kürzeren Wellenlänge von 12,5 cm (in Luft und Vakuum, im Körper lediglich 3–4 cm) im elektromagnetischen Wellenspektrum bereits eine Position in der Nähe der Licht- und Wärmestrahlen haben, besitzen sie auch gewisse Eigenschaften, die von der Optik her bekannt sind. Dazu zählt u. a., daß sie an den Grenzflächen unterschiedlicher Gewebe im hohen Maße reflektiert werden. Daraus resultiert, daß die Mikrowellen-Wärmetherapie im Strahlenfeld bei gewisser thermischer Entlastung des subkutanen Fettgewebes (bei nicht zu starker Dickenausprägung) Muskulatur und Bindegewebe (Bänder, Sehnen, Gelenkkapseln) günstig beeinflußt. Bei stärkerer Fettschicht besteht allerdings die Möglichkeit, daß durch diese die Erwärmung der Muskulatur reduziert wird.

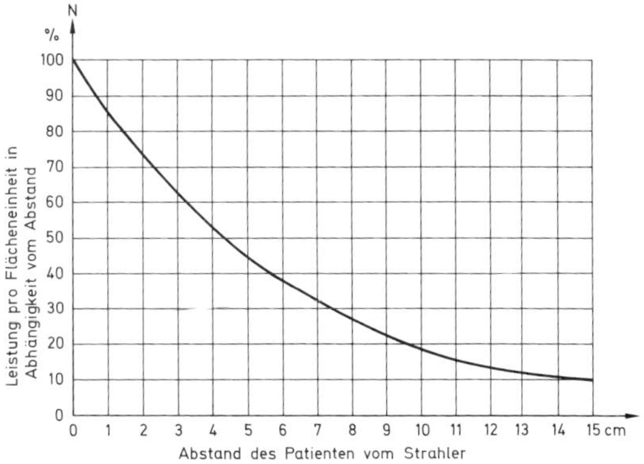

Abb. 122: Die graphische Darstellung zeigt, daß die Leistung des Strahlers pro Flächeneinheit mit zunehmendem Elektroden-Hautabstand geringer wird.

Die Eindringtiefe der Mikrowellen ist nämlich begrenzt *(Abb. 122)*, so daß diese Form der Hochfrequenztherapie neben rheumatischen Beschwerdebildern bevorzugt bei Erkrankungen der Haut (Schweißdrüsenabszeß, Furunkel) oder im Gesichtsbereich (Zahn-, Kiefer-, Nasennebenhöhlen-, Ohrenleiden) Anwendung findet.

Bei Bestrahlung des Gesichts ist jedoch unbedingt darauf zu achten, daß der Patient eine *Mikrowellen-Schutzbrille* aus engmaschigem Drahtgeflecht trägt. Diese reduziert durch Reflexion zwar die Leistungsdichte der Mikrowellen, dient aber dem Schutz der Augenlinse, welche bei häufiger und intensiver Bestrahlung mit Ausprägung eines grauen Stars und Durchsichtigkeitsverlust (Mikrowellen-Katarakt) reagieren würde. Es sei betont, daß diese Schutzbrille für die Augenlinse zwingend nur bei der Applikation von Mikrowellen erforderlich ist. Andererseits sollte aber auch bei der Anwendung anderer Hochfrequenzverfahren im Kopfbereich Vorsicht geübt werden. Insbesondere muß die stärkere Erwärmung der Augen mit Rücksicht auf den geringen Stoffwechsel von Glaskörper und Linse vermieden werden.

Die Mikrowellentherapie weist ebenso wie die Therapie mit Dezimeterwellen in der praktischen Anwendung gewisse Vorteile auf: Das Gerät ist, da keine Hochfrequenzabstimmung erforderlich ist, nach dem Einschalten sofort betriebsbereit. Es ist nur ein gut arretierbarer Haltearm für den Strahler erforderlich, dadurch *leichte Einstellung des Strahlers* auf das Behandlungsfeld *(Abb. 123)*.

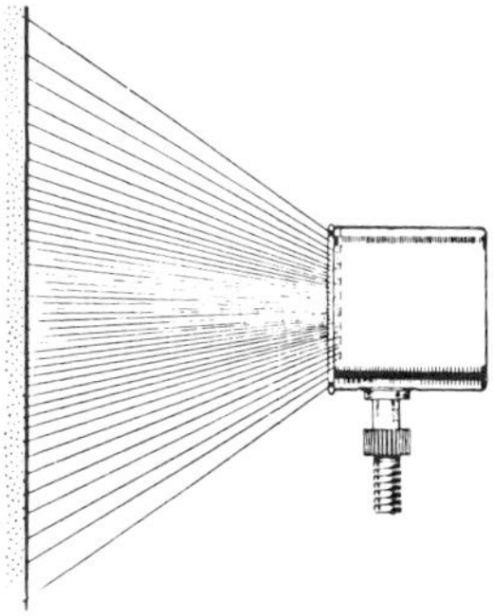

Abb. 123: Schematische Darstellung der Strahlenausbreitung bei einem Mikrowellen-Rundstrahler.

Vergleichbar den Elektroden bei der Dezimeterwellentherapie werden auch hier *Rund- und Langfeldstrahler* eingesetzt *(Abb. 121 a,b, 123)*. Sie werden gewöhnlich mit 8–10 cm Abstand zum Körper appliziert.

Ein Variostrahler *(Abb. 124)* kann das Auswechseln unterschiedlicher Strahlertypen ersparen. Er ist auf verschiedene Strahlungsbereiche umschaltbar: Großfeld, Langfeld, halbes Langfeld und Rundfeld. Dadurch läßt sich eine ggf. nicht gewünschte Bestrahlung von Nachbarregionen vermeiden. Der Variostrahler gibt bei jeder dieser Einstellungen die volle Leistung ab *(Abb. 125)*.

Ebenfalls steht für die Mikrowellentherapie ein *Muldenstrahler* zur Verfügung. Seine besondere Konstruktion läßt einen direkten Körperkontakt zu *(Abb. 121 e–f)*. Weiterhin wurden für besondere Verwendungszwecke verschiedene *Kontaktstrahler* entwickelt:

Fokuselektroden für kleine Bestrahlungsgebiete im Zahn-, Kiefer- oder Ohrbereich oder *Körperhöhlenstrahler* für den Einsatz bei gynäkologischen Indikationen. Bei diesen Strahlern sind die Antennen in Keramik eingeschmolzen, d. h. die Mikrowellen breiten sich in einem Medium aus, das bereits zur Verkürzung der Wellenlänge führt. Dadurch kann auf den sonst geforderten Abstand zwischen Strahler und Körpergewebe verzichtet werden.

Abb. 124 (links): Mikrowellentherapiegerät mit Variostrahler. (Werkfoto Zimmer)
Abb. 125 (rechts): Einstellungsmöglichkeiten des Variostrahlers in Anpassung an die Ausdehnung des jeweiligen Behandlungsbereiches.

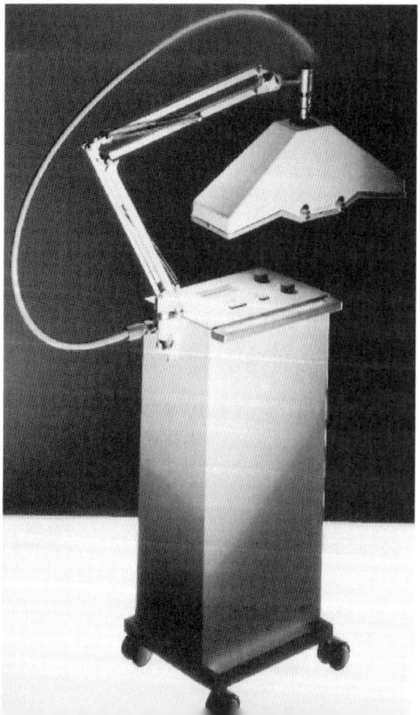

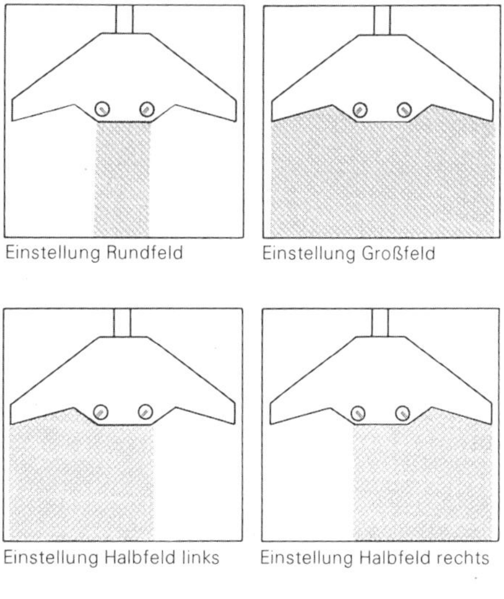

Kirn empfahl 1963 die Mikrowellen-*Sandbadmethode.* Durch Einbringen einer Sandschicht (zweckmäßigerweise als Sandsack) von etwa 4 cm Dicke zwischen Strahler und Haut ist zwar durch Strahlenbündelung eine Intensitätssteigerung zu erreichen, doch werden Eindringtiefe und Verhalten der Strahlen im Gewebe dadurch nicht beeinflußt. Mit verschiedenen Mikrowellengeräten ist ein *Impulsbetrieb* möglich (vergl. hierzu die Ausführungen auf S. 225).

8.4 Wirkungen der Hochfrequenztherapie

Der entscheidende therapeutische Effekt der besprochenen Hochfrequenzanwendungen ist die Erzeugung von Wärme im jeweils erreichten Körpergewebe.
Der Unterschied zwischen Kurz-, Dezimeter-, Mikrowellen und auch zwischen einigen Applikationsformen besteht lediglich hinsichtlich der Ausprägung der Wärme in den einzelnen Geweben – Haut, Unterhautfett, Muskulatur –, wie bereits in den vorstehenden Abschnitten mehrfach erwähnt wurde.
Hervorzuheben ist auch an dieser Stelle, daß bei der Hochfrequenztherapie die Wärmeentstehung allein im Körper vor sich geht und dabei in gewissen Grenzen bezüglich der bevorzugt zu erwärmenden Gewebeschicht steuerbar ist. Die Wärme wird also nicht, wie z. B. bei Heißpackungen oder Bädern, von außen an den Körper herangeführt. Dennoch sind natürlich die durch die Wärme im Gewebe hervorgerufenen Reaktionen vergleichbar.
Die Temperaturerhöhung im Behandlungsgebiet beeinflußt deutlich die *Stoffwechselvorgänge.* Nach den Erkenntnissen von *van't Hoff* erfolgt durch eine Erwärmung des Körpers um 1 °C (von 37 auf 38 °C) eine Stoffwechselsteigerung um etwa 17%. Die lokalen Effekte bleiben nicht ohne Einfluß auf die Kreislaufregulation. Auch sie reagiert im Sinne einer vermehrten *Durchblutung,* schon um den Anforderungen des erhöhten Stoffwechsels nachzukommen und um eine zu starke Erhitzung des Gewebes zu verhüten – durch Wärmetransport und Verteilung im Gesamtorganismus. Dementsprechend kann man nach längerer und intensiver Hochfrequenzanwendung einen *Anstieg der Körpertemperatur* registrieren.
Die Änderung der Durchblutung unter dem Wärmeeinfluß im Behandlungsgebiet hat auch anregende Auswirkungen auf die Abwehrreaktionen des Körpers.
So werden insbesondere subakut- oder chronisch-entzündliche Prozesse bei entsprechend angepaßter Dosierung günstig beeinflußt. Andererseits

läßt sich dann, wenn umschriebene oberflächliche Entzündungsprozesse (u. a. Schweißdrüsenabszesse) zum »Reifen« gebracht werden sollen, ebenfalls die Hochfrequenztherapie einsetzen, z. B. mit gezielt applizierten Kurzwellen-(Kondensatorfeld-) oder Mikrowellenanwendungen.
Bei einer Temperaturerhöhung verändern sich auch die mechanischen Eigenschaften der Gewebe. So ist vom Bindegewebe bekannt, daß die Verbindungen zwischen den einzelnen Fasern durch thermische Einwirkung eine Lockerung erfahren und dementsprechend die Dehnbarkeit zunimmt. Daß Hochfrequenzerwärmung die Arbeitsgeschwindigkeit des Skelettmuskels verbessert, ist experimentell bestätigt. Obwohl der direkte Nachweis einer *Muskeltonusminderung* unter Hochfrequenzanwendung noch aussteht, sprechen die klinischen Erfahrungen für eine diesbezügliche Hochfrequenzwirkung sowohl auf die Skelett- als auch auf die glatte Muskulatur. Als Allgemeinwirkung der Wärme auf das *Gesamtnervensystem* läßt sich bei entsprechender Dosierung eine beruhigende und schmerzlindernde Einflußnahme beobachten, die Nervenleitgeschwindigkeit wird erhöht, das vegetative Nervensystem in seinem Reaktionsabläufen verändert; dies auch durch Hochfrequenzerwärmung.
Weiterhin ist die Annahme berechtigt, daß die Temperaturerhöhung in Drüsen mit innerer Sekretion deren Stoffwechsel und damit ihre *Hormonproduktion* aktiviert. Allerdings ist nicht auszuschließen, daß bei einer gestörten Drüsenfunktion sich der Einfluß lokaler Erwärmung negativ auswirken kann, etwa die Hochfrequenzanwendung am Pankreas bei insulinpflichtigem Diabetes mellitus.
Aus den erwähnten Erfahrungen heraus haben sich folgende Vorgehensweisen als günstig erwiesen: Wird eine Erwärmung innerer Organe angestrebt, ist eine Durchströmung im Kondensatorfeld der Kurzwelle bzw. die Behandlung mit Strahlern der Dezimeterwelle angezeigt; kommt es mehr darauf an, eine Temperaturerhöhung in der Muskulatur zu erzielen, werden bevorzugt die Kurzwellen-Spulenfeldmethode (mit ihren verschiedenen Elektroden) oder Mikrowellen eingesetzt.

8.5 Dosierung

Wie bereits mehrfach angedeutet, ist die Dosierung auch bei der Hochfrequenztherapie nicht nur abhängig von der *individuellen Reaktionsweise* des Patienten, sondern ebenso von der Art und von der Akuität der Erkrankung. So sind akut-entzündliche und insbesondere neuritische Beschwerdebilder ausgesprochen wärmeempfindlich und sollten nur in Ausnahmefällen einer Hochfrequenztherapie unterzogen werden. Ausnahmen z. B. die oben genannten oberflächlichen eitrigen Abszesse.

Subakute Krankheitsbilder werden zunächst mit schwacher Dosierung, dann bei guter Verträglichkeit und Beschwerderückgang mit zunehmend stärkerer Intensität behandelt.
Chronische Krankheitsstadien gestatten gewöhnlich schon zu Beginn der Behandlung die Anwendung einer mittleren, später dann auch einer höheren Dosis.
Da die Leistungsstufen bei den Geräten der einzelnen Hersteller durchaus unterschiedlich sind, auch durch die verschiedenen Elektroden bzw. Strahler nicht immer in vergleichbarer Weise zur Anwendung kommen, ist eine *Dosierung nach objektiven Meßdaten* in der Praxis *nicht möglich.*
Dagegen hat es sich als günstig erwiesen, sich in der Praxis nach einer *subjektiven Dosierung* zu richten, die auf den Angaben über das Wärmeempfinden des Patienten beruht. Lediglich bei Einsatz von Spulenfeld- und Wirbelstromelektroden ist zu berücksichtigen, daß bei diesen Anwendungsformen nur ein schwaches, nicht verläßliches Wärmeempfinden auftritt und deshalb eine vorsichtige Dosierung (maximale Dosisstufe II, s. unten) erfolgen muß.
Der Rückgriff auf subjektive Maßstäbe ist nur in den seltenen Fällen, in denen eine Sensibilitätsstörung im Behandlungsgebiet vorliegt, z. B. bei einer peripheren Nervenläsion oder bei Syringomyelie, nicht möglich. Deshalb ist vom Behandler vor der Anwendung einer Hochfrequenztherapie stets zu erfragen, ggf. auch zu prüfen, ob der Empfindungssinn des Patienten im Behandlungsgebiet beeinträchtigt ist. Letztendlich liegt aber die Verantwortung beim verordnenden Arzt, der nicht nur bei der Anordnung der Behandlung entsprechende Erkrankungen berücksichtigen und ggf. von der Hochfrequenztherapie des betroffenen Bereichs ausschließen, sondern auch dem nichtärztlichen Behandler Hinweise auf das Vorliegen bestimmter Einschränkungen geben muß.
Schliephake hat ein Dosierungsschema entwickelt und empfohlen, das sich in der Praxis bewährt hat:

Dosisstufe I: schwächste Dosis

Sie hat thermosensibel unterschwellig zu bleiben, d. h. eine Wärmeempfindung soll nicht auftreten. Zweckmäßigerweise regelt man nach Betriebsbereitschaft des Gerätes die Intensität langsam so hoch, bis eben ein Wärmeempfinden angegeben wird, und reduziert dann die Leistung wieder, bis ein Wärmegefühl nicht mehr empfunden wird.
Diese Dosisstufe wird eingesetzt – zumeist in Verbindung mit einer kurzen Behandlungsdauer – überwiegend zur Einleitung einer Behandlung bei akut-entzündlichen Erkrankungen der Gelenke oder gelenknahen Struktu-

ren (z. B. einer aktivierten Arthrose, einer Bursitis oder einer Sinusitis), ebenso dann, wenn eine Einschätzung der Akuität eines entzündlichen Prozesses nicht möglich ist.

Dosisstufe II: schwache Dosis

Sie ist bereits thermosensibel schwellig, d. h. eine geringe Wärmeempfindung wird angegeben.
Gewöhnlich werden Behandlungsserien subakuter bis chronischer Beschwerden mit dieser Dosisstufe eingeleitet und – bei guter Verträglichkeit – bereits im Verlauf der ersten, sonst zu Beginn der zweiten Behandlung auf die nächst höhere Intensität geregelt.

Dosisstufe III: mittlere Dosis

Sie vermittelt subjektiv ein deutlich wahrgenommenes, aber durchaus angenehmes Wärmegefühl. Sie ist die in der Praxis überwiegend eingesetzte Dosisstufe.

Dosisstufe IV: starke Dosis

Der Patient gibt ein kräftiges, doch keineswegs unangenehmes Wärmeempfinden an. Diese Dosisstufe wird gewöhnlich bei den Methoden, die mit einer gegenüber der Haut stärkeren Tiefenerwärmung einhergehen, nicht empfohlen, da Muskulatur, Bindegewebe und innere Organe keine Temperaturwahrnehmung zu vermitteln vermögen.
Niemals (!) darf der Patient sagen müssen: Es wird heiß!
Die Gesamtdosis wird über diese Dosisstufen hinaus ebenfalls geprägt von der Zeitdauer der Anwendung, dem Umfang der Behandlungsserie und den Behandlungsintervallen.
Zusammenfassend läßt sich sagen – auch wenn letztlich die subjektiven Angaben des Patienten Variationen zulassen oder erfordern – daß *akute Krankheitsstadien* bei schwächster bzw. schwacher Dosis mit kurzen Behandlungszeiten von 2–3 (bis 5 Minuten, kurzen, z. B. täglichen (in Ausnahmefällen auch mehrmals täglichen), Behandlungsintervallen und kurzen Behandlungsserien (bis etwa 6 Anwendungen) günstig beeinflußt werden. *Chronische Krankheitsstadien* (bzw. -verläufe) erfordern höhere Intensitäten, wobei man zweckmäßigerweise bei Dosisstufe III bleibt, Behandlungszeiten von 8–10–12 (bis 15) Minuten und längere Behandlungsintervalle, z. B. jeden zweiten oder dritten Tag, wählt sowie die Behandlungsserie von vornherein auf 6–12 Anwendungen festlegt, die aber durch weitere Behandlungen im Bedarfsfall ergänzt werden können.

Treten im Verlauf der Behandlungsserie *unerwünschte Reaktionen* auf, etwa verstärkte Schmerzen, Rötung, Fieber, Wärme und / oder Schwellung im Behandlungsgebiet, so können diese Ausdruck einer Überdosierung sein und Anlaß geben, die Behandlung zu unterbrechen oder die Gesamtdosis zu reduzieren: Zurückgehen auf niedrigere Dosisstufe, Verkürzen der Behandlungszeit und Verlängern der Behandlungsintervalle.
Für den Therapeuten empfiehlt sich dann, den Patienten erneut dem verordnenden Arzt vorzustellen, damit dieser entsprechende Untersuchungen anstellen und über den weiteren Behandlungsablauf entscheiden kann.

8.6 Allgemeine Richtlinien zur Behandlung mit Hochfrequenzwärmeverfahren

Wie bei anderen Anwendungen auch, soll der Patient entspannt sitzen oder bequem gelagert werden. Stühle oder Ruheliegen mit Metallteilen (Rahmen, Matratzenfedern) dürfen insbesondere bei der Kurzwellenbehandlung nicht benutzt werden, da die *Metallteile* den Feldlinienverlauf beeinflussen können.
Wenngleich der zu behandelnde Körperteil möglichst entkleidet sein soll, schon damit lokale Reaktionen beobachtet werden können, wird in der Praxis oft darauf verzichtet, und der Patient behält leichte Kleidungsstücke an. Dadurch wird die Wärmeverteilung im Gewebe zwar gewöhnlich nicht beeinträchtigt, eine optimale Kontrolle der Anwendung wird jedoch eingeschränkt. Zu beachten ist in diesem Zusammenhang, daß *schweißfeuchte* Bekleidungsstücke, etwa die Unterwäsche bei wenig saugfähigen Hemden und Blusen aus Perlon- bzw. Nylongewebe, ebenfalls zu einer störenden oberflächlichen Überwärmung führen können, genauso *feuchte Verbände* im Behandlungsgebiet. Bei starker Schweißbildung (besonders in Hautfalten) ist der Körper vor der Behandlung abzutrocknen. Feuchte Kleidungsstücke sind abzulegen.
Grundsätzlich ist vor der Hochfrequenzanwendung sicherzustellen, daß der Patient keine *Temperaturempfindungsstörungen* hat. Bekleidungsstücke mit Metallteilen (z. B. Korsett, Stützapparate) oder andere *Metallgegenstände* (Uhren, Hörgeräte, Ringe, Nadeln, Schlüssel, Taschenmesser) sind aus dem Behandlungsgebiet zu entfernen. Vorsicht ist auch bei Pflastern mit transdermal wirkenden Arzneimitteln geboten, da diese manchmal feine Metallpartikel enthalten, welche sich stark erhitzen können.
Bei der Hochfrequenztherapie besteht die Gefahr, daß sich *Metallteile im Körper* (Endoprothesen, Marknägel, größere Granatsplitter, Intrauterin-

pessare, Herzschrittmacher) – auf welche allerdings Anamnese und Narben hinweisen – erhitzen und zu thermischen Schäden im umgebenden Gewebe führen. Ihr Bereich ist von der entsprechenden Anwendung auszuschließen. Aus theoretischen Überlegungen heraus wird empfohlen, bei Patienten mit *Herzschrittmachern* grundsätzlich auf jede Kurzwellentherapie zu verzichten. Es ist jedoch gegen eine Mikro- oder Dezimeterwellenbehandlung im Kniebereich bei Patienten mit inplantiertem Herzschrittmacher nichts einzuwenden.

Trockene *Gipsverbände* (ohne Metallbügel o. ä.) stellen keine Einschränkung für eine ggf. erforderliche Hochfrequenzbehandlung dar. Es ist allerdings zu beachten, daß es durch die Wärmewirkung im darunter befindlichen Körperabschnitt zu einer Schwellungsneigung und dann zu Druckschäden unter dem Gipsverband kommen kann. (Probatorisch mit Dosisstufe I/II beginnen.)

Da sich *größere Flüssigkeitsansammlungen* (große Ergüsse, Fruchtblase) ungleich stärker als das umgebende Gewebe im Hochfrequenzfeld erhitzen, wird auf deren Behandlung verzichtet. Auch wird eine Kurzwellendurchflutung im Bauchdeckenbereich bei Schwangerschaft nicht angewandt.

Die *Elektrodenkabel* müssen frei hängen, dürfen nur auf einer dicken und isolierenden Unterlage (z. B. Bettdecke) aufliegen. Keinesfalls sollen sie sich überkreuzen, da dann kapazitive Kurzschlüsse auftreten können.

Es sei nochmals darauf hingewiesen, daß Elektroden nicht »verkantet« werden dürfen (s. *Abb. 114*) und daß Weichgummielektroden nicht direkt mit der Haut in Berührung kommen sollen, sondern, um eine Verbrennungsgefahr zu vermeiden, mit Filzplatten, die über die Weichgummielektroden allseits hinausreichen, zu unterlegen sind. Bei der Mikrowellentherapie (und nur dabei!) im Gesicht sind die Augen durch eine *Metallgitterbrille* zu schützen. Aber auch bei jeder höher dosierten Hochfrequenzanwendung am Kopf (über Dosisstufe II hinaus) muß darauf geachtet werden, daß die Augen außerhalb des Behandlungsbereiches bleiben (vergl. S. 229).

Es ist zweckmäßig, den Patienten vor Beginn der Behandlung darüber zu orientieren, welches Wärmeempfinden auftreten soll, und daß die exakte Dosierung von seinen Angaben abhängig ist. Er muß bei plötzlich auftretender Überhitzung oder anderen Störungen durch Betätigung des Zugschalters am Gerät die Durchflutung bzw. Bestrahlung sofort unterbrechen können. Trotz dieser Vorsichtsmaßnahme darf der Patient während der Behandlung *nicht über längere Zeit unbeaufsichtigt* bleiben, sondern der Behandler muß sich in Rufnähe aufhalten, auch zwischenzeitlich den Patienten nach seinem Befinden befragen.

8.7 Indikationen *(S. auch Kap. 5.4 und 7.7)*

Es kommen für die Hochfrequenztherapie alle Heilanzeigen infrage, bei denen Wärme lindernd oder heilend wirkt. Die übergeordneten Indikationsbereiche sind vorstehend schon mehrfach angesprochen worden. Sie gehen einher mit der Forderung nach Abbau oder Beseitigung chronischer Entzündungsprozesse sowohl am Bewegungsapparat als auch an Eingeweideorganen, Behebung oder Linderung mechanischer und/oder schmerzhafter Veränderungen an Muskeln und Bindegewebe sowie Einflußnahme auf oberflächlich gelegene Entzündungen, entweder um – im Frühstadium der Erkrankung – den Prozeß zu kupieren und das Infiltrat zur Resorption zu bringen oder – später – um die Einschmelzung zu beschleunigen.
Die nachfolgende Aufstellung kann sowohl hinsichtlich der Auswahl der Krankheitsbilder als auch der Behandlungsvorschläge nur als Beispiel gelten. Die Reihenfolge bedeutet keine Wertung der einzelnen Anwendungsformen und schließt zudem nicht sämtliche weitere Hochfrequenz-Behandlungsmöglichkeiten ein. Es sollte auch nicht übersehen werden, daß dann, wenn noch andere Therapieverfahren zur Verfügung stehen, manche von diesen möglicherweise rascher und umfassender zur Linderung führen können, ferner, daß die Hochfrequenz gerade bei Erkrankungen des Bewegungsapparates zumeist nur als einleitende Maßnahme anzusehen ist, der sich eine Bewegungstherapie anschließen soll.

8.7.1 Orthopädie, Chirurgie, Traumatologie, Rheumatologie

Vertebragene Schmerzsyndrome

Akute Beschwerden

Kurzwellen-Spulenfeld oder Dezimeter-/Mikrowellen-Strahlenfeld (z.B. Langfeldstrahler oder Muldenapplikator), Dosisstufe I bis II, 4–10 Minuten, täglich, 5 bis 8 Behandlungen *(Abb. 126–128).*

Achtung: Der HWS-Nackenbereich reagiert nicht selten mit Verstärkung der Beschwerden auf Hochfrequenzanwendung!

Chronische Beschwerden (z.B. Lumbalgien)

Spulenfeld Dosisstufe II, Strahlenfeld bis Dosisstufe III, jeweils 5–15 Minuten, 3mal wöchentlich, 12–15 Behandlungen.
Bei Ischialgie Behandlung mit Dosisstufe I einleiten und bei guter Verträglichkeit langsam steigern.

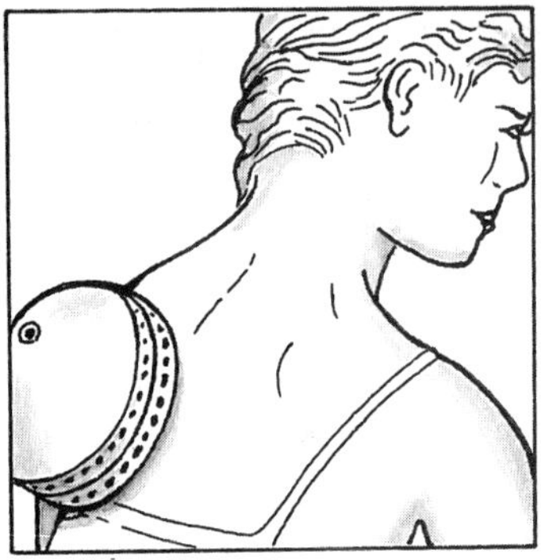

Abb. 126: Kurzwellen-Spulenfeld-Behandlung bei Dorsalgie.

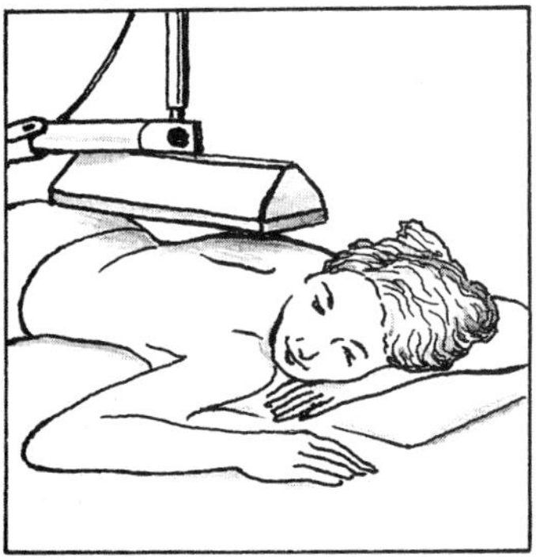

Abb. 127: Mikrowellen-Langfeldstrahler-Behandlung bei Dorsalgie.

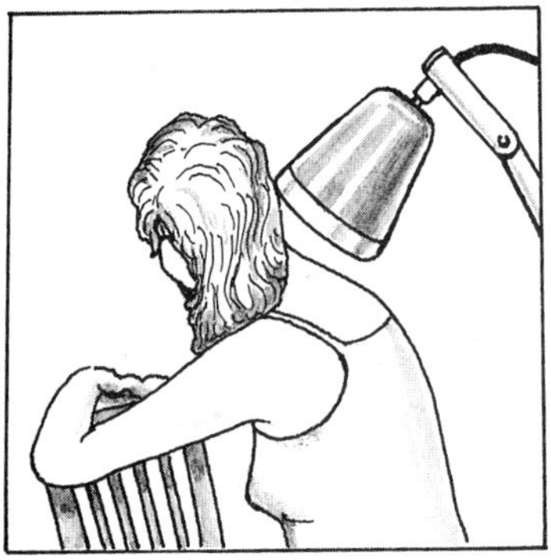

Abb. 128: Behandlung der Nackenregion mit Mikrowellen-Rundfeldstrahler.

Arthrosen

Akute Beschwerden (Aktivierte Arthrose, Reizknie)
Je nach Gelenkgröße kleine bis mittlere Kondensatorfeld-Luftabstands- oder Spulenfeldelektroden, Strahlenfeld-Rundfeldstrahler oder Muldenstrahler, Dosisstufe I, 3 Minuten, nur bei guter Verträglichkeit allmählich auf 8–10 Minuten, dann auf Dosisstufe II steigern.

Chronische Beschwerden
Kondensator- oder Spulenfeld, Strahlenfeld (Mikrowelle), Dosisstufe II bis III, 5–10–15 Minuten, 2–3mal wöchentlich, 10–15 Behandlungen *(Abb. 129, 130)*.

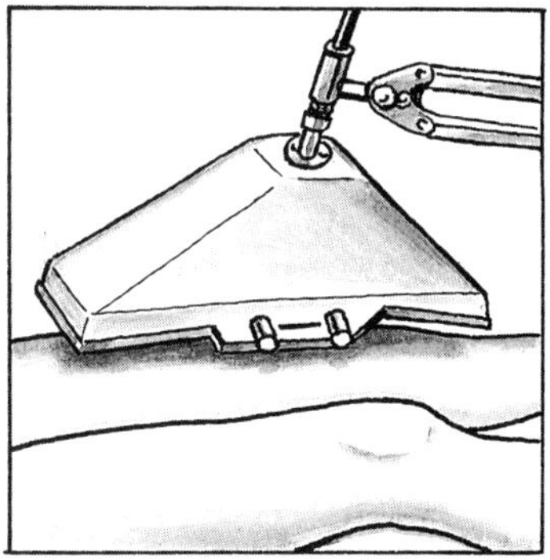

Abb. 129: Behandlung einer Kniearthrose mit Variostrahler. (Mikrowellen)

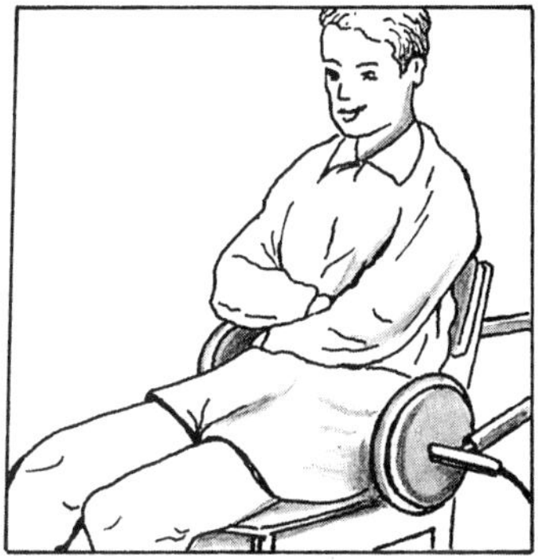

Abb. 130: Gleichzeitige Behandlung beider Hüftgelenke im Kondensatorfeld. (Abstandselektroden nach Schliephake)

Periarthropathia humeroscapularis

Akute Beschwerden

Reagieren gewöhnlich mit erheblicher Schmerzverstärkung auf Wärme, deshalb keine Indikation für Hochfrequenz.

Chronische Beschwerden

Kondensator- oder Spulenfeld, Strahlenfeld, Dosisstufe II bis III, 5–10 Minuten, wöchentlich, 10–12 Behandlungen *(Abb. 131)*.

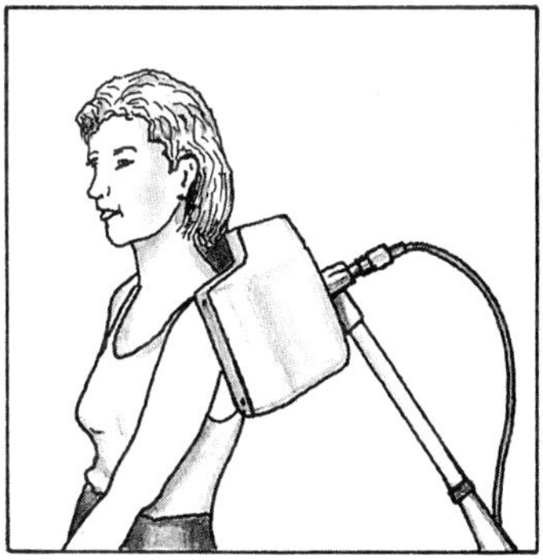

Abb. 131: Schulter-Nacken-Erwärmung mit Muldenstrahler (Mikrowellen).

Gelenknahe Überlastungssyndrome

(Epicondylopathie, Insertionstendopathien, Bursopathien, Myotendinosen)

Akute Beschwerden

Kondensator- oder Spulenfeld, Strahlenfeld, Dosisstufe I bis II, 3–8 Minuten, täglich, 5–8 Behandlungen.

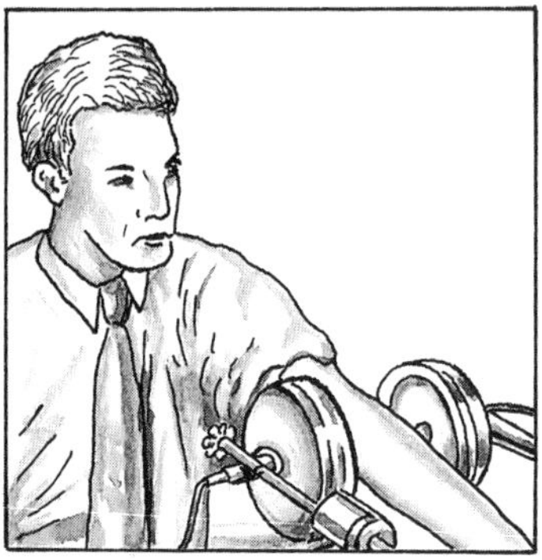

Abb. 132: Behandlung des Ellbogens im Kondensatorfeld.

Chronische Beschwerden

Kondensator- oder Spulenfeld, Strahlenfeld, Dosisstufe II bis III, 5–10–15 Minuten, 3mal wöchentlich, 10–12 Behandlungen (Abb. 132).

Traumatische Läsionen

(Gelenk- und Weichteilprellungen, Muskelzerrungen)

Subakute Beschwerden (nach Abklingen der akuten Symptomatik)

Kondensator- oder Spulenfeld, Strahlenfeld, anfangs Dosisstufe I (bei guter Verträglichkeit langsamer Übergang im Verlauf der Behandlungsserie auf II), 4–6 Minuten, täglich, 5–6 Behandlungen.

Chronische Beschwerden

Kondensator- oder Spulenfeld, Strahlenfeld, Dosisstufe II bis III, 5–10–15 Minuten, 3mal wöchentlich, 6–12 Behandlungen.

Achillodynie

Akute Beschwerden

Kondensator- oder Spulenfeld, Strahlenfeld (Rundfeldstrahler), einschleichend von Dosisstufe I auf II, 4–6 Minuten, 3mal wöchentlich, bis 8 Behandlungen.

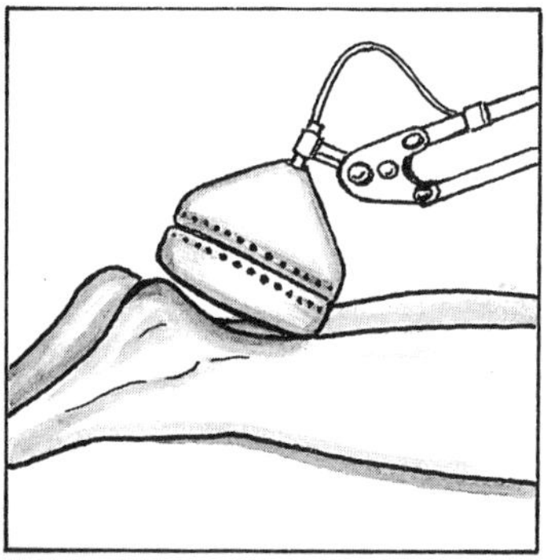

Abb. 133: Kurzwellen-Rundfeldstrahler bei Achillodynie.

Chronische Beschwerden

Kondensator- oder Spulenfeld, Strahlenfeld (Rundfeldstrahler), Strahlenfeld, Dosisstufe II bis III, 10–15 Minuten, 3mal wöchentlich, 12–15 Behandlungen (Abb. 133).

Morbus Sudeck (Reflexdystrophie)

Akute Beschwerden

Im Stadium I der entzündlichen Mehrdurchblutung verbieten sich alle Maßnahmen, welche die Blutfülle noch verstärken, sowohl lokal als auch segmental.

Subakute Beschwerden

Stadium II = Minderdurchblutung.

Vorsichtiges »Herantasten« an die wirksame Dosisstufe. Wirbelsäulennah im zugehörigen Segment Spulen- oder Strahlenfeld, Dosisstufe II, lokal Dosisstufe I, 3–4 Minuten, täglich, 5–8 Behandlungen. Bei guter Verträglichkeit zunächst die Behandlungsdauer auf 5–8 Minuten ausdehnen, dann ggf. Übergang auf nächst höhere Dosisstufe.

Chronische Beschwerden

Stadium III = Stadium der Dystrophie.

Spulen- oder Strahlenfeld. Behandlungsbeginn segmental, dann nach wenigen Anwendungen und subjektivem Wohlgefühl Übergang auf lokale Applikation, 5–10–12 Minuten, 3mal wöchentlich, 10–12 Behandlungen.

Furunkel, Schweißdrüsenabszesse, Panaritien

Kleine Spulenfeldelektrode oder Fokusstrahler, Dosisstufe II (–III), 5 Minuten, mehrfach täglich, 3–8 Behandlungen.

Narbenkontrakturen

Kondensator- oder Spulenfeld, Strahlenfeld (Rundfeldstrahler), Dosisstufe III, 3mal wöchentlich, 10–12 Behandlungen.
Stets im Anschluß Bewegungstherapie!

Rheumatoide Arthritis

Behandlung nur im entzündungsfreien Intervallstadium, zur Unterstützung der Bewegungstherapie. Einschleichend zunächst bis Dosisstufe II, 5–10 Minuten, 2–3mal wöchentlich, nach 5–8 Behandlungen ggf. bis Dosisstufe III, 10–15 Minuten, 2–3mal wöchentlich, insgesamt 10–12 Behandlungen.

Spondylitis ankylosans (Morbus Bechterew)

Nicht während entzündlicher Schübe, Behandlung im Intervallstadium. Kondensator- oder Spulenfeld, Strahlenfeld (Langfeldstrahler), Muldenapplikator, Dosisstufe III, 10–15 Minuten, 2–3mal wöchentlich, 12–15 Behandlungen.

Verwachsungsbeschwerden

Kondensator- oder Spulenfeld, Strahlenfeld, Dosisstufe II, ggf. auf III steigern, 5–10 Minuten, 3mal wöchentlich, 6–12 Behandlungen.

8.7.2 Innere Medizin

Bronchitis

Akute-subakute Beschwerden (z. B. im Zusammenhang mit einer Erkältung)

Thorax-Durchflutung sagittal mit großen Schliephake-Elektroden (Elektroden-Hautabstand 4 cm), Spulenfeld- oder Strahlenfeldelektroden (Rundfeld- oder Muldenstrahler) über dem Sternum. Dosisstufe II, 5–10 Minuten, täglich, 5–6 Behandlungen.

Chronische Beschwerden

Kondensator- oder Spulenfeld, Strahlenfeld, Dosisstufe II bis III, 10–15 Minuten, 3mal wöchentlich, insgesamt 10–12 Behandlungen.

Pneumonisches Restinfiltrat

(Tbc ausgeschlossen, Patient fieberfrei)

Kondensator- oder Spulenfeld, Strahlenfeld, Beginn mit Dosisstufe I, bei guter Verträglichkeit langsam steigern, 2/3–5–7–10 Minuten und Dosisstufe II, täglich, 10–15 Behandlungen.

Pleuritisches Exsudat

(Tbc ausgeschlossen, Patient fieberfrei, nur kleines [Winkel-]Exsudat)

Kondensator- oder Spulenfeld, Strahlenfeld, Dosisstufe I, langsam auf II bis III steigern, 5–7–10 Minuten, täglich, später 3mal wöchentlich, 10–15 Behandlungen.

Gallengangsdyskinesien

(Empyem ausgeschlossen)

Lokal oder segmental (unterer Schulterblattbereich rechts):
Spulen- oder Strahlenfeld, Dosisstufe II bis III, 5–12 Minuten, 3mal wöchentlich, 5–10 Behandlungen *(Abb. 134)*.

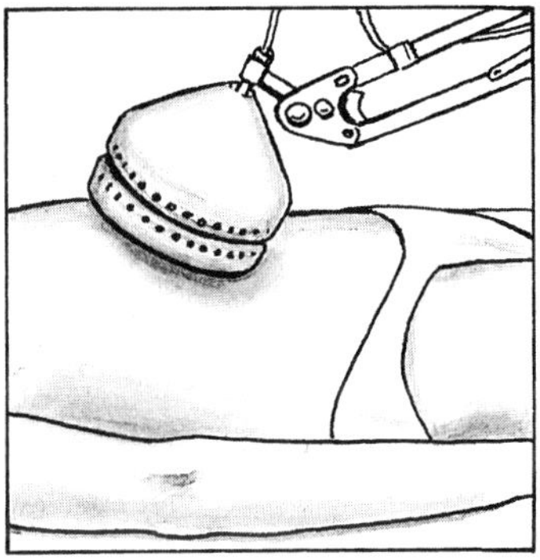

Abb. 134: Behandlung von Gallengangsdyskinesien mit Kurzwellen-Rundfeldstrahler.

Periphere arterielle Durchblutungsstörungen

Keine lokale Wärmetherapie, nur wirbelsäulennah segmental!
Kondensator- oder Spulenfeld, Strahlenfeld (Muldenstrahler) über der LWS zur Beeinflussung des lumbalen Grenzstrangs, Dosisstufe II bis III, 10–12 Minuten, täglich bis 3mal wöchentlich, 15 Behandlungen.

8.7.3 Gynäkologie, Urologie

Adnexitis, Parametritis, Endometritis

Subakute-chronische Beschwerden

(Patient fieberfrei)

Kleines Becken, sagittal mit Kondensatorfeld, Spulenfeld suprapubisch, Strahlenfeld (Muldenstrahler), Beginn mit Dosisstufe I, 5 Minuten, täglich, bei guter Verträglichkeit steigern auf II bis III, 10–15 Minuten, 3mal wöchentlich, insgesamt 10–12 Behandlungen.

Prostatitis

Chronische Beschwerden

Lokal vom Damm aus mit kleiner Spulenfeldelektrode, Dezimeter- bzw. Mikrowellen-Körperhöhlenelektrode rektal, nur bei gesichertem Sekretabfluß, Dosisstufe II bis III, 10–12 Minuten, 2–3mal wöchentlich, 10–15 Behandlungen.

8.7.4 Zahnheilkunde, Hals-, Nasen-, Ohrenheilkunde

Zustand nach Zahnextraktion, Zahnfisteleiterungen

Kleine Spulenfeldelektrode, Strahlenfeld (Fokusstrahler), Anfangsdosis Stufe I, 5 Minuten, nach Verträglichkeit ansteigen auf II bis III, 5–10 Minuten, 3mal wöchentlich, 5–10 Behandlungen.

Sinusitis (frontalis, maxillaris)

Akute Beschwerden

Kleine Spulenfeldelektrode lokal, Dosisstufe I bis II, 3–5 Minuten, täglich, 4–6 Behandlungen.

Subakute-chronische Beschwerden

Kleine Spulenfeldelektrode, Dosisstufe II bis III, 5–12 Minuten, 3mal wöchentlich, 10–15 Behandlungen.

Pharyngitis, Laryngitis

Akute Beschwerden

Kleine Spulenfeldelektrode oder Mikrowellen-Rundfeldstrahler, vorderer Halsbereich, von Dosisstufe I langsam auf II steigernd, 2–5 Minuten, täglich, 4–6 Behandlungen.

Subakute-chronische Beschwerden

Kleine Spulenfeldelektrode oder Mikrowellen-Rundfeldstrahler, Dosisstufe II bis III, 5–10 Minuten, 3mal wöchentlich, 6–8 Behandlungen.

8.8 Kontraindikationen

Erkrankungen bzw. Erkrankungsphasen, die auf eine Tiefenerwärmung mit einer Verschlimmerung reagieren, sind nicht für eine Hochfrequenzwärmetherapie geeignet. Auf zahlreiche Beispiele wurde in den vorstehenden

Kapiteln bereits hingewiesen, so daß an dieser Stelle lediglich eine stichwortartige Auflistung erfolgt.

Direkte, lokale Hochfrequenzdurchflutung oder -bestrahlung wird ausgeschlossen bei:

- akuter und subakuter Thrombophlebitis,
- peripheren arteriellen Durchblutungsstörungen,
- fehlendem Temperaturempfinden (z. B. bei Syringomyelie, Polyneuropathien),
- Gravidität und Menses,
- akuter Adnexitis, Parametritis, Endometritis,
- akuter Periarthropathia humeroscapularis,
- akuten traumatischen Läsionen, Hämatomen,
- Metallfremdkörpern im Gewebe (Endoprothesen, Herzschrittmachern, größeren Granatsplittern),
- Sudeck-Syndrom Stadium I,
- großen Flüssigkeitsansammlungen im Körper (z. B. Pleuraerguß, Aszites),
- fieberhaften Infektionskrankheiten, Tbc, akuter Neuritis,
- akuter Prostatitis,
- Tumoren und Metastasen,
- bewußtlosen, nicht voll reaktionsfähigen Patienten, Kleinstkindern,
- feuchter Kleidung oder feuchten Verbänden.

9 Phototherapie

9.1 Definition

Als Phototherapie bezeichnet man den Einsatz von Strahlen im optischen Bereich zu prophylaktischen, therapeutischen und diätetischen Zwecken (diaita griech. = Lebensweise, diätetisch = über die Lebensweise Einfluß auf körperliche Regulationsabläufe nehmen).
Die *optische Strahlung* umfaßt die Bereiche mit Wellenlängen (λ) zwischen 1 000 000 und 200 nm des elektromagnetischen Spektrums. Sie schließt also – neben dem sichtbaren Licht – auch infrarote und ultraviolette Strahlung mit ein.

9.2 Das elektromagnetische Spektrum

Als Spektrum werden die von einer Quelle ausgehenden Strahlungen, die sich aus solchen verschiedener Wellenlängen zusammensetzen, definiert. Die optische Strahlung macht lediglich einen kleinen Teil des gesamten elektromagnetischen Spektrums aus, welches Strahlen mit einer Wellenlänge von einigen Kilometern bis zu billionstel Millimetern beinhaltet. Die elektromagnetischen Wellen sind Schwingungen des elektrischen und auch des magnetischen Feldes. Sie breiten sich – unabhängig von ihrer Wellenlänge – in Luft (und im Vakuum) mit einer einheitlichen Geschwindigkeit von 300 000 Kilometern pro Sekunde aus (Lichtgeschwindigkeit). Der Unterschied der einzelnen Strahlungen liegt in der Frequenz: *Je größer die*

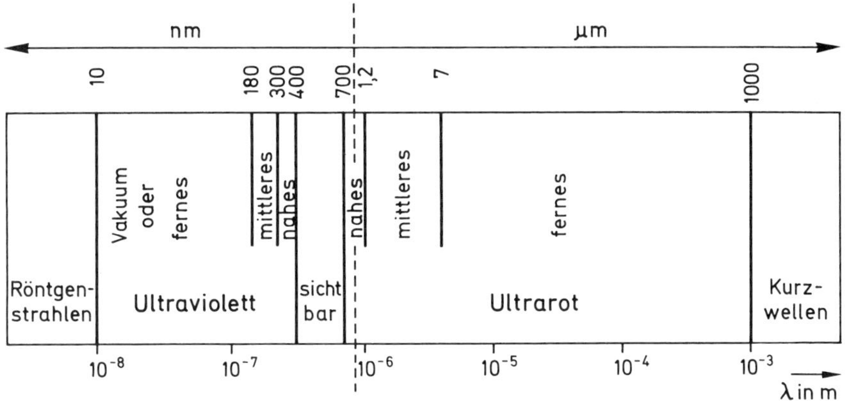

Abb. 135: Optische Strahlung und angrenzende Strahlungsbereiche.

Wellenlänge, desto kleiner die Frequenz – und umgekehrt. Strahlen mit größerer Wellenlänge als der des optischen Strahlungsbereichs werden in der Medizin zur Elektrotherapie, solche mit kürzerer Wellenlänge u.a. in der Röntgendiagnostik und -therapie verwendet *(Abb. 135)*.
Nicht nur hinsichtlich der differenten Frequenzbereiche, sondern ebenso wegen der unterschiedlichen biologischen Effekte wird die optische Strahlung in drei Abschnitte – allerdings mit fließenden Grenzen – eingeteilt:

Infrarot C (IRC)	Wellenlänge	10^6	bis 3000 nm
Infrarot B (IRB)		3000	bis 1400 nm
Infrarot A (IRA)		1400	bis 780 nm
Sichtbares Licht		780	bis 380 nm
Ultraviolett A (UVA)		380	bis 315 nm
Ultraviolett B (UVB)		315	bis 280 nm
Ultraviolett C (UVC)		280	bis 200 nm

Das als weiß wahrgenommene helle Sonnenlicht (= sichtbares Licht) besteht aus einer kontinuierlichen Zusammensetzung von Strahlen unterschiedlicher Wellenlänge. Zerlegt man dieses Spektrum – z. B. mit Hilfe eines Glasprismas –, so erkennt man wie beim Regenbogen unterschiedliche Farben. Vom langwelligen Bereich des sichtbaren Lichts zum kurzwelligeren hin sind dies Rot-Orange-Gelb-Grün-Blau-Violett.
Infrarot (auch als Ultrarot bezeichnet) umfaßt Strahlen, deren Wellenlänge sich auf der langwelligen Seite dem sichtbaren Spektrum anschließen, während Ultraviolett diejenigen Wellenbereiche umschließt, die jenseits des sichtbaren Violetts liegen. Obwohl Infrarot- und Ultraviolett-Strahlen nicht vom Auge wahrgenommen werden können, werden diese Bereiche ebenfalls der optischen Strahlung zugerechnet.

9.3 Physikalische Grundlagen der Strahlung

Wie Flüssigkeitswellen weisen auch elektromagnetische Wellen eine Reihe spezifischer Eigenschaften auf. Dazu zählen z. B. die *Reflexion, Interferenzphänomene* und die *Brechung*. Mit zunehmender Frequenz jedoch treten mehr und mehr Eigenschaften hervor, die von den Elementarteilchen (Photonen) der elektromagnetischen Wellen geprägt werden. Diese Erscheinungen sind zuerst im Bereich des sichtbaren Lichts zu erkennen und verstärken sich zunehmend über die UV- zur kurzwelligeren Röntgenstrahlung.

Die *Energie der elektromagnetischen Strahlung* ist abhängig von der Frequenz, sie nimmt mit ansteigender Frequenz (= abnehmender Wellenlänge) zu. Das heißt, daß das langwellige Infrarot eine geringere Energie aufweist als das sichtbare Licht, während die kurzwelligere UV-Strahlung eine höhere Energie besitzt. Diese Unterschiede prägen sich auch in der Wirkung der einzelnen Bereiche des elektromagnetischen Wellenspektrums auf die Haut aus, an welcher Infrarot lediglich Erwärmung, UV-Strahlung dagegen photochemische Prozesse erzeugt.

9.4 Die Behandlung mit Sonnenlicht – Heliotherapie

9.4.1 Die Globalstrahlung

Die Sonnenstrahlung und die mit ihr die Erde treffende sogenannte *Himmelsstrahlung* bezeichnet man zusammen als Globalstrahlung. Diese beinhaltet zu etwa 50% sichtbares Licht, 40% Infrarot-Anteile und 10% Strahlung, die dem UV-Bereich entspricht. In der *Intensität* ist die Globalstrahlung, welche die Erdoberfläche erreicht, von einer Vielzahl von Faktoren abhängig. Unter ihnen spielt die Sonnenhöhe bzw. der Einfallswinkel der Sonnenstrahlen eine große Rolle. So ist die Intensität am stärksten bei senkrechtem Sonnenstand und möglichst geringem Abstand, d. h. am Mittag, zur Zeit der Sommersonnenwende, mit zunehmender Höhenlage und Äquatornähe.

Die Strahlenintensität wird reduziert, wenn sie einen längeren Weg durch die Atmosphäre zurücklegen muß, z. B. bei niedrigem Sonnenstand durch staubgetrübte Atmosphäre, durch hohen Feuchtigkeitsgehalt der Luft und durch vollständig bedeckten Himmel. Insbesondere die kurzwelligen (UV-) Strahlen können durch starke Bewölkung eine Reduktion bis zu 80% erfahren (weshalb das Auftreten eines Sonnenbrandes bei solcher durchgehenden Wettersituation unwahrscheinlich ist). Derjenige Anteil der Globalstrahlung, der die Erde erreicht, wird hier zum Teil absorbiert und in Wärmeenergie umgesetzt. Der andere Teil wird reflektiert. Besonders helle Flächen reflektieren einen relativ großen Anteil der Strahlung, erwärmen sich selbst also geringer als dunkle, stärker absorbierende Oberflächen. Heller Sand kann bis zu 35% der auftretenden Strahlen reflektieren, frisch gefallener Schnee sogar bis zu 95%. Der sogenannte *Gletscherbrand,* d. h. das Auftreten von Verbrennungen durch übermäßige UV-Einwirkung selbst bei kurzer Expositionszeit wird dadurch verständlich.

9.4.2 Aktinischer Wirkungskomplex

Die Wirkungen der Sonnenstrahlung sind sehr komplexer Natur. Die strahlenbedingten (lat. actinicus) Effekte setzen sich zusammen aus denen der Infrarotstrahlung, des sichtbaren Lichts und der UV-Strahlen.
Während Infrarotstrahlen mit ihrer nur geringen Eindringtiefe in den obersten Hautschichten fast vollständig absorbiert und in Wärme umgewandelt werden, daneben aber keine weiterreichenden biologischen Wirkungen entfalten, zeichnen sich die UV-Strahlen durch die Auslösung spezifischer photodynamischer Effekte und weiterer sekundärer Reaktionen in der Haut aus (vergl. 9.10.3).
Das sichtbare Licht, welches nur einen Teil der optischen Strahlung ausmacht, bedingt keine direkten Einflüsse auf den menschlichen Organismus (Ausnahme: Blaulicht, 9.8.1). Indirekt ist der Mensch jedoch in seinem Wohlbefinden in erheblichem Maße von Lichtwirkungen abhängig. Sonnenlicht übt starke Einflüsse auf die Psyche aus, wirkt leistungssteigernd, die Aktivität anregend und über seine wechselnde Intensität auf die biologischen Rhythmen des Organismus mit vielfältigen, in allen Einzelabläufen auch heute noch nicht ganz geklärten Wechselbeziehungen zu vegetativnervalen und hormonalen Regulationsmechanismen. Daß auch elektromagnetische Wellen bestimmter Länge, d. h. bestimmte Farben auf den Menschen definierte psychologische Wirkungen entfalten, kommt im Rahmen der *Chromotherapie* zur Anwendung.

9.4.3 Geschichtliche Entwicklung der Heliotherapie

Die Phototherapie ist ohne die jahrtausendalten Erfahrungen mit der Heliotherapie (helios griech. = Sonne), d. h. der Behandlung mit natürlichem Sonnenlicht, nicht denkbar.
Die Bedeutung der Sonnenstrahlen für Leben, Gedeihen, Wohlbefinden und Heilung war bei vielen Völkern schon vor unserer Zeitrechnung

bekannt und brachte die Sonne häufig in den Mittelpunkt kultischer Verehrung, so im Pharaonen- und im Inka-Reich. Römische Ärzte bedienten sich der *Sonnenbäder* an windgeschützten Stellen, sogenannten *Solarien,* als therapeutischer Maßnahme. »Heilberge«, d. h. Bergeshöhen, auf denen die Sonnenstrahlen besonders intensive Wirkungen entfalten konnten, waren auch germanischen Völkern bekannt.
Nach einer Phase, in der im Mittelalter die Heliotherapie nicht geschätzt wurde, vermutlich auch die Fülle der bisherigen Erfahrungen verlorenging, wird gegen Ausgang des 18. Jahrhunderts wieder die therapeutische Bedeutung des Sonnenlichts erkannt. Es werden Unterschenkelgeschwüre den Sonnenstrahlen ausgesetzt, auch eine *Sonnenbehandlung* für Kinder mit einer Neigung zu chronisch-entzündlichen Reaktionen der Haut, man sprach damals von exsudativer Diathese, wird empfohlen. Die Erfolge bei diesen, aber auch noch anderen Erkrankungen führten u. a. zur Gründung der ersten Sonnenlicht-Heilstätte 1855 in Bled (Jugoslawien) durch den Schweizer Färbereibesitzer *Rikli* (1823–1906). Um die Jahrhundertwende fand die Heliotherapie in Verbindung mit den besonderen klimatischen Reizen dieser Regionen bevorzugt in der Schweiz (u. a. Davos), aber auch an den norddeutschen Meeresküsten eine zunehmende Verbreitung. Insbesondere die seinerzeit medikamentös noch unbeeinflußbare Knochen- und Gelenktuberkulose, aber auch die Hauttuberkulose, chronische Dermatosen, verminderte Widerstandskraft, vegetative Instabilität, bevorzugt in der Rekonvaleszenz, sowie zur Entwicklungsanregung bei schwächlichen Kindern und Jugendlichen, später ebenfalls die Rachitisprophylaxe bei Säuglingen und Kleinkindern waren die bevorzugten Indikationen der ärztlich verordneten Heliotherapie.

9.4.4 Heutige Bedeutung der Heliotherapie

Wenn auch die Erfolge der modernen Medizin in Prophylaxe, Pharmakotherapie und Chirurgie eine Sonnenlichtbehandlung bei manchen der oben angeführten Leiden überflüssig gemacht oder zur lediglich adjuvanten Behandlung zurückgestuft haben, so konnte die Heliotherapie im Rahmen der Klimakuren ihren Platz behaupten. Sie ist für eine ganze Reihe von Krankheiten und Befindensstörungen auch weiterhin ein unverzichtbarer Bestandteil einer zumeist ganzheitlich ausgerichteten Behandlung zur Stärkung der Widerstandskraft, Förderung der Rekonvaleszenz und Aktivierung vegetativer oder hormoneller Regulationsabläufe.

9.5 Therapie mit Infrarot

Der Wärmeeffekt der Globalstrahlung wird ausgelöst durch Absorption von Infrarot-Strahlen des Sonnenspektrums. Unabhängig vom Sonnenlicht benutzt man heute Wärmestrahlen mit unterschiedlicher intensiver Strahlenemission im entsprechenden Wellenbereich zur Infrarot-Wärmebehandlung.

9.5.1 Dunkelstrahler

Die früher meist zur Infrarot-Therapie benutzten besonderen Glühbirnen finden heute nur noch geringe Verwendung. Sie besitzen eine Kohlefadenglühwendel, die sich bei Stromdurchfluß auf ca. 1000 Grad Celsius erhitzt und als Strahlungsquelle neben sichtbarem Licht einen deutlich höheren Anteil von Infrarot-Strahlen aussendet als die gemeinhin verwendeten Glühbirnen. Eingesetzt werden diese Spezialglühbirnen noch in den als »*Lichtkasten*« oder »*Lichtbügel*« bezeichneten Geräten, die für Teillichtbäder Verwendung finden.

Ebenso finden sich diese besonderen Glühbirnen – nicht selten in Kombination mit Heizspiralen – in *Vollglühlichtbädern*. Das sind tonnenförmige Kästen, in denen der Patient sitzen kann. Lediglich der Kopf ist außerhalb des Gerätes. Wie beim *Teilglühlichtbad* läßt sich auch im Vollglühlichtbad die Temperatur je nach der Anzahl der eingeschalteten Strahlungsquellen variieren.

Diese Einrichtungen zählen, ebenso wie die »Heizsonnen« – bei denen Draht-Heizspiralen, umgeben von Keramikringen, zum Glühen gebracht werden –, zu den Dunkelstrahlern. Diese werden so bezeichnet, weil sie nur dunkelrot glühen (vergleichbar den Badezimmerwärmestrahlern) und vorwiegend langwelliges Infrarot C, von etwa 3000 nm Wellenlänge aussenden.

Gleiches gilt auch für die Infrarot-*Großflächenstrahler*, deren Widerstandsdrähte auf Keramik oder deren leitende Keramikstäbe sich auf 700–1000 Grad Celsius erhitzen können *(Abb. 136a)*. Das langwellige Infrarot hat nur eine begrenzte Eindringtiefe in die Haut, wird schon in den oberen Hautschichten in Wärme umgesetzt, kann von dort infolge ungenügenden Abtransports nicht entsprechend fortgeleitet werden und führt deshalb relativ rasch zu einem lokalen Wärmestau und ggf. zu unangenehmen Hitzeempfindungen.

Es wäre jedoch verkehrt, aus diesen vorwiegend theoretisch begründeten Hinweisen einen grundsätzlichen, die therapeutische Wirksamkeit berüh-

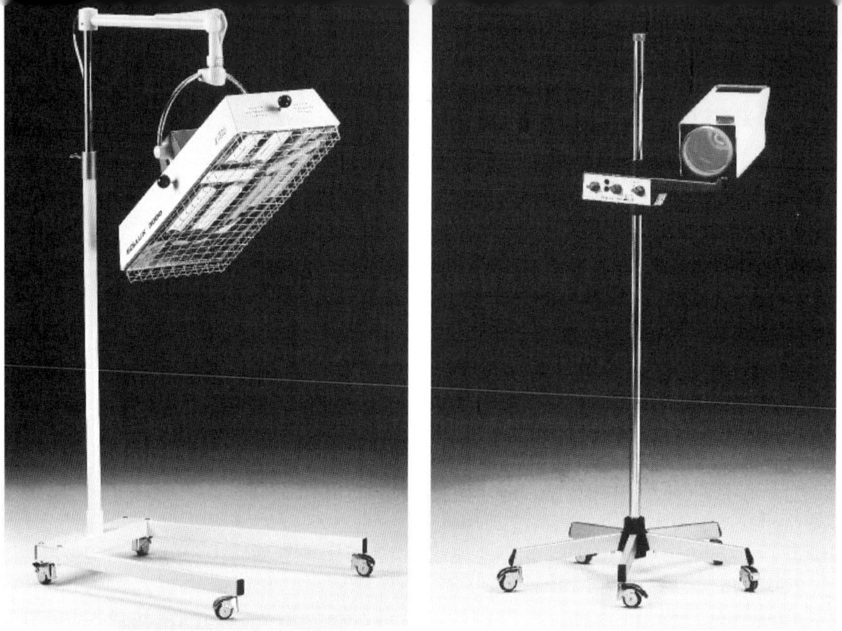

a) b)

Abb. 136: **a)** Infrarot-Großflächenstrahler »Sollux 3000«. **b:** Universelles Infrarot-Bestrahlungsgerät für die Praxis (IR-A), Stativgerät. (Werkfotos Heraeus).

renden Unterschied zwischen Dunkel- und Hellstrahlern postulieren zu wollen. Im Grunde lassen sich Hitzegefühl oder andere lästige Sensationen durch Variationen der Dosierung (Abstand/Zeit) praktisch ausschalten oder gering halten.

9.5.2 Hellstrahler

Diese senden ein gegenüber den Dunkelstrahlern verändertes Infrarot-Spektrum aus. Die Strahler sind gasgefüllte Glühlampen, deren Wolframdraht-Glühwendel bis auf 2700 Grad Celsius erhitzt wird (Hochtemperaturstrahler) und die einen bis 95% hohen Infrarot-A-Anteil neben ca. 5% sichtbarem Licht emittieren. Infrarot-A-Strahlen weisen eine etwas größere Eindringtiefe als diejenigen des Infrarot-C auf (die durch feuchtigkeitshaltige oberflächliche Hautschichten stärker absorbiert werden); sie erreichen die Subkutis und das subpapilläre Gefäßnetz. Die bei ihrer Absorption entstehende Wärme wird deshalb rascher über den Blutweg verteilt, so daß eine mögliche Hitzebelästigung bei Verwendung von Hellstrahlern und bei Einhaltung der üblichen Dosierungsbedingungen relativ selten empfunden wird.

Hellstrahler finden üblicherweise in *Infrarot-Lampen* zur lokalen Wärmebehandlung Verwendung. Zu den bekanntesten Infrarot-Hellstrahlern zählen die Sollux-Lampe (Hanau) *(Abb. 136b)*, die Infraphil-Lampe (Philips) und der Theratherm-Strahler (Osram).

Bei diesen Lampen wird der blendende, grelle Anteil des sichtbaren Lichts entweder durch rotes Kolbenglas der Glühbirne oder durch ein vorgeschaltetes rotes Filterglas reduziert.

9.5.3 Wirkung der Infrarotstrahlung

Auch bei Infrarotapplikation beobachtet man, ähnlich wie bei von außen zugeführter Wärme und in Abhängigkeit von der Absorptionsgröße, zunächst im Einstrahlungsgebiet eine in kurzer Zeit auftretende Hyperämie. Diese kann, abhängig von der Dosierung, das Ende der Bestrahlung bis zu einer Stunde überdauern.

Die zunächst oberflächliche Durchblutungssteigerung führt zum Abtransport von Stoffwechselschlacken und damit auch zur Resorption von Ergüssen oder Exsudaten. Ferner verbessert sie durch vermehrten Antransport von Sauerstoff und körpereigenen Abwehrprodukten nicht nur die lokale Gewebstrophik, sondern kann auch zur Bekämpfung umschriebener subakuter und chronischer Entzündungsprozesse beitragen. Hochakute Entzündungen, z. B. oberflächliche Abszesse dagegen, können durch Infrarot-Bestrahlung zum »Reifen« gebracht werden.

Ein weiterer, gern genutzter Effekt der Thermotherapie ist die nerval-reflektorische Einflußnahme. Einmal läßt sich die sedierende, schmerzlindernde Wirkung der Wärme ausnutzen, zum anderen wirkt die in der Haut entstandene Wärme auf die Nervenleitgeschwindigkeit und weitere nervale Parameter. Aus diesem Grunde wird gern einer gezielten Reizstromtherapie eine Erwärmung mit Infrarot vorgeschaltet. Die reflektorischen Auswirkungen, die von der Erwärmung verschiedener Regionen der Körperdecke ausgehen, lassen sich nicht nur zur Beeinflussung segmental zugehöriger Eingeweideorgane, etwa im spasmolytischen Sinne, einsetzen, sondern ermöglichen auch eine Tonusminderung verspannter Muskulatur. Gerade der letztgenannte Effekt wird in der Praxis häufig genutzt, indem bei entsprechend bedingten Muskelbeschwerden der Massage eine synergistisch wirkende Infrarot-Bestrahlung vorgeschaltet wird. Vereinzelt wird auch mit dem Hinweis darauf, daß die vorangehende Erwärmung und die dadurch bedingte Verquellung der Haut die genaue Palpation bei der nachfolgenden gezielten Massage erschwere, einer Wärmetherapie *nach* der Massage das Wort geredet. Die Entscheidung, ob eine Infrarot-Bestrahlung vor oder nach einer Massage den nachhaltigeren Effekt hat, ist aber wissenschaftlich begründet noch nicht getroffen, so daß bei der Beantwortung dieser Frage die eigene Erfahrung ausschlaggebend bleiben sollte.

9.5.4 Allgemeine Hinweise zur Behandlung und Dosierung

Insbesondere bei der Behandlung hyperton-muskulärer Beschwerden, z. B. Lumbalgien, ist auf eine entsprechende Lagerung des Patienten während der Bestrahlung zu achten. Falls dazu erforderlich, sind *Lagerungshilfen* einzusetzen (Rollen, Schaumstoffpolster etc.). Der Patient ist darauf hinzuweisen, daß er seine Position nicht verändern darf, damit ein Kontakt mit dem Strahler unbedingt vermieden wird. Bei Bestrahlung des Gesichts sind die Lider geschlossen zu halten, bei längerer bzw. intensiver Infrarot-Einwirkung sollten die Augen mit einer Mullauflage bedeckt werden. Diese Vorsichtsmaßnahme, die nicht nur der Vermeidung einer Austrocknung der Hornhaut dienen soll, beruht auf der Erfahrung, daß bei langjähriger beruflicher Exposition gegenüber Wärmestrahlen (z. B. bei Glasbläsern) die Augenlinsen mit Trübungen (Katarakt) reagieren können.
Die *Dosierung* richtet sich ausschließlich nach dem subjektiven Wärmeempfinden des Patienten. Die Intensität der Strahlung ist abhängig vom Abstand Strahler – Körperdecke und verhält sich dabei umgekehrt proportional zur Entfernung. Zweckmäßigerweise prüft der Behandler zunächst mit seinem eigenen Handrücken die Intensität der Strahlung und reguliert die Entfernung entsprechend der gewünschten Wirkung (milde oder kräftige Wärmeempfindung) für den Patienten ein.
Bestehen im Bestrahlungsfeld *Sensibilitätsstörungen,* ist äußerste Zurückhaltung mit einer Infrarot-Bestrahlung geboten, damit bei der nicht selten gleichzeitig bestehenden Regulationsschwäche der Hautdurchblutung keine Verbrennungen auftreten. Sorgfältige Intensitätsaustestung – nur milde Dosis! – durch den Behandler und häufige Kontrolle während der Anwendung sind in solchem Fall zwingend!
Die Behandlungsdauer beträgt üblicherweise 10 bis 20 Minuten. Sie darf, wenn für erforderlich gehalten, auf 30 Minuten und darüber ausgedehnt werden. Die Anwendungshäufigkeit kann – ebenfalls abhängig von der Indikation, aber auch von äußeren Faktoren – zwischen mehrfach täglich bei akuten Reizzuständen (allerdings nur über einen begrenzten Zeitabschnitt) bis zu 2 bis 3mal pro Woche über ein bis zwei Monate bei chronischen Beschwerdebildern schwanken.

9.6 Indikationen

Sie lassen sich unter folgenden Gesichtspunkten zusammenfassen:

Erwärmung und Durchblutungsförderung

- reflektorisch-segmentale Beeinflussung zur Muskeltonusminderung vor einer Massage bei Verspannungen, zur Senkung des Tonus der glatten Muskulatur bei schmerzhaften, insbesondere spastischen Zuständen von Eingeweideorganen;
- subakute und chronische, auch rheumatische Entzündungsprozesse (im Sinne der Schmerzlinderung, Entzündungsdämpfung und Resorption von Ergüssen oder – im HNO-Bereich – zur Sekretverflüssigung);
- akute eitrige oberflächliche Entzündungen (zur Reifung des Abszesses);
- posttraumatische Zustände (wenn eine Blutungsgefahr nicht mehr besteht, gewöhnlich ab dem Tag nach dem Trauma);
- lockernde Wirkung der Wärme auf fibröse Veränderungen der Haut, z. B. Narben oder Sklerodermie (Vollglühlichtbad).

9.7 Kontraindikationen

Infrarot-Bestrahlungen sind *nicht angezeigt* bei solchen Prozessen, bei denen Wärme allgemein verschlimmernd wirken würde:

- arterielle periphere Durchblutungsstörungen, z. B. ab Stadium Fontaine IIb
- frische Blutungen
- Kollapsneigung bei Kreislaufinsuffizienz
- akute Infekte und nicht oberflächliche akute Entzündungen, z. B. aktivierte Arthrose, frischer Schub einer progredient chronischen Polyarthritis.

9.8 Therapie mit sichtbarem Licht

Auf die Behandlung mit bestimmten Farben des sichtbaren Lichts, auf die sogenannte *Chromotherapie*, kann an dieser Stelle nicht weiter eingegangen werden, da – bis auf die Behandlung mit Blaulicht – hierbei nicht primär reproduzierbare biologische, sondern ausgeprägte psychologische Effekte den Erfolg bestimmen.

9.8.1 Blaulicht

Seit gut 40 Jahren ist bekannt, daß man bei vielen – allerdings nicht allen – Neu- und Frühgeborenen mit einem ausgeprägten Icterus neonatorum durch eine frühzeitig einsetzende und täglich mehrstündige Blaulichtbestrahlung (z. B. Sollux-Lampe mit Blaulichtfilter) den erhöhten Bilirubinspiegel im Serum senken kann. Die Wirkung beruht darauf, daß das Blaulicht mit einer Wellenlänge zwischen 420 und 480 nm eine Photooxydation des Bilirubins bedingt und es damit in wasserlösliche, ungiftige und vom Körper ausscheidbare Substanzen umwandelt.

9.9 Laser-Therapie

Seit etwa 30 Jahren macht die Behandlung mit besonderem Licht zunehmend von sich reden, die mit der Bezeichnung »Laser-Therapie« belegt ist. Das Wort »Laser« ist eine Abkürzung für »ligth amplification by stimulated emission of radiation«.

Laser-Licht weist folgende Besonderheiten auf: *Monochromasie* und *Kohärenz.*

Monochromasie besagt, daß die künstlichen Lichtquellen nur Licht eines sehr schmalen Wellenbereiches des Lichtspektrums, d. h. einer eng definierten Wellenlänge emittieren. Kohärenz bedeutet, daß alle Atome der Lichtquelle die Lichtwellen phasengleich aussenden.

Kohärentes Licht ist besonders gut zu fokussieren und weist nur eine minimale Divergenz auf. Die Fokussierung bedeutet aber auch, daß durch kohärentes Licht hohe Energiedichten auf kleine Flächen gebündelt werden können. Die Energiedichte kann so hoch sein, daß bestimmtes Laser-Licht sogar lokal Temperaturen bis zu 500 Grad Celsius erzielen und gewebszerstörend wirken kann.

Solche Laser mit hoher Leistungsdichte werden in der Medizin nicht nur zur Zerstörung von Krebsgeschwülsten oder zur Durchtrennung von Geweben, sondern auch zur Blutstillung (Verkochung) eingesetzt.

Neben diesen »*Power-Lasern*« werden gerade für den Bereich der Physikalischen Therapie Laser mit sehr niedriger Leistungsdichte empfohlen. Sie werden als *Soft-Laser* oder als *athermische Laser* bezeichnet. Ihre Leistungsdichte ist so niedrig, daß eine Gewebserwärmung unter ihrem Einfluß weder subjektiv wahrgenommen noch objektiv meßtechnisch registriert werden kann. Dennoch wird den Soft-Lasern von deren Befürwortern bei einer Vielzahl von Indikationen eine günstige Wirkung zugeschrieben. Die bisher dazu vorgelegten Kasuistiken haben aber kontrollierten Studien nicht standgehalten. Die vielfach behauptete Eindringtiefe für bestimmte Soft-Laser (bis zu 8 cm) ist irreführend, denn Laser-Licht unterscheidet sich in seinem Absorptionsverhalten nicht vom sichtbaren Licht. Berechnungen unter Berücksichtigung der physikalischen Konstanten sprechen dafür, daß

in 1 cm Gewebstiefe nur weniger als 1% der Anfangsintensität des Soft-Lasers ankommen dürfte.
Für gepulstes Laser-Licht wird auch die Bezeichnung *Mid-Laser* benutzt. Es handelt sich dabei allerdings nicht um einen Laser mit mittlerer Energie, sondern um einen gepulsten Laser mit höherer Impulsspitzenleistung, die jedoch durch die äußerst kurze Impulsdauer bei sehr großer Pausenzeit effektiv in den Leistungsbereich des Soft-Lasers zurückgestuft wird.

9.10 Therapie mit Ultraviolettstrahlen

9.10.1 Geschichtliche Entwicklung

Der biologisch bedeutsamste Teil des Sonnenspektrums, die ultraviolette Strahlung, wurde 1801 von *Ritter* entdeckt. Aber erst neun Jahrzehnte später wurde die Medizin auf diesen Spektralbereich als therapeutische Hilfe aufmerksam. Der dänische Arzt *Finsen* erkannte 1890 zuerst die keimtötende Wirkung bestimmter Anteile des Lichts und führte wenig später die Bestrahlung mit dem Spektrum der *Kohlebogenlampen* in die Therapie der Hauttuberkulose ein. Auch wenn ihm damit bahnbrechende Erfolge versagt blieben, so regte er doch die Entwicklung künstlicher Strahler mit verschiedenen Wellenbereichen an. Im Verlauf dieser Bestrebungen wurde 1911 durch *Bach* und *Nagelschmidt* die sogenannte *Höhensonne*, eine Quecksilberhochdrucklampe (s. 9.10.2) entwickelt, deren Spektrum einen hohen, den des Sonnenlichts deutlich übertreffenden UV-Anteil (vorwiegend UVB) besitzt *(Abb. 137)*.

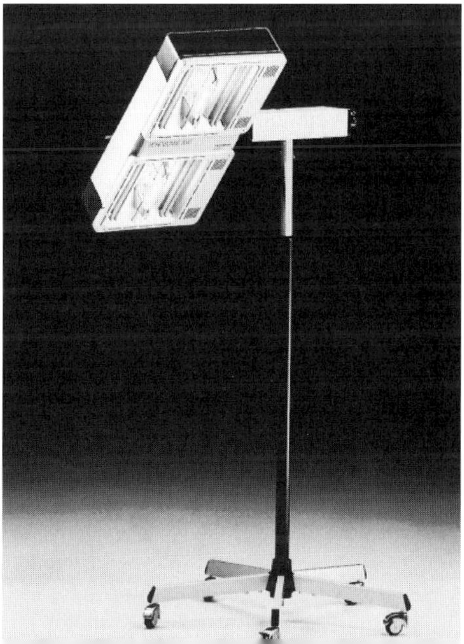

Abb. 137: Therapiegerät zur UV-Bestrahlung (Höhensonne 3040). Fahrbares Stativmodell mit zwei lang- und zwei mittelwelligen UV-Strahlern sowie acht Infrarotstrahlern. (Werkfoto Heraeus)

Über die guten Einflüsse der »Höhensonnen«-Bestrahlung auf die Rachitis, besonders in der Prophylaxe dieses Leidens, berichtete 1919 der Berliner Kinderarzt *Huldschinsky.* 1925 gelang es *Windaus* und *Pohl* diesen Effekt aufzuklären: Unter der Einwirkung von UV-Strahlen kommt es zu einer Umwandlung des mit dem Hautcholesterin gekoppelten Ergosterins in Vitamin D 2. Darüber hinaus werden unter UV-Einfluß, wie man später erkannte, noch weitere D-Vitamin-Vorstufen in wirksame Endstufen überführt, z. B. das 7-Dehydrocholesterin in der Haut zu Vitamin D 3.
Die Rachitisprophylaxe durch Einsatz künstlicher Strahlungsquellen besitzt allerdings keine Bedeutung mehr, die entsprechende Prophylaxe erfolgt heute einerseits durch Verabreichung von D-Vitaminen und andererseits durch natürliche Exposition der Säuglinge gegenüber dem Sonnenlicht.
Dennoch bleiben für eine UV-Behandlung noch eine Vielzahl von Indikationen (s. 9.11); insbesondere in der Dermatologie hat die UV-Bestrahlung ihren Platz nicht nur behaupten, sondern noch erweitern können *(Abb. 138a).*

9.10.2 Ultraviolettstrahler

Für Therapie und Prophylaxe ist eine Vielzahl von Ultraviolettstrahlern am Markt, deren Grundtypen kurz geschildert werden sollen.
Quecksilberhochdrucklampen arbeiten nach folgendem Prinzip: In einem geschlossenen Quarzrohr wird bei einem Dampfdruck von 100 Torr durch elektrische Spannung eine kleine Menge Quecksilber über Wolframelektroden zum Verdampfen gebracht. Es entsteht dabei ein Quecksilber-Lichtbogen, der neben 15% sichtbarem Licht und 61% Infrarot auch eine erhebliche Dosis Ultraviolett, und zwar im Mittel 7,5% UVA, 8,5% UVB und 8% UVC aussendet. Es sind aber auch Lampen mit abweichender Spektralverteilung verfügbar.
Auch die für besondere dermatologische Indikationen zur intensiven Kontaktbestrahlung kleiner Bezirke benutzte *Kromayer-Lampe* ist eine – allerdings wassergekühlte – Quecksilberhochdrucklampe.
Bei *Impuls-Quarzlampen* ist die Strahlungsintensität zwar erhöht, die Bestrahlungszeit jedoch auf wenige Sekunden zurückgenommen worden. Sie eignen sich besonders für die – zumeist prophylaktische – Behandlung größerer Patientengruppen.
Die in ihrer Form den Leuchtstoffröhren vergleichbaren *Quecksilberniederdrucklampen* geben zumeist ein UV-Spektrum ab, dessen UVA-Anteil relativ hoch, derjenige des UVB dagegen gering ist. Der gewöhnlich ebenfalls recht hohe UVC-Anteil wird jedoch durch die Glaswandung abgefil-

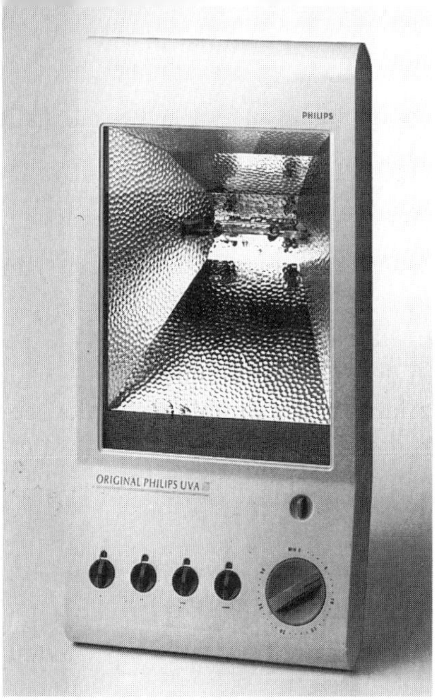

a)

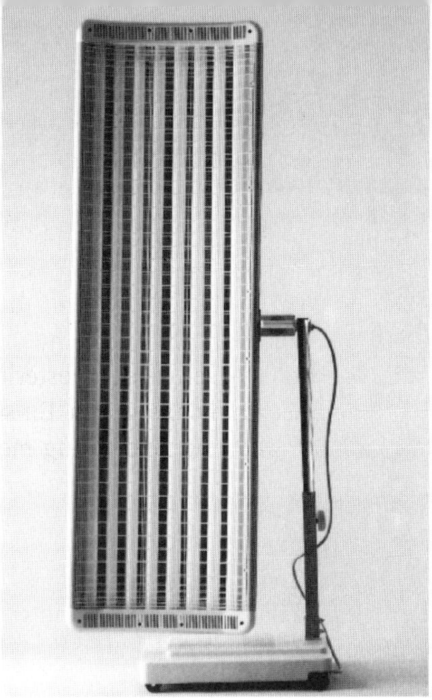

b)

Abb. 138a: UVA-Bestrahlungsgerät.
Abb. 138b: UVA-Großflächenbestrahlungsgerät. (Werkfotos Philips)
Abb. 138c: Ganzkörperbestrahlungseinrichtung (Sonnenbank).

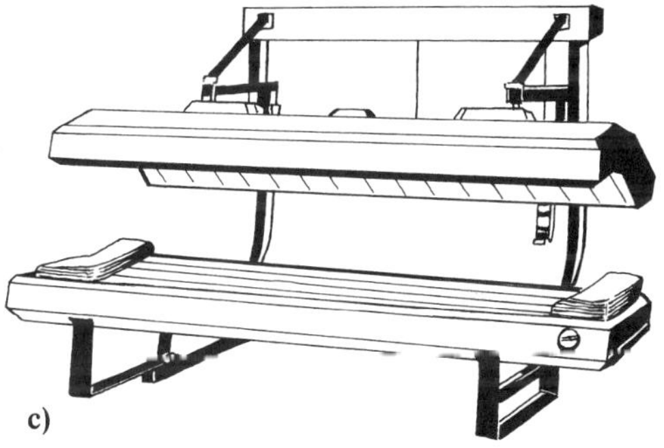

c)

tert. Diese stabförmigen Lampen finden bevorzugt in *Bestrahlungsbänken* und *Solarien* Verwendung *(Abb. 138b, c)*. Die geringe Quantenenergie des UVA ermöglicht längere Bestrahlungszeiten.
In Verbindung mit photosensibilisierenden Stoffen (z. B. 8-Methoxy-Psoralen) werden die stark UVA emittierenden Quecksilberniederdrucklampen bei speziellen dermatologischen Indikationen (z. B. Psoriasis) als *PUVA-Therapie* (im Sinne einer Photochemotherapie) eingesetzt. Das Verfahren führt zu einer selektiven Hemmung der m-RNS (Messenger-Ribonukleinsäure) und zur Hemmung der lokalen Enzymproduktion und einer überschießenden Hautproliferation. Als SUP wird eine selektive Ultraviolett-Phototherapie (Wellenlängen 292–333 nm) mit einem zusätzlichen hohen Anteil UVA bezeichnet.

9.10.3 Biologische Wirkungen

UVA-Strahlen haben je nach ihrer Wellenlänge eine unterschiedliche Energie (je kürzer die Wellenlänge, desto größer die Energie), die wiederum deutlich voneinander abzugrenzende Wirkungen am lebenden Organismus hervorruft.
Zunächst imponieren bei Exposition der Haut gegenüber UV-Strahlen die sichtbaren Veränderungen: Pigmentierung und Erythem *(Abb. 139).*
Durch UVA kommt es zunächst zur sogenannten *Sofortpigmentierung.* Diese beruht auf einer UVA-bedingten Stimulierung der Melanozyten und tritt schon innerhalb einer Stunde auf, blaßt jedoch im Verlauf von 24 Stunden deutlich wieder ab.
Die Sofortpigmentierung weist im Gegensatz zur fahlbraunen Spätpigmentierung eine mehr rötlichbraune Färbung auf. Sie entsteht, indem unter UV-Einwirkung das helle *Melanin* in den *Melanozyten* unter Mitwirkung des Blutsauerstoffs in eine dunkle Form überführt wird.
Der Schwellenwert für die Ausbildung des Sofortpigments wird herabgesetzt und damit der Bräunungsgrad erhöht, wenn Wärme und UV-Strahlen gleichzeitig auf die Haut wirken. Das ist beim Sonnenlicht der Fall, kann aber auch bei künstlichen Strahlungsquellen durch kombinierten Einsatz

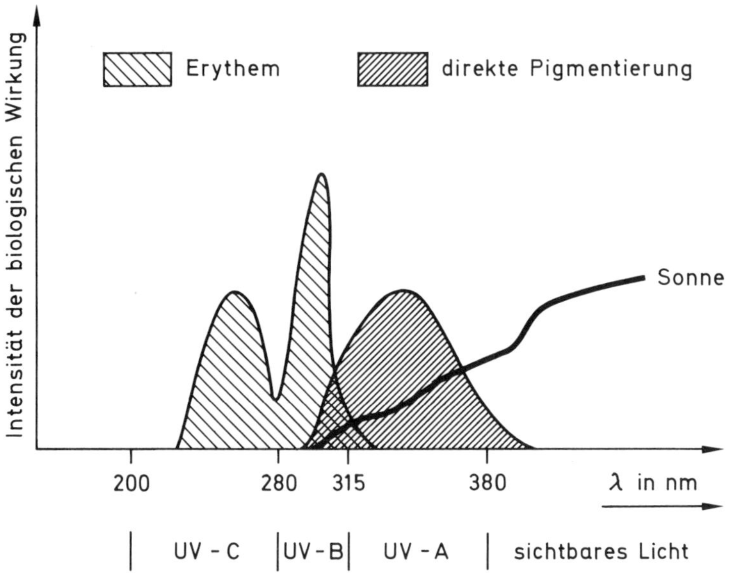

Abb. 139: Die Wirkungskurven zeigen die Stärke der Erythembildung und der direkten Sofortpigmentierung für die einzelnen Wellenlängenbereiche auf. (Nach Schultze)

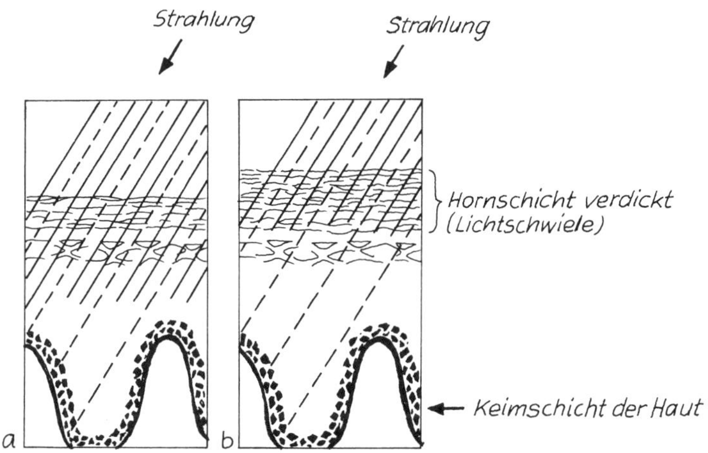

Abb. 140: UVA und UVB durchdringen die Hornschicht der unbesonnten Haut (a) in wesentlich stärkerem Umfang als nach Ausprägung einer Lichtschwiele (b). (Nach Schultze)

von UV- und Infrarotstrahlen bewirkt werden. Dementsprechend sind viele Bestrahlungsgeräte mit zusätzlichen Infrarotlampen ausgestattet *(Abb. 137)*.

Erythembildung (»Sonnenbrand«) und *Spätpigmentierung* beruhen auf der Einwirkung von UVB. Abhängig von der Strahlendosis kommt es zu einer Hautreizung oder – im Extremfall – zu einer Hautentzündung. Induziert wird dies durch die Freisetzung *histaminähnlicher Substanzen* beim Abbau von Proteinen und Aminosäuren unter der Strahleneinwirkung. Es bildet sich nach einer Latenzzeit von mehreren Stunden ein Erythem aus, dem sich bei entsprechend intensiver Strahlenexposition ein interstitielles Ödem bis hin zur Epidermolyse zugesellen kann.

Einem Erythem, das ohne stärkere Hautreizung entstand, folgt nach etwa zwei bis drei Tagen eine indirekte sogenannte Spätpigmentierung. Hierbei handelt es sich um eine Pigmentneubildung, die an der Grenze zwischen Keim- und Kapillarschicht durch Umwandlung von Tyrosin in Melanin unter UVB-Einfluß erfolgt.

Zwar weist auch UVC eine starke erythembildende Wirkung auf, doch erreicht das natürliche UVC der Globalstrahlung infolge Absorption in der Atmosphäre die Erde nicht. Das in künstlichen UV-Strahlern erzeugte UVC wird überwiegend in der Glaswandung abgefiltert.

Auf besondere UVC-erzeugende Quecksilberniederdrucklampen, deren Strahlung zur Raumdesinfektion eingesetzt wird, braucht an dieser Stelle nicht weiter eingegangen zu werden.

Mit wiederholter UV-Exposition wird die Empfindlichkeit der Haut reduziert. Dieser Effekt beruht einmal auf der zunehmenden Pigmentierung, besonders aber auf der unter dem Strahlungseinfluß sich in 3–4 Wochen einstellenden Verdickung der Hornschicht. Es bildet sich eine sogenannte *»Lichtschwiele«* aus *(Abb. 140)*. Dies bedingt, daß sich im Verlauf einer UV-Behandlungsserie die *Erythemschwellenzeit* zunehmend erhöht. Es erfolgt also eine *Adaptation* der Haut an den UV-bewirkten Reiz. In der verdickten Hornschicht werden UVB (und der gelegentlich die Haut treffende Anteil von UVC) weitgehend absorbiert. Die Pigmentschicht erreicht dann nur noch das UVA. Dementsprechend tritt nach wiederholter und dosierter UV-Bestrahlung und nach Ausprägung der »Lichtschwiele« eine Erythembildung nicht mehr auf, eine therapeutische UV-Wirkung ist dann nicht mehr zu erwarten (Chronische Lichtschäden s. 9.12).
Auf die nicht allein auf die Haut beschränkten, sondern allgemeinen biologischen Wirkungen der UV-Strahlen, z. B. bei der Rachitisprophylaxe oder in Verbindung mit photosensibilisierenden Substanzen, wurde bereits hingewiesen (s. 9.10.1).
Darüber hinaus wird dem UV-Licht noch eine Vielzahl weiterer, nicht an der Haut erkennbarer *Allgemeinreaktionen* zugesprochen. Manche dieser Reaktionen sind aus Einzeluntersuchungen bekannt und reproduzierbar, ihre Übertragung in das Gesamtwirkungsspektrum des UV-Lichts jedoch bleibt teilweise noch hypothetisch, scheint aber andererseits durch therapeutische Erfolge bestätigt zu sein.
So wird der UV-Exposition eine Wirkung auf das Vegetativum im weitesten Sinne zugesprochen. Wiederholte UVB-Bestrahlung führt zu einer Änderung der vegetativen Kreislaufregulation, die einem körperlichen Training vergleichbar ist, Ruhe- und Belastungsfrequenz nehmen ab.
Bei entsprechender Dosierung löst das Hauterythem eine Reihe von Allgemeinwirkungen aus, die über eine Aktivierung der *körpereigenen Fermentsysteme* zur Steigerung der Produktion von Abwehrstoffen sowie der Phagozytosefähigkeit der weißen Blutkörperchen und dadurch zur verbesserten *Infektabwehr* führen.
Ebenso ist eine Steigerung der allgemeinen Leistungsfähigkeit durch UV-Licht bekannt und wird u. a. in der Therapie, aber auch in der Sportmedizin genutzt.
Als sekundäre Wirkung des UV-Lichts wird auch eine Stimulierung der Hypophyse beobachtet.
Ebenfalls im Sinne einer Allgemeinwirkung ist der juckreizlindernde Effekt anzusehen, der bei niereninsuffizienten Kranken nach UVB-Anwendung, nicht nur lokal auf den Behandlungsbereich beschränkt, auftritt.

Auch eine schwache, nicht zum Erythem führende UV-Bestrahlung läßt über eine Einflußnahme auf das Zentralnervensystem eine gewisse beruhigende Wirkung erkennen.

9.10.4 Anwendung und Dosierung

Zumeist wird eine *Ganzkörperbestrahlung* durchgeführt. Dabei ist besonders darauf zu achten, daß mit der UV-Behandlung möglicherweise in Zusammenhang zu bringende Gefährdungen von vornherein ausgeschlossen werden.
Wichtig ist der konsequente Schutz der Augen, der durch Brillen mit dunklem Glas und seitlich exaktem Abschluß erfolgt.
Zu berücksichtigen ist nicht nur ein exakter Strahlerabstand, sondern ebenso die genaue Einhaltung der Bestrahlungszeit. Letztere wird erleichtert durch eine automatisch abschaltende Zeituhr.
Eine Quecksilberhochdrucklampe darf erst dann auf den Körper gerichtet werden, wenn die sogenannte *Einbrennzeit* des Brenners, die etwa 3 Minuten beträgt, abgelaufen ist. Da die Brenner im Laufe der Zeit altern, ihre Intensität damit abnimmt, muß – um mögliche Überdosierungen durch einen neuen Brenner zu vermeiden – während einer Behandlungsserie stets das gleiche UV-Gerät benutzt werden. Nach ca. 800–1000 Betriebsstunden ist der Brenner gegen einen neuen auszutauschen.
Dringend anzuraten ist es, vor der Behandlungsaufnahme den Patienten auf die Besonderheiten (z. B. Hautrötung) und mögliche Gefahren der UV-Behandlung (bei Entfernen der Schutzbrille oder Veränderung des Haut-Strahlerabstandes) hinzuweisen.
Bezüglich der *Dosierung* ist die individuelle Toleranz zu berücksichtigen. Es ist bekannt, daß rothaarige, auch blonde Personen erheblich stärker auf Licht-(UV-)Einflüsse reagieren. Ebenso ist feuchte Haut empfindlicher als trockene. Körperpartien mit stärkerer Hornschicht reagieren geringer als andere Bereiche. Allgemein erweisen sich Bauch- und Lendenregion am empfindlichsten. In der abnehmenden Empfindlichkeitsskala folgen Brust, Rücken, Gesicht und Beugeseiten der Extremitäten. Dann kommen die Streckseiten und am geringsten empfindlich erweisen sich Fußsohlen und Handflächen.
Bei der Therapie kommt es natürlich – abhängig von der Diagnose – auf die gewünschte Reizsetzung an. Deshalb teilt man die *Erythemgrade* z. B. nach folgendem Schema ein:

Suberythem = Keine erkennbare Hautrötung (beruhigende Wirkung).

Erythem 1. Grades = Nach etwa 7 Stunden gerade erkennbare Hautrötung, relativ schwacher Reiz.

Erythem 2. Grades = Deutliche Hautrötung, auch leichte Schuppung. Der Reiz ist aber nach 2–3 Tagen wieder abgeklungen (Reizdosis).

Erythem 3. Grades = Starke Rötung und Schuppung. Haut ist heiß und ödematös geschwollen. Der Reiz hält bis zu einer Woche an, entspricht einer Verbrennung 1. Grades (Entzündungsdosis, nur für lokale Felderbestrahlung!).

Erythem 4. Grades = Sehr starke, schon innerhalb von 1–2 Stunden auftretende Rötung, Blasenbildung, Exsudation (vergleichbar einer Verbrennung 2. Grades). Nur angezeigt für lokale Felderbehandlung bei einigen besonderen dermatologischen Indikationen.

Die individuelle Empfindlichkeit, die *Erythemschwellendosis,* wird exakt vor Beginn einer Behandlungsserie mit einer sogenannten *Lichttreppe* ermittelt *(Abb. 141).* Eine UV-undurchlässige Platte mit mehreren Löchern wird auf der Haut (zumeist am Rücken) befestigt und bestrahlt. Dabei werden die einzelnen Löcher nach und nach durch eine darübergelegte Abdeckung freigegeben, so daß die Hautfelder unter diesen Löchern einer zeitlich unterschiedlichen UV-Bestrahlung ausgesetzt sind, z. B. das erste Feld 4 Min., das zweite Feld 3 Min., das dritte Feld 2 und ein viertes Feld nur eine Minute. Die Erythemschwellendosis richtet sich nach der Bestrahlungsdauer für das Feld, welches ein Erythem 1. Grades bei Ablesung nach etwa 10–12 Stunden erkennen läßt.

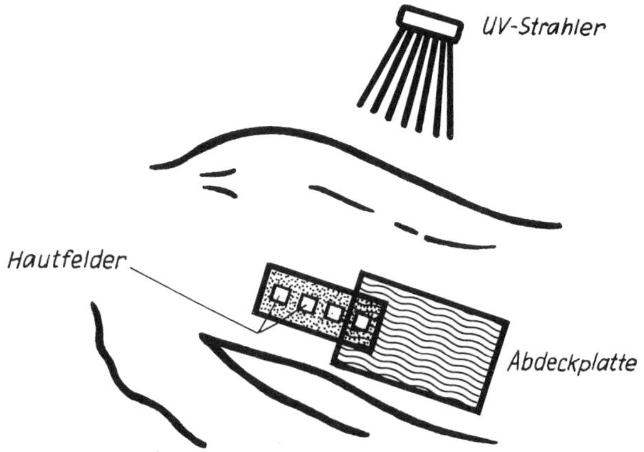

Abb. 141: Lichttreppe.

Daß durch die Entwicklung der Lichtschwiele bedingt im Verlauf einer Behandlungsserie die Bestrahlungsdauer verlängert werden muß, wurde an anderer Stelle bereits erwähnt. Die Steigerungsrate liegt im Durchschnitt bei jeweils 20–30% gegenüber der vorigen Zeitdauer.

9.11 Indikationen

Die Grundzüge des therapeutischen Einsatzes wurden bereits im Abschnitt 9.8.3 dargestellt. Deshalb werden die Indikationen an dieser Stelle nur stichwortartig aufgeführt:

- Stärkung der allgemeinen Reaktionslage, insbesondere der Infektabwehr;
- in der Rekonvaleszenz;
- Ulcus cruris und andere oberflächliche Geschwüre, Hautkrankheiten, besonders Psoriasis, Akne, Pityriasis;
- Juckreiz bei chron. Nierenleiden, Neurodermitis.

9.12 Kontraindikationen

Floride Prozesse, z. B. eine aktive Lungentuberkulose oder ein rheumatischer Schub verbieten die Anwendung einer UV-Bestrahlung ebenso wie Schilddrüsenüberfunktion, Fieber, Infektionskrankheiten oder Lichtdermatosen.

Auf Fehlreaktionen, die durch zahlreiche Medikamente und Kosmetika in Form einer *Lichtsensibilisierung* (Photoallergie) ausgelöst werden können, muß hingewiesen werden. Als Auslöser kommen infrage u. a. Diuretika, Antirheumatika, Antidiabetika und Antibiotika.

Chronische Lichtschäden der Haut, z. B. durch häufige intensive UV-Bestrahlung über längere Zeit, führen zu einer kolloiden Degeneration der elastischen Fasern in der Körperdecke. Die Haut »altert« vorzeitig, wird dünn und faltig (»Landmannshaut«). Auch die Entwicklung bösartiger Hautveränderungen wird mit chronischen Lichtschäden in Verbindung gebracht.

10 Gesetzliche Sicherheitsforderungen bei der Verwendung elektrotherapeutischer Geräte

Der technische Fortschritt hat auch der Elektrotherapie in den letzten Jahrzehnten zahlreiche Neuentwicklungen gebracht, die vielfältige Vorteile für Anwender und Patient beinhalten. Neben Vorteilen kann die moderne Technik mit ihren zunehmend komplizierteren Systemen und differenzierter gestaltetem Gerät jedoch auch eine Reihe von schwer einzuschätzenden Risiken und Gefahren bergen. Es kann aber nicht der Sinn einer Behandlung sein, dem Patienten möglicherweise Gesundheitsschäden zuzufügen oder den Behandler Gefährdungen auszusetzen.

Das ursprünglich auf den Arbeitsschutz in der Bundesrepublik Deutschland abgestellte Gerätesicherheitsgesetz (Gesetz über technische Arbeitsmittel) aus dem Jahre 1968 verpflichtete Hersteller und Einführer von technischen Arbeitsmitteln, diese nur in den Verkehr zu bringen, »wenn sie nach den allgemein anerkannten Regeln der Technik sowie dem Arbeitsschutz und Unfallverhütungsvorschriften so beschaffen sind, daß Benutzer oder Dritte bei ihrer bestimmungsgemäßen Verwendung gegen Gefahren aller Art für Leben oder Gesundheit soweit geschützt sind, wie es die Art der bestimmungsgemäßen Verwendung gestattet«.

Seit 1977 müssen in den Verkehr gebrachte technische Arbeitsmittel das ihnen nach der Prüfung durch amtlich bezeichnete Prüfstellen zuerkannte Sicherheitszeichen *(Abb. 142)* tragen. Dieses GS-Zeichen ermöglicht auch die Identifikation der Prüfstelle.

In der ab 01. 01. 1980 gültigen Fassung des *Gerätesicherheitsgesetzes* ist die Forderung nach besonderen Vorschriften für medizin-technische Geräte

Abb. 142: Sicherheitszeichen gemäß Gerätesicherheitsgesetz. Prüfstellenkennzeichnung im Feld links oben.

enthalten. Es hatte sich nämlich gezeigt, daß Schadensfälle im Zusammenhang mit dem Einsatz medizin-technischer Geräte zu etwa 65–70% durch Defekte an den Geräten, z. B. durch mangelhafte Instandhaltung oder Verschleiß, doch auch zu 15–20% durch Bedienungsfehler verursacht wurden. Das heißt, daß damit aber ein großer Teil der Verantwortung von Herstellern und Einführenden auf die Betreiber übertragen werden mußte. Als Folge dieser Erkenntnisse wurde 1985 von der Bundesregierung die *Verordnung über die Sicherheit medizin-technischer Geräte (MedGV)* erlassen. Diese Verordnung wendet sich ebenfalls an Hersteller und Importeure, nimmt aber die Betreiber ganz besonders in die Pflicht. Die Verordnung nimmt eine Gruppeneinteilung der unterschiedlichen medizinisch-technischen Geräte vor, die dem Gefährdungsgrad der jeweiligen Geräte Rechnung trägt und die daraus abzuleitende Sicherheitsanforderungen klarstellt.

In dieser Einteilung werden in *Gruppe 1* u.a. »Geräte zur Stimulation von Nerven und Muskeln« aufgeführt. Nach Auffassung der zuständigen Stellen spielt es keine Rolle, ob die Geräte primär für diese Aufgabe vorgesehen sind oder ob eine solche Stimulation lediglich bei besonderer Handhabung möglich wird. Diese sehr weitgreifende Auslegung des Begriffes Stimulation (Reizung, Anregung, Erregung) bedingt, daß sämtliche Reizstromtherapiegeräte, allerdings auch reine Reizstromdiagnostikgeräte und Geräte, die bevorzugt der Schmerzdämpfung dienen, der Gruppe 1 zugeordnet werden.

Andere energetisch betriebene medizin-technische Geräte aus dem Bereich der Elektrotherapie, wie Hochfrequenzgeneratoren, Ultraschall-Erzeuger, Farblicht-, Ultraviolett- oder Glühlichtstrahler sind der *Gruppe 3* zugeordnet.

Die MedGV schreibt vor, daß Geräte der Gruppen 1 und 3 nur von Personen angewendet werden dürfen, »die aufgrund ihrer Ausbildung oder ihrer Kenntnisse und praktischen Erfahrungen die Gewähr für eine sachgerechte Handhabung bieten«. Außerdem wird jeder Anwender verpflichtet, sich vor Benutzung eines Gerätes von dessen Funktionstüchtigkeit und ordnungsgemäßem Zustand zu überzeugen. Anwender eines Gerätes der Gruppe 1 und 3 dürfen dieses erst in Betrieb nehmen, wenn sie anhand der Gebrauchsanweisung in die Handhabung des Gerätes eingewiesen worden sind. Dazu werden entsprechende Kenntnisse und Erfahrungen als Voraussetzung für die Einweisung angesehen.

Medizin-technische Geräte der Gruppe 1 unterliegen festgelegten *sicherheitstechnischen Kontrollen.* Werden dabei sicherheitstechnische Mängel festgestellt, durch die Patienten, Beschäftigte oder Dritte gefährdet werden, so muß der Betreiber die zuständige Behörde (Gewerbeaufsichtsamt, in Berlin das Landesamt für Arbeitsschutz und technische Sicherheit, in Hamburg die Behörde für Arbeit, Jugend und Soziales) unverzüglich unterrichten, ebenso von Funktionsausfällen oder -störungen, die zu einem Personenschaden geführt haben. Sinn dieser Mängelmeldung ist die zentrale Erfassung wiederkehrender Funktionsausfälle, damit gegebenenfalls konstruktive Verbesserungen der Geräte herbeigeführt werden können.

Zur Erleichterung der Arbeit der Prüfstellen und Behörden hat der Betreiber für die von ihm genutzten medizin-technischen Geräte der Gruppen 1 und 3 ein Bestandsverzeichnis zu führen. Für Geräte der Gruppe 1 sind außerdem in einem *Gerätebuch* einzutragen:

- Zeitpunkt der Funktionsprüfung vor der erstmaligen Inbetriebnahme des Gerätes,
- Zeitpunkt der Einweisung sowie die Namen der eingewiesenen Personen,
- Zeitpunkt der Durchführung von vorgeschriebenen sicherheitstechnischen Kontrollen und von Instandhaltungsmaßnahmen sowie
- der Name der Person oder der Firma, die die Maßnahmen durchgeführt hat,
- Zeitpunkt, Art und Folgen von Funktionsstörungen und wiederholten gleichartigen Bedienungsfehlern.

Gebrauchsanweisungen und Gerätebücher für die Geräte der Gruppe 1 sind so aufzubewahren, daß sie den mit der Anwendung beauftragten Personen jederzeit zugänglich sind.

Die in den Mitgliedstaaten der Europäischen Union bislang geltenden Rechts- und Verwaltungsvorschriften bezüglich der Sicherheit, des Gesundheitsschutzes und der Leistungen der *Medizinprodukte* (der Begriff Medizinprodukte umfaßt nicht nur medizin-technische Geräte, sondern auch Instrumente, Implantate, Verbandmittel, Einmalartikel etc.) unterscheiden sich jeweils nach Inhalt und Geltungsbereich.

Diese Unterschiede stellen Hemmnisse im innergemeinschaftlichen Handel dar. Zur Harmonisierung der einzelstaatlichen Bestimmungen, die der Sicherheit und dem Gesundheitsschutz der Patienten, der Anwender und gegebenenfalls Dritter im Hinblick auf die Anwendung der Medizinprodukte dienen, und um den freien Verkehr dieser Erzeugnisse auf dem europäischen Binnenmarkt zu gewährleisten, hat der Rat der Europäischen Gemeinschaften 1993 eine *Richtlinie über Medizinprodukte* verabschiedet. Diese Richtlinie enthält ebenfalls eine Gruppeneinteilung (Klassifizierung) der Geräte, Vorschriften für das Inverkehrbringen, Prüfungsanforderungen usw. Die Mitgliedstaaten der Europäischen Union werden verpflichtet, bis zum 01. Juli 1994 dieser Richtlinie entsprechende Rechts- und Verwaltungsvorschriften zu erlassen, bzw. ihre bestehenden anzupassen. Ab 01. Januar 1995 sollen die Vorschriften dieser Richtlinie in allen Mitgliedstaaten der Europäischen Union Anwendung finden. Die dieser Richtlinie entsprechenden Medizinprodukte werden dann in deutlich sichtbarer, leicht lesbarer und unauslöschlicher Form das Europäische Union-*Konformitätszeichen (Abb. 143)* tragen.

Abb. 143: EU-Konformitätszeichen.

11 Tabellarische Übersichten zu Symbolen, Einheiten und Konstanten in der Elektrotherapie

Tab. 1: Elektrische Maßeinheiten

A (Ampere) Einheit der Stromstärke		
1 mA	= Milliampere	$= 10^{-3}$ A
1 μA	= Mikroampere	$= 10^{-6}$ A
1 nA	= Nanoampere	$= 10^{-9}$ A
1 pA	= Picoampere	$= 10^{-12}$ A
Ω (Ohm) Einheit des Widerstandes		
1 kΩ	= Kiloohm	$= 10^{3}$ Ω
1 MΩ	= Megaohm	$= 10^{6}$ Ω
1 GΩ	= Gigaohm	$= 10^{9}$ Ω
V (Volt) Einheit der Spannung		
1 mV	= Millivolt	$= 10^{-3}$ V
1 μV	= Mikrovolt	$= 10^{-6}$ V
F (Farad) Einheit der Kapazität		
1 mF	= Millifarad	$= 10^{-3}$ F
1 μF	= Mikrofarad	$= 10^{-6}$ F
1 nF	= Nanofarad	$= 10^{-9}$ F
1 pF	= Picofarad	$= 10^{-12}$ F
Hz (Hertz) Einheit der Frequenz		
1 Hz	= 1 Schwingung/s	
1 kHz	= Kilohertz	$= 10^{3}$ Hz
1 MHz	= Megahertz	$= 10^{6}$ Hz oder 10^{3} kHz
1 GHz	= Gigahertz	$= 10^{9}$ Hz

Tab. 2: Elektromagnetische und mechanische Schwingungen

Vorkommen in der Medizin	Frequenz (Hz) etwa	Wellenlänge	Vorkommen in der Technik
I. Elektromagnetische Schwingungen			
Galvanisation Iontophorese	0		Technischer Gleichstrom, z. B. Straßenbahnen
Elektrokardiographie, Elektroenzephalographie	$0{,}1–10^3$		Technischer Wechselstrom
Reizstrom (Niederfrequenztherapie)	$0–10^3$		
Elektrische Lähmungsbehandlung	0,4–2		
Tetanisierende Ströme	$20–10^4$		
Elektrogymnastik (durch geschwellten Impulsstrom)	50		
Bernardsche Ströme	50–100		
Reizstrommassage nach *Träbert*	140		
Interferenzströme	$4 \cdot 10^3$		
Mittelfrequenzströme	$10^3–10^5$		
Hochfrequenztherapie	$3 \cdot 10^5$ $3 \cdot 10^{10}$	1000 m bis 10 cm	
Kurzwellentherapie	$2{,}7 \cdot 10^7$	11 m	
Dezimeterwellentherapie	$4{,}3 \cdot 10^8$	69 cm	Kurzwellenfunk
Mikrowellentherapie	$2{,}4 \cdot 10^9$	12,4 cm	Ultrakurzwellenfunk
Ultrarot(Infrarot-)therapie	10^{13}		Lichtstrahlen
Lichttherapie	10^{14}		
Ultraviolett-Therapie	10^{15}		
Röntgendiagnostik	10^{17}		Gamma- u. Röntgenstrahlen
Röntgentherapie	10^{18}		
	10^{19}		
	10^{20}		
Gamma-Strahlen	10^{21}		
	10^{22}		
	10^{23}		Kosmische Höhenstrahlung
II. Mechanische Schwingungen			
Infraschall	1	330 m	
Hörbarer Schall	$10–10^4$	33 m–3 cm	
Ultraschall	$10^5–10^7$	3 mm–30 µm	

Die unter I. angegebenen Werte für Frequenz und Wellenlänge sind durch die Formel $\lambda \cdot f = 3 \cdot 10^8$ [Wellenlänge λ (m), Frequenz f (Hz)] errechnet.

Tab. 3: Mengen- und Konzentrationseinheiten

Mol (mol)	Mengeneinheit: soviel Gramm einer chemischen Verbindung, wie das Molekulargewicht angibt	
1 mmol	= Millimol	$= 10^{-3}$ mol
1 pmol	= Picomol	$= 10^{-12}$ mol

Tab. 4: Umgang mit Hochzahlen

Die Hochzahl zeigt die Potenz an, in die die Grundzahl erhoben werden soll. Beispiel: 10^3 bedeutet 10 in der 3. Potenz oder 10 mal 10 mal 10 = 1000.
Bei Zahlen, die einen Dezimalbruch enthalten, rückt man das Komma um so viel Stellen nach rechts, wie die Potenzzahl angibt. Beispiel: Die Kurzwelle arbeitet mit einer Frequenz von 27,12 MHz oder 27,12 mal 10^6 Hz = 27 120 000,0 Hz.
Sehr kleine Zahlen werden mit ›Minus-Hochzahlen‹ ausgedrückt. Beispiel: 1/1000 (als Dezimalzahl = 0,001) wird 10^{-3} geschrieben. Will man die Zahl 12,4 mal 10^{-6} in Dezimalstellen ausdrücken, so rückt man das Komma um so viel Stellen nach links, wie die Potenzzahl angibt; also 0,000 0124.
Beim Niederschreiben von Hochzahlen bedient man sich oft entsprechender Vorzeichen oder Vorsätze, so z. B.:

E	= Exa	$= 10^{18}$	oder	1 Trillion
P	= Peta	$= 10^{15}$	oder	1 Billiarde
T	= Tera	$= 10^{12}$	oder	1 Billion
G	= Giga	$= 10^{9}$	oder	1 Milliarde
M	= Mega	$= 10^{6}$	oder	1 Million
k	= Kilo	$= 10^{3}$	oder	1 Tausend
h	= Hekto	$= 10^{2}$	oder	1 Hundert
D	= Deka	$= 10^{1}$	oder	Zehn
		10^{0}	oder	Eins
d	= Dezi	$= 10^{-1}$	oder	1 Zehntel
c	= Centi	$= 10^{-2}$	oder	1 Hundertstel
m	= Milli	$= 10^{-3}$	oder	1 Tausendstel
µ	= Mikro	$= 10^{-6}$	oder	1 Millionstel
n	= Nano	$= 10^{-9}$	oder	1 Milliardstel
p	= Pico	$= 10^{-12}$	oder	1 Billionstel
f	= Femto	$= 10^{-15}$	oder	1 Billiardstel
a	= Atto	$= 10^{-18}$	oder	1 Trillionstel

Tab. 5: Maßeinheiten (allgemein)

1 pm	= Picometer	10^{-12} m	oder	10^{-10} cm
1 Å	= Angström	10^{-10} m	oder	10^{-8} cm
1 nm	= Nanometer	10^{-9} m	oder	10^{-7} cm
1 µ	= Mikron (My)	10^{-6} m	oder	10^{-4} cm
1 mm	= Millimeter	10^{-3} m	oder	10^{-1} cm
1 cm	= Zentimeter	10^{-2} m		
1 dm	= Dezimeter	10^{-1} m	oder	10^{1} cm
1 m	= Meter	10^{0} m	oder	10^{2} cm
1 km	= Kilometer	10^{3} m	oder	10^{5} cm
300 000 km/s = 1 Lichtsekunde = 3 mal 10^{10} cm/s				

Literatur

Akai, M., Oda, H., et al.: Electrical Stimulation of Ligament Healing. Clinical Orthopaedics: 235 (1988) 296–301.

Anselmann, N.: Harmonisierung bei medizintechnischen Produkten. Deutsches Ärzteblatt 89 (1992) C 235–238.

Becker-Casademond, R.: Phototherapie. In H. Drexel, G. Hildebrandt, K. F. Schlegel, G. Weimann: Physikal. Medizin. Band 4, Elektro- und Lichttherapie, Hippokrates Verlag, Stuttgart 1988.

Beveridge, J. A., Politis, M. J.: Use of Exogeneous Electric Current in the Treatment of Delayed Lesions in Peripheral Nerves. Plastic and Reconstructive Surgery: 082/4 (1988), 573–577.

Blum, B.: Die Sudeck'sche Dystrophie der Hand und ihre Behandlung mit physikalischer Therapie. Physikalische Therapie: 2 (1981) 21–26.

Breuer, H., Breuer, R.: Atlas zur Physik. Deutscher Taschenbuch Verlag, München 1988.

Brusis, T., Lönnecken, I.: Die Behandlung von Ohrgeräuschen mit der Iontophorese Lokalanästhesie. Laryng. Rhinol. Otol.: 64 (1985) 355–358.

Bühring, M. et al.: Unterschiedliche Effekte einer Bestrahlung mit UVA und mit UVB. Kreislauffunktionswerte und Vigilanz nach einmaliger und nach serieller Exposition. Strahlentherapie 158 (1982) 490–497.

Buehrle, M.: Grundlagen des Maximal- und Schnellkrafttrainings. Verlag Karl Hoffmann, Schorndorf 1985.

Camrath, J. E.: Physiotherapie. Thieme Verlag, Stuttgart–New York 1983.

Cordes, C., Arnold, W., Zeibig, B.: Physiotherapie – Grundlagen und Techniken der

Hydro-/Elektrotherapie und Massage. VEB Verlag Volk und Gesundheit, Berlin 1989.

Cordes, Arnold, Zeibig: Physiotherapie: Gynäkologie und Geburtshilfe. VEB Verlag Volk und Gesundheit, Berlin 1982.

Cordes, Arnold, Zeibig: Physiotherapie: Orthopädie. VEB Verlag Volk und Gesundheit, Berlin 1983.

Cordes, Arnold, Zeibig: Physiotherapie: Innere Medizin. VEB Verlag Volk und Gesundheit, Berlin 1985.

Cotta, H., Heipertz, W., Hüter-Becker, A., Rompe, G.: Krankengymnastik, Band 3, Praxis der Physiotherapie. Bearbeitet von H. Thom und W. Rulffs. Georg Thieme Verlag, Stuttgart–New York 1986.

Cotta, H.: Orthopädie. 2. Auflage. Thieme Verlag, Stuttgart–New York 1980.

David, E.: Grundlagen der Sportphysiologie. Perimed Verlag, Erlangen 1986.

Dieckhöfer, K.: Kleine Geschichte der Naturheilkunde. In K.-Ch. Schimmel: Lehrbuch der Naturheilverfahren, Band 1. Hippokrates Verlag, Stuttgart 1986.

Dirschauer, A., Dirschauer, U. Hohenhöfel, J.: Physikal. Therapie in Klinik und Praxis. 4. Aufl. Verlag W. Kohlhammer, Stuttgart–Köln 1989.

Ditchburn, F. G., King, M. H., Renwick, G. J.: Acupuncture loci: A proposal for their classification according to their relationship to known neural structures. Am. J. Clin. Med. 4 (1976) 183–195.

Donhauser-Gruber, U., Mathies, H., Gruber, A.: Rheumatologie. Pflaum Verlag, München 1988.

Drexel, H., Hildebrandt, G., Schlegel, K. F., Weimann, G.: Physikalische Medizin. Band IV: Elektro- und Lichttherapie. Hippokrates Verlag, Stuttgart 1988.

Echternach, J. L. (Ed.): Pain. Churchill Livingstone, New York 1987.

Edel, H., Boegelein, K.: Ultraschallfibel. Herausgegeben von Zimmer Elektromedizin, Neu-Ulm.

Edel, H.: Ultraschalltherapie. In Cordes, Arnold, Zeibig: Physiotherapie. VEB Verlag Volk und Gesundheit, Berlin 1989.

Edel, H.: Elektroschlaftherapie. Z. Physiother. 23 (1971) 161–173.

Edel, H.: Fibel der Elektrodiagnostik und Elektrotherapie. 4. Aufl., Verlag Th. Steinkopff, Dresden 1977.

Edel, H.: Fibel der Elektrodiagnostik und Elektrotherapie. 6. Auflage, Verlag Gesundheit GmbH, Berlin 1991.

Edel, H., Freund, R.: Gleichstrombehandlung chron. Hautulzera und sekundär heilender Wunden. Z. Physiother. 27 (1975) 457–464.

Edel, H., Freund, R.: Micro Electrical Neuromuscular Stimulation (MENS), ein neues Elektrotherapieverfahren aus den USA. Z. Physiother. 43 (1991) 1–7.

Edel, H., Kempf, W.: Elektroschlaf. Asklepios 6 (1965) 1–6.

Edel, H., Sterneck, S.: Untersuchungen zur analgetischen Wirksamkeit stochastischer Impulsfolgen. Z. Physiother. 31 (1979) 249–252.

Engel, J. M., Stroebel, G.: Rheumatherapie. VCH Verlag Edition Medizin, Weinheim 1985.

Eriksson, M. B. E., Sjoelund, B. H.: Transkutane Nervenstimulierung zur Schmerzlinderung. 2. Auflage. Verlag für Medizin, Dr. Ewald Fischer, Heidelberg 1986.

Feldmeier, Ch.: Grundlagen der Sporttraumatologie. Zenon-Medizin-Verlag, München 1988.

Fialka, V., Sadil, V., Wickenhauser, J.: Die Therapie der Sympathischen Reflexdystrophie im Rahmen der physikalischen Medizin. Z. Phys. Med. Baln. Med. Klim.: 14 (1985) 303.

Fuesgen, J., Barth, W.: Inkontinenzmanual. Springer Verlag, Berlin–Heidelberg–New York 1987.

Gierlich, K., Jung, A.: Die kombinierte Anwendung von Ultraschall und Reizstrom. Phys. Med. Rehab. 9 (1968) 258–261.

Güttler, P.: Elektrotechnische Grundlagen des Interferenzstromverfahrens. Z. Physiother. 25 (1973) 351–364.

Güttler, P.: Elektrotechnische Grundlagen des Interferenzstromverfahrens. Z. Physiother. 25 (1973) 351–364.

Güttler, P.: Ein einfaches Modell zur Beschreibung des Interferenzstromverfahrens. Z. Physiother. 27 (1975) 443–456.

Henke, G.: Elektrotherapie in der Praxis. Verlag Kirchheim, Mainz 1983.

Heppenstall, B.: Constant Direct-Current Treatment for Established Nonunion of the Tibia. Clin. Orthop. Pat. Res: 179 (1983) 179–184.

Hollmann, W., Hettinger, Th.: Sportmedizin, Arbeits- und Trainingsgrundlagen. F. K. Schattauer Verlag, Stuttgart–New York 1980.

Hoogland, R.: Ultraschalltherapie. Herausgegeben von Enraf-Nonius, Delft 1986.

Hoppe, H.: Ultraschallbehandlung. Der Deutsche Badebetrieb 83 (1992) 99.

Ipser, J.: Elektrotechnische und elektrophysikalische Untersuchungen der Iontophorese und Galvanisation. Elektromedizin: 8 (1963) 180–186.

Jeiter, W.: Das neue Gerätesicherheitsgesetz. C. H. Beck, München 1980.

Jasnogorodskij, V. G.: Sinusförmig modulierte Ströme und ihre Anwendung bei Erkrankungen des peripheren Nervensystems. Z. Physiother. 26 (1974) 199–206.

Kaada, B.: Vasodilatation induced by transcutaneous nerve stimulation in peripheral ischemia. European Heart Journal 3 (1982) 303–314.

Kahn, J.: Electrical Modalities in Obstetrics and Gynecology. In: E. Wilder (Ed.), Obstetric and Gynecologic Physical Therapy. Churchill Livingstone, New York 1988.

Klein, E., Seitz, E. O., Meyer, A. E. H.: Ergebnisse und Fortschritte auf dem Gebiet der Anwendung der ultravioletten und infraroten Strahlung in der Medizin. Th. Steinkopff, Dresden 1955.

Kohlrausch, A., Widmer, K. Rulffs, W., Rompe, G.: Indikations- und Verordnungshinweise für die Physikalische Therapie. 3. Aufl., Deutsch. Ärzte-Verl. Köln 1983.

Knauth, K., Reiners, B., Huhn, R.: Physiotherapeutisches Rezeptierbuch. 4. Aufl., Verlag Steinkopf, Darmstadt 1986.

Knoch, H. G., Knauth, K.: Therapie mit Ultraschall. 4. Aufl., Gustav Fischer Verlag, Jena 1991.

Krebs, A.: Verordnung über die Sicherheit medizinisch-technischer Geräte – Med GV. Einführung, 3. Aufl., Bibliomed, Melsungen 1986.

Kurzwellenfibel: Zimmer Elektromedizin, Neu-Ulm.

Lambert, H. L., Vanderstraeten, G. G., de Cuyper, H. J., Blonde, W., de May, G. A., de Bisschop, F. R., Demurie, S. N.: Electric Current Distribution During Interferential Therapy. European Journal of Physical Medicine and Rehabilitation: Vol 3 No 1 (6–10) 1993.

Lange, A.: Thermische und nichtthermische Effekte beim Ultraschall – biologische Wirkungen und therapeutische Konsequenz. Der Deutsche Badebetrieb 83 (1992) 114.

Layman, P. R., Argyras, E., Glynn, Ch. J.: Iontophoresis of vincristin versus saline in postherpetic neuralgia. A controlled trial. Pain: 25 (1986) 165–170.

Magyarosy, I., Ernst, E. et al.: Gleichstrombehandlung in der Praxis. Fortschr. Med. 104 (1986) 748–751.

Magyarosy, J., Schnizer, W.: Physikalisch-Pharmakologische Schmerzbehandlung. Therapiewoche 35 (1985) 3351–3354.

Mannheimer, J. S., Lampe, G. N.: Clinical Transcutaneous Electrical Nerve Stimulation. F. A. Davis Company, Philadelphia 1987.

Mannheimer, J. S.: Physical Therapy Concepts in Evaluation and Treatment of the upper Quarter. Therapeutic Modalities. In: S. L. Kraus (Ed.). TMJ-Disorder: Management of the Craniomandibular Complex. Churchill Livingstone, New York 1988.

Melzack: Morphium und schwere chronische Schmerzen. Spektrum der Wissenschaften 4 (1990) 56–64.

Menninger, H., Müller-Fassbender, H.: Die Funktionskrankheiten des Bewegungsapparates: Ein neues Konzept für häufige Schmerzsyndrome. Georg Thieme Verlag, Stuttgart–New York 1988.

Mucha, Ch.: Funktionelle Behandlungsmethoden beim posttraumatischen Sudeck-Syndrom. Z. Phys. Med. 9 (1980) 32–34.

Mumenthaler, M.: Neurologie, 5. Aufl., Georg Thieme Verlag, Stuttgart 1976.

Nelson, R. M., Currier, D. P.: Clinical Electrotherapy. Appleton & Lange Norwalk, Los Altos 1987.

Nix, W. A., Vrobova, G.: Electrical stimulation and neuromuscular disorders. Springer Verlag, Berlin–Heidelberg–New York–Tokio 1987.

Nogami, H., Aoki H. et al.: Effects of Electric Current on Chondrogesis Pathology. Clin. Orthop. Rel. Res. 163 (1982) 243–247.

Oldenkott, P.: Bandscheibenschäden. TRIAS Verlag, Thieme, Hippokrates, Enke, Stuttgart 1988.

Orpin, J. A.: Unexpected Burns Under Skin Electrodes. CMA Journal 127 (1982) 1106.

Ottoson, D., Lundeberg, T.: Pain Treatment. Springer Verlag, Berlin–Heidelberg–New York 1988.

Pages, J.-H.: Elektrotherapie – Hochfrequenzbereich. Der Deutsche Badebetrieb 83 (1992) 51.

Pohlman, R.: Die Ultraschalltherapie. Georg Thieme Verlag, Stuttgart 1951.

Politis, M. J., Zanakis, M. F., Albala, B. L.: Mammilian Optic Nerve Regeneration Following The Application Of Eelectric Fields: The Journal of Trauma 28/11 (1988) 1548–1552.

Politis, M. J., Zanakis, M. F., Albala, B. J.: Facilitaded Regeneration In the Rat Peripheral Nervous System Using Applied Electric Fields. The Journal of Trauma 28/9 (1988) 1375–1381.

Portenoy, R. K.: Neurologic Clinics, Pain: Mechanisms and Syndromes. Verlag W. B. Saunders, Philadelphia 1989.

Raulin, Ch.: Leitungswasser-Iontophorese. Medical Tribune 14 (1988) 11.4.

Read, M., Wade, P.: Sportverletzungen. Verlag Hippokrates, Stuttgart 1987.

Rulffs, W.: Heliotherapie und Lichtbehandlung. In: H. Cotta, W. Heipertz, A. Hüter-Becker, G. Rompe: Krankengymnastik. Band 3. Georg Thieme Verlag, Stuttgart–New York 1986.

Rulffs, W.: Möglichkeiten der physikalischen Therapie bei Herpes zoster. Z. Phys. Med. 6 (1977) 129.

Rulffs, W.: Verordnung über die Sicherheit medizin-technischer Geräte. Der Deutsche Badebetrieb 77 (1988), Heft 8.

Rulffs, W., Ganssen, A., Münkemer, E., Mayer, P.: Thermographische Erfolgskontrolle von Dezimeterwellentherapie. Z. Physikal. Med., Heft 5, 1975.

Rusch, D.: Hochfrequente Ströme und Ultraschall. In: H. Drexel, G. Hildebrandt, K. F. Schlegel, G. Weimann: Physikalische Medizin, Band 4, Elektro- und Lichttherapie. Hippokrates Verlag, Stuttgart 1988.

Rusch, D.: Hochfrequenztherapie. In: E. Senn: Elektrotherapie. Georg Thieme Verlag, Stuttgart–New York 1990.

Rusch, D.: Verhalten der Hauttemperatur beim galvanischen Erythem. Z. Phys. Med. Baln. Med. Klim. 14 (1985) 293.

Schmidt, R. F.: Grundriß der Neurophysiologie. Springer Verlag, Berlin–Heidelberg–New York 1979.

Schmidt, R. F.: Grundriß der Sinnesphysiologie, 4. Aufl., Springer Verlag, Berlin–Heidelberg–New York 1980.

Schmid, F.: Reizstrom-Praktikum. 4. Aufl., Robert Bosch GmbH, Berlin–Stuttgart 1990.

Schnizer, W., Magyarosy, J., et al.: Die Beeinflussung der peripheren Durchblutung durch Kombination elektrotherapeutischer Stromformen. Z. Phys. Med. 5 (1981) 276–282.

Schultze, E.-G.: Meeresheilkunde. Urban und Schwarzenberg, München 1973.

Seichert, N.: Phototherapie. In: H. Drexel, G. Hildebrandt, K. F. Schlegel, G. Weimann: Physikal. Medizin, Band 4, Elektro- und Lichttherapie. Hippokrates Verlag, Stuttgart 1988.

Senn, E.: Die gezielte Wiedereinführung der Wechselstromtherapie. Verlag: Euler, Basel 1980.

Senn, E.: Elektrotherapie. Georg Thieme Verlag, Stuttgart–New York 1990.

Sichere Geräte in der Medizin. Medizingeräteverordnung – Text mit Erläuterungen. Herausgegeben vom Ministerium für Arbeit, Gesundheit und Soziales des Landes NRW. Ausgabe 1990.

Simons, D. G.: Myofascial Pain Syndrome Due to Trigger Points. IRMA Monograph Series, Number 1 Nov 1987.

Starck, D., Frick, H.: Repetitorium anatomicum. 12. Aufl. Georg Thieme Verlag, Stuttgart 1972.

Thews, Mutschler, Vaupel: Anatomie, Physiologie, Pathophysiologie des Menschen, 3. Aufl., Wissenschaftliche Verlagsgesellschaft mbH, Stuttgart 1989.

Thom, H.: Elektrotherapie: In: H. Cotta, W. Heipertz, A. Hüter-Becker, G. Rompe: Krankengymnastik, Band 3. Georg Thieme Verlag, Stuttgart–New York 1986.

Tolsdorff, P.: Iontophorese-Lokalanästhesie am Gehörgang und Trommelfell. Laryng. Rhinol. Otol. 59 (1980) 88–97.

Travel, J. G., Simons, D. G.: Myofascial Pain and Dysfunction: The Trigger Point Manual. Verlag Williams & Wilkins, Baltimore 1983.

Trnavsky, G.: Änderungen der maximalen motorischen Nervenleitgeschwindigkeit durch konstante Quergalvanisation. Z. Phys. Med. 4 (1981) 256–261.

Walther, H.: Zur Therapie des Herpes zoster mit Ultraschall. Arch. Physikal. Ther. 20 (1968) 227.

Warzel, H.: Elektrostimulation gestörter vegetativer Systeme. VEB Verlag Gustav Fischer, Jena 1978.

Winkel, Vleeming, Fischer, Meijer, Vroege: Nichtoperative Orthopädie Teil 3: Therapie der Extremitäten. Gustav Fischer Verlag, Stuttgart–New York 1987.

Yamamoto, T., Yamamoto, Y.: Analysis for the Change of Skin Impedance. Med. & Biol. Eng. & Eomput. 15 (1977) 219–227.

Sachregister